Ralf Vogt (Hrsg.)

Verwirrung, Spaltung und Dissoziation bei von Menschen gemachten Psychotraumata

Dissoziative Identitätsstörungen in vielfältigen Behandlungsformen

Ralf Vogt (Hrsg.)

Verwirrung, Spaltung und Dissoziation bei von Menschen gemachten Psychotraumata

Dissoziative Identitätsstörungen in vielfältigen Behandlungsformen

Mit Beiträgen von:

Josef Bison
Winja Buss
Vanya Daalsen
Olaf Dieball
Elin Larson
Pia Rot
Peter Schmidt
Valerie Sinason
Hubertus Teschner
Irina Vogt
Ralf Vogt
Fran Waters
Liz Wieskerstrauch

lehmanns media

Impressum

Bibliografische Information der Deutschen Nationalbibliothek
Die Deutsche Nationalbibliothek verzeichnet diese Publikation in der Deutschen Nationalbibliografie; detaillierte bibliografische Angaben sind im Internet unter `http://www.dnb.de` abrufbar.

Helmholtzstr. 2-9
10587 Berlin
Umschlag: Jasmin Plawicki
Satz & Layout: LaTeX(Zapf Palatino) Volker Thurner, Berlin
Druck und Bindung: Elanders • Waiblingen
ISBN 978-3-96543-189-8 www.lehmanns.de

Inhaltsverzeichnis

Danksagungen

Der erste Dank gilt allen Motivationsgebern für dieses Buch: Junge KollegInnen fragten nach, weshalb wir nicht einmal zu den besonders schwierigen DIS-Fällen etwas veröffentlichen könnten, da es hier noch verhältnismäßig wenig Fachliteratur gebe. Erst recht seien Ansätze zu Körper und Traumaarbeit Mangelware. Eine andere Kollegengruppe meiner Generation regte an, dass wir bezüglich widersprüchlicher Arztbefunde bei DIS-PatientInnen in der Ausbildung mehr tun müssten. Diese Gespräche der letzten 5 Jahre haben das Projekt wachsen lassen. Danke für diese Motivationsenergie, ohne die wir nicht dieses vielfältige Material gesammelt hätten.

Bei der Umsetzung der Buchinhalte gebührt unser Dank zunächst allen BeiträgerInnen, die ihre professionellen Erfahrungen in die Texte einfließen ließen.

Ganz besonders erfreut waren wir im Trauma-Institut-Leipzig, dass wir diesem Buch wieder hochinteressante Selbstberichte von betroffenen komplextraumatisierten PatientInnen beifügen konnten. Danke diesen BeiträgerInnen für die authentischen, lebendigen Berichte.

Meiner Frau Irina danke ich für die supervisorischen Diskussionen zu den SPIM 30-Texten sowie die Toleranz gegenüber meinem häufigen Abtauchen im Schreibzimmer.

Frau Pötzsch hat beim Überführen der Handmanuskripte ins Leserliche wieder hervorragende graphologische Detektivarbeit geleistet und aus fliegenden Blättern übersichtliche Textbausteine gemacht. Vielen Dank für diese Mammutleistung.

Herr Höffling konnte die Lektorate für das Buch sehr engagiert und zeitnah umsetzen und bewies Fingerspitzengefühl bei den verschiedenen AutorInnen und deren individuellen Stilen.

Bei Frau Budnick möchten wir uns für die zwei Übersetzungen des englischen bzw. amerikanischen Textes bedanken.

Frau Münzberg hat die zusammengefügten Teile des Buchcovers entworfen. Vielen Dank dafür.

Herrn Thieme und Herrn Thurner vom Verlag Lehmanns Media danke ich für das gründliche Korrektorat und die zuverlässige und schnelle Satzarbeit am Buch sowie die gesamte Unterstützung des Fachprojektes.

Im Namen des TIL-Team möchte ich mich bei allen ganz herzlich bedanken!

Ralf Vogt

Leipzig, Januar 2022

Erklärungen zum Datenschutz und therapeutischen Ableitungen

Alle Selbstberichte von KlientInnen sind anonymisiert und in wichtigen Identifikationsdetails unkenntlich gemacht worden.

Die abgedruckten Therapiefotos sind ausschließlich mit freiwilligen Personen gegen Vergütung erstellt worden.

Alle Behandlungsberichte von professionellen TherapeutInnen sind ebenfalls in allen wichtigen Details anonymisiert und verändert worden. Zum Schutz von PatientInnen gegenüber bestimmten Tätergruppen sind auch Behandlungsberichte in Details gemischt worden, sodass einfache Rückschlüsse, wie etwa dass ein Fallbericht einem konkreten Behandlungsfall entspräche, nicht möglich sind.

Weder die Handlungen, die die Abbildungen auf den Therapiefotos zeigen, noch die Beschreibungen von Therapieverläufen durch die im Buch versammelten FachkollegInnen sind zur einfachen Nachahmung durch Laien, BeraterInnen oder TraumapsychotherapeutInnen u. ä. Berufsgruppen geeignet. Die Anwendung der Settings bedarf einer spezifischen Fachausbildung im Behandlungsverfahren. Dazu kann individuell Kontakt zu den VerfasserInnen aufgenommen werden, um den Zugang zu solchen Fortbildungen zu eruieren (s. Autorenverzeichnis).

Kapitel 1

Einleitung

1.1 Vorwort und Einführung in das DIS-Thema des Buches

An dem Thema Verwirrung bei Dissoziativen Identitätsstörungen arbeiten meine Frau und ich schon über zwanzig Jahre. Sehr dissoziative PatientInnen werden sowohl in der Gesellschaft im Allgemeinen als auch in der Psychotherapie im Besonderen relativ stiefmütterlich behandelt. Die Gründe sind vielschichtig. Einerseits sind solche Traumafolgestörungen nicht immer leicht zu erkennen und traditionell noch schwer von klassischen Krankheitsbildern der Psychiatrie zu unterscheiden. Zu einem entsprechenden Erkenntniszuwachs wollen auch die VerfasserInnen dieses Buches beitragen. Andererseits ist die Behandlung von sehr dissoziativen PatientInnen und speziell Dissoziativen Identitätsstörungen langwierig, aufwendig und oft genug von nur mäßigen Erfolgen gekrönt, weshalb auch geeignete BerufskollegInnen vor der Übernahme von DIS-KlientInnen zurückschrecken. Auch um diese Ressentiments von KollegInnen allmählich abbauen zu helfen, sind die Beiträge dieses Buches verfasst worden.

Im Grunde ist es gar nicht schwierig, im Psychotherapiealltag auf das Thema der Komplextraumatisierung zu stoßen, wenn wir psychische Erkrankungen und Verhaltensstörungen von der Verursachung her betrachten. Negative Lebenserfahrungen führen allgemein zu Neurosen mit gestörten sozialen Interaktionsmustern und defizitären individuellen Entwicklungsstörungen. Die negativsten persönlichen Lebenserfahrungen sind für uns alle Psychotraumaereignisse. Werden traumatische Einflüsse kumulativ über viele Jahre durch familiäre Katastrophen, soziale Missstände oder gesamtgesellschaftliche Fehlentwicklungen angehäuft und ausgeweitet, so entstehen dadurch allgemein mehr dissoziative Psychotraumanachfolgestörungen, die immer stärker die persönliche Entwicklung des Einzelnen eingrenzen und die gesellschaftlichen Störungspotenziale ausweiten. Bei den zerstörerischen Kräften in der Gesellschaft geht es sowohl um Selbstvernichtungskomponenten mit Suiziden und ungesundem Lebensstil als auch um Fremdzerstörungspotenziale mit hassvollen Projektionen auf andere und dem destruktiven Ziel, Entwicklungswege von anderen auszubremsen oder gar zu vernichten.

DIS-KlientInnen gehören allgemein zur Opfergruppe der geschädigten „Stagnierer und Selbstzerstörer", wenn sie nicht durch geeignete Behandlungen auf korrektive Wege gelangen können. Dissoziative PsychopathInnen gehören allgemein zur Tätergruppe der kriminellen Schädiger und Fremdzerstörer in der Gesellschaft, wenn Personen mit solchen Störungshintergründen nicht durch geeignete Maßnahmen der Gesellschaft gestoppt, behandelt und gewissermaßen resozialisiert werden können. Wir haben im Trauma-Institut-Leipzig schon in früheren Veröffentlichungen versucht, Brücken zwischen der Erklärung von Psychotraumata, zwischenmenschlicher Gewalt und transgenerationalen Einflüssen der Gesellschaft bzw. deren jeweils aktuellen sozialen Lebensformen zu schlagen (vgl. Vogt, 2014 und später).

In Vogt (2016) haben wir die für uns besonders relevanten Grundlagen der sozialen Neurobiologie betrachtet, worunter auch das Erklären von starren Bindungsphänomenen in einer stagnierenden Welt von Tätergewalt enthalten war.

Seit der Veröffentlichung zu Phänomenen des Traumagedächtnisses (Vogt, 2018) widmen wir uns mehr und mehr dem Bereich der stärker dissoziativen Phänomene bei Komplextrauma. Bereits im Beitrag von 2018 wurden die Aspekte der dissoziativen Gedächtnisvernebelung, wie sie gerade bei DIS vorkommen, als Folgen des hirnphysiologischen Hochstresses bzw. anhaftender Todesangst beschrieben, darauf bezogen wurden Bearbeitungsstufen zur Synthese von fragmentiertem und dissoziativ abgespaltenem Gedächtnismaterial erläutert.

In Vogt (2020) wurden primitive psychodynamische Mittel der TäterInnen zur seelischen Schädigung von Individuen – wie Formen der massiven kumulativen Beschämung und Beschuldigung der Opfer in frühkindlichem Alter – in ihren fatalen Auswirkungen auf die Entstehung von dissoziativen Psychotraumafolgestörungen beschrieben. Insofern ist anhand der Forschungsleistungen und Behandlungsableitungen unseres Institutes zu sehen, dass der seelischen Zersplitterung von traumatisierten Menschen und ihrer fachkundigen Behandlung von uns ein erhebliches Augenmerk geschenkt wird. Die hier dargebotenen Forschungs- und Behandlungsbeispiele zur DIS sind in diesem Sinne eine logische Konsequenz und Kulmination der vorangegangenen Arbeit an diesem von uns sorgfältig reflektierten und dokumentierten langfristig verfolgten Spezialthema.

Das Buch startet mit einem fachtheoretischen Beitrag zum Verwirrungsverständnis bei dissoziativen Traumafolgestörungen. Wichtig ist hier, auf die klinischen Verwirrungsproblematiken bei KlientInnen mit dieser Psychogenese hinzuweisen. Dadurch kann die Abwehr dieser PatientInnen in den verschiedenen beraterischen, psychotherapeutischen und ärztlichen Behandlungssituationen besser verstanden werden.

Aus der Sicht zweier medizinischer Fachgenres – der Orthopädie und der Zahnmedizin – werden dann die o. g. Verwirrungsdynamiken in der Beziehungsaufnahme und Behandlung von komplextraumatisierten PatientInnen exemplarisch beschrieben und es werden spezifische nützliche Umgangsformen mit diesem Problem aufgezeigt. Eine Journalistin und Dokumentarfilmerin berichtet im Anschluss anhand einer Einzelfallklientin sehr anschaulich und direkt, wie sich DIS im Alltag anfühlen und ihre Folgen und Symptome im Selbsterleben von KlientInnen offenbaren können. Dieser Beitrag kann auch LaienleserInnen sehr gut illustrieren, welche multiplen Innendynamiken durch schwere zwischenmenschliche Gewalt traumatisierte Menschen aushalten und im Umgang mit anderen bewältigen müssen.

Danach folgen Beiträge von psychotherapeutischen BehandlerInnen, die im Praxisalltag mit DIS arbeiten. Der erste Artikel ist als theoretische Einführung in die gesellschaftliche Relevanz von traumatisierenden Täterpotenzialen zu verstehen. Es soll BerufskollegInnen und Laien verständlicher und anschaulicher werden, dass die gesellschaftlichen Bedingungen von magischem, gewalttätigem und machtorientiertem Denken und Handeln schon seit dem Bestehen von Gesellschaften existieren und wir in der klinischen Praxis nur die Spitze des Eisbergs sehen, die uns in Gestalt chronifizierter Opfer der komplexen Gewalteinflüsse und Manipulationen gewahr werden.

Danach folgen Praxisfallbeispiele zur Dissoziativen Identitätsstörung von PatientInnen. Frau Waters beschreibt den therapeutischen Umgang mit aggressiven Täterintrojekten bei Jugendlichen. Valerie Sinason verdeutlicht, wie schwer es ist, mit hochdissoziativen PatientInnen Vereinbarungen zu treffen, die nicht von anderen Täteranteilen wieder gekippt werden. Winja Buss zeigt am Thema der Schwangerschaft bei DIS-KlientInnen, wie kompliziert es sein kann, diese objektiv unzweifelhafte Gegebenheit in puncto Informationen und Akzeptanz in allen Strukturen einer DIS zu reflektieren, zu bestätigen und nicht zu boykottieren. Irina Vogt beleuchtet die ärztlich-psychotherapeutische Verwirrungsodyssee einer DIS-Patientin, in der auch konkurrierende Behandlungsperspektiven verschiedener Therapeutenberufsgruppen eine erhebliche Verwirrungsrolle spielen.

In meinen eigenen Fallvignetten zu komplextraumatisierten und dissoziativen KlientInnen ohne oder mit Identitätsstörungen beschreibe ich in sieben Beispielen, wie diese KlientInnen mit einem spezifischen zentralen Problem durch innere Psychodynamik verwirrt oder in der Beziehung zu mir sehr widersprüchlich auftreten; ich lege dar, mit welchen methodischen Varianten von SPIM 30-Interventionen diese individuelle Symptomatik vorangebracht oder im Ansatz gelöst werden konnte. Insgesamt zeigen alle Fallbeispiele von allen o. g. BehandlerInnen in der klinisch-ambulanten Praxis, wie vielfältig, zählebig und beziehungsintensiv die Symptombilder bei komplexen dissoziativen Traumanachfolgestörungen auftreten können. Es zeigt sich außerdem, mit welchem Variantenreichtum man solchen multiplen Erscheinungsbildern entsprechen und trotz aller Verwirrungsdynamik arbeiten sollte, wenn man dafür therapeutische methodenvariable Bausteine erworben und mit genügend beruflicher Selbsterfahrung gefestigt hat.

Eine Forschungsstudie des TIL (Trauma-Institut-Leipzig) demonstriert im Anschluss, wie unterschiedlich verschiedene Schweregrade von Psychotraumastörungen von ExpertInnen diagnostisch beurteilt und mit welchen verschiedenen Reflexionsstufen dieser KlientInnen die entsprechenden Therapiemaßnahmen differenziert wahrgenommen und bewertet werden. Dazu gibt die Fragebogenerhebung zu rund 60 PatientInnen ein interessantes Querschnittsbild. Höhepunkte hinsichtlich der so wichtigen Perspektive der betroffenen PatientInnen sind die im nächsten Kapitel versammelten, von KlientInnen eigenständig verfassten fünf Selbstberichte, in denen diese ihre eigenen Geschichten und Behandlungen darlegen. Diese Berichte sind als fokussierte Vignetten oder Längsschnittberichte verfasst worden. Die ersten drei Behandlungsausschnitte beschreiben jeweils ein psychodynamisches Anteilephänomen bei einer frühkindlich-jugendlichen seelischen Zersplitterung, wo Überlebenskräfte entstehen, die sich in späteren Phasen des Lebens paradoxerweise gegen die eigene reifere Persönlichkeitsentwicklung richten. Der vierte Bericht ist eine Längsschnittbeschreibung vom Beginn körperlicher und sexueller vorsätzlicher Traumatisierungen im Elternhaus bis zur allmählichen Ausbildung einer Dissoziativen Identitätsstörung. Der fünfte Selbstbericht handelt von der Entstehung sozialaggressiver Täterintrojekte infolge von schweren Gewalttraumata.

Im sechsten Teil des Buches folgen dann, wie schon in den letzten Veröffentlichungen, neue Theorie- und Praxisbeiträge aus dem sich kontinuierlich in Bausteinen verändernden und thematisch ausweitenden SPIM 30-Behandlungsprogramm. Der erste Beitrag erläutert ausführlicher als bisherige Vorgängerartikel, wie die sinnhaft indizierte Nutzung von Beseelbaren Therapieobjekten erfolgen bzw. durchdacht und vorbereitet sein sollte. Viele praktische Erfahrungen in den SPIM-30-Ausbildungsgruppen sind hier eingeflossen. Der zweite Artikel vertieft, auch als Antwort auf zahlreiche Nachfragen von analytisch-tiefenpsychologischen PraktikerInnen, das Verständnis zur Methodenvielfalt in der Psychotraumatherapie. Dazu werden sowohl historische Quellen als auch neuere Konzepte der körperorientierten Psychoanalyse mit herangezogen und deren besondere Nützlichkeit bei der Behandlung von dissoziativen Traumafolgestörungen hervorgehoben. Im dritten Werkstattbeitrag der neueren SPIM 30-Theorie wird den klassischen Begriffen der Übertragung und Gegenübertragung Rechnung getragen, weil wir im Praxisalltag bei unseren TraumapatientInnen sehr genau auf vielfältige Trigger und unsere therapeutischen Reaktionen achten müssen. Beide Konzepte werden heutzutage allgemein im übergreifenden Konzept der komplexen und mehrdimensionalen Intersubjektivität subsummiert, welches gerade im Bereich der dissoziativen Traumastörungen aufgrund der stärkeren unbewussten Interaktionsanteile sehr passend die therapeutische Beziehungsarbeit widerspiegelt.

Im Anhang des Buches sind, wie auch schon in den letzten Veröffentlichungen, neue Therapiefotos abgebildet, da uns immer wieder an SPIM 30 interessierte KollegInnen berichten, dass sie durch solche Fotos schneller und anschaulicher das Besondere der SPIM 30-Settings erfassen können. Natürlich sind diese nachgestellten Bilder aus der Behandlung keine Therapieanleitungen; entsprechende Settings und Handlungen in der Therapie bedürfen der ausbildungsgeleiteten Indikation für spezifische Behandlungsfallsituationen. Interessierte PsychotherapeutInnen, HeilpraktikerInnen oder BeraterInnen können sich über die Zugänge zu den regulären SPIM 30-Schnupperkursen oder Fortbildungsinhalten im abschließenden kurzen Text einen Überblick verschaffen.

Dieses Buch hat gewiss einen sehr schwierigen Praxisstoff zum Inhalt. Es ist, was die Auswahl und Umsetzung der Beiträge angeht, jedoch so angelegt, dass sowohl BerufskollegInnen als auch interessierte Laien oder fortgeschrittene KlientInnen die Artikel lesen und verstehen können. Möge das Lesen ein erster Schritt für Menschen sein, die bisher dieses Thema ängstlich gemieden haben! Möge es ein weiterer Schritt für KollegInnen und fortgeschrittene KlientInnen sein, noch kreativer in Behandlungssettings zu arbeiten!

Ralf Vogt

Kapitel 2

Diskurs zur Psychodynamik bei DIS in interdisziplinären Fachgebieten

2.1 Theoretische SPIM 30-Aspekte der verwirrenden Psychodynamik bei dissoziativen Psychotraumastörungen

Ralf Vogt

2.1.1 Verwirrung als Ausdruck von dynamisch verschobenen Dominanzen der Regulationsstates

Verwirrung, Zerrissenheit, Widersprüchlichkeit und paradoxe Reaktionsweisen kennzeichnen in hohem Maße die Behandlungsinteraktionen bei komplextraumatisierten Störungen, die infolge von zwischenmenschlicher Gewalt – in der Regel über viele Jahre einer menschlichen Traumagenese – entstanden sind.

Da das Persönlichkeitsmodell in SPIM 30 postuliert, dass zwischenmenschlich traumatisierte Menschen Regulationsstates verschiedener Schweregrade in der Regel parallel integrieren, können diese Abwehrmuster (vgl. Vogt, 2012, S. 23–30) für alle Regulationsstufen psychodynamisch dekliniert werden. Zur Veranschaulichung hier eine Darstellung der sieben Regulationsstufen aus Vogt (2020, S. 163) (vgl. Abbildung 2.1):

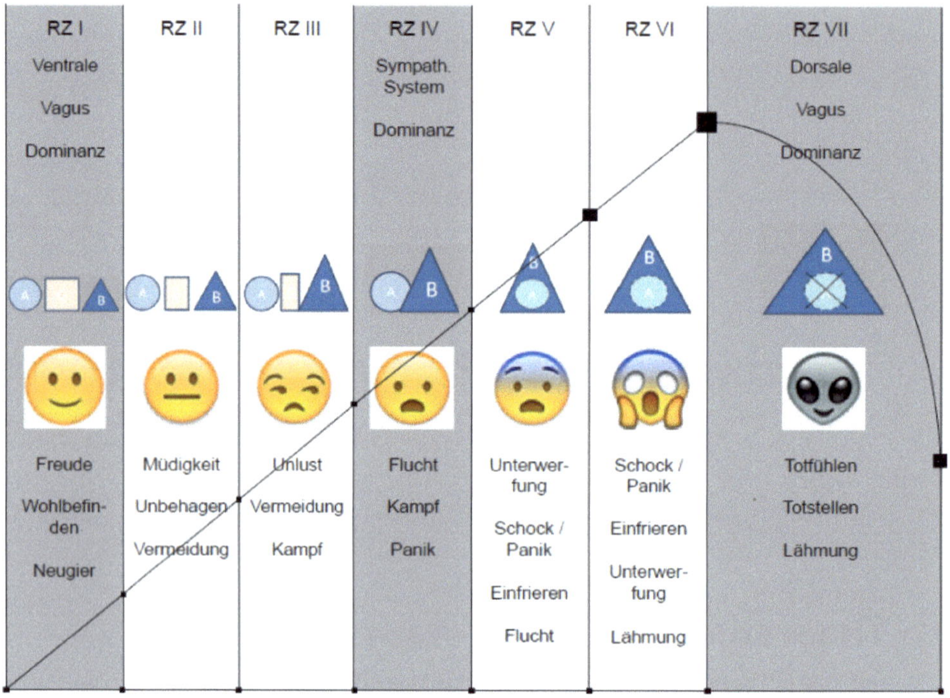

Abbildung 2.1: Schweregrade der psychophysischen Regulationsstates in Verbindung mit Kriterien der Dissoziation und der Polyvagal-Theorie nach Porges

Diese Abbildung kann zur Veranschaulichung der besonderen Psychodynamik in eine Zwiebelgrafik überführt werden, wobei die sieben Häute dieses Gemüses für die sieben States stehen. Dadurch ist eine Darstellung von der äußeren Sichtbarkeitsschale hin zum inneren Störungskern möglich. Der obere Schlotausgang symbolisiert einen traumatischen Symptomausbruchskanal für Flashbackdurchbrüche (vgl. Abbildung 2.2). Natürlich kann die Dicke der Zwiebelschalen sehr verschieden sein, sodass sie in bestimmten Fällen nahezu irrelevant sein können, weil bei einer DIS beispielsweise bestenfalls *ein* RZ IV-Zustand in Kontakt mit TherapeutInnen tritt und mit ihnen eine Beziehung eingeht (RZ I bis RZ III wären in einem solchen Fall also irrelevant) (vgl. Abb. 2.2):

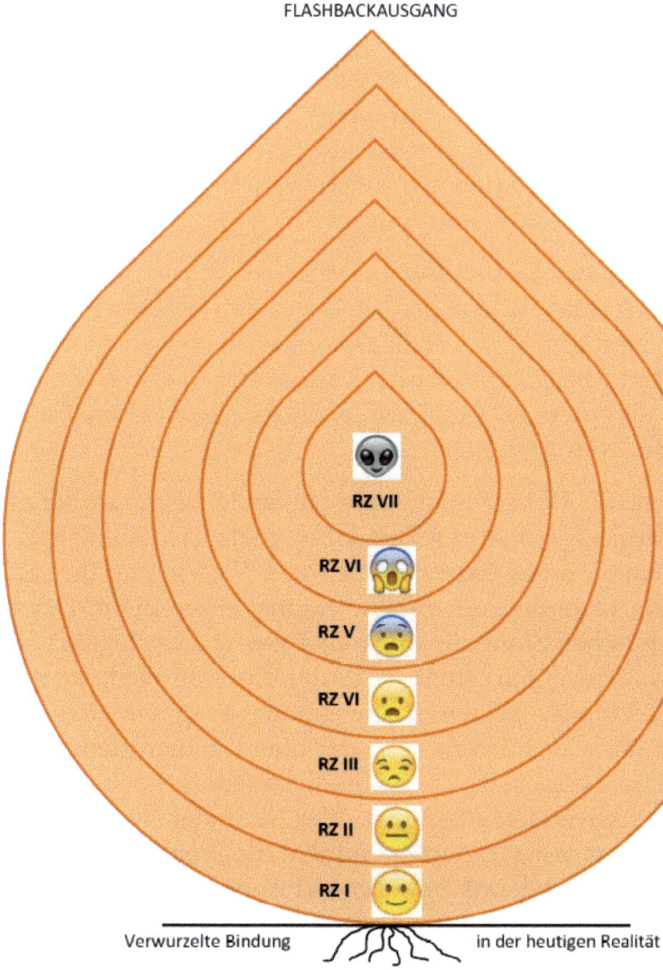

Abbildung 2.2: Sieben Regulationszustände des Schweregradmodells SPIM 30 als Zwiebelmodell

Legende: Regulationsstates (RZ) eines Individuums:					
RZ I	= situativer State	RZ IV	= Introjektstate	RZ VII	= dualer State
RZ II	= Gewohnheitsstate	RZ V	= Implantatstate		
RZ III	= Übertragungsstate	RZ VI	= Programmstate		

In der Abwehrdeklination einer Symptomatik der Verwirrung, Zerrissenheit oder Widersprüchlichkeit für die RZ I und II wären beispielsweise kleine dissoziative Verwirrungen der mögliche Ausdruck einer aktuellen Überforderung. Das kann etwa bedeuten, dass ein Betroffener in seiner Müdigkeit oder Erschöpfung sehr widersprüchliche Verhaltensweisen zeigt und andere dadurch verwirrt. Die Person kann Ich-dystone, unlogische Dinge von sich geben, die sie im wacheren Zustand wieder zurücknimmt.

Anders verhält es sich bei der psychodynamischen Beurteilung eines Menschen, der mit neurotischer Abwehr entsprechend des RZ III seine Umwelt verwirrt. Dies könnte mit einem Begriff aus der klassischen Psychoanalyse auch als neurotischer Deckkonflikt bezeichnet werden. Dann wären die o. g. Interaktionssymptome beispielsweise generell Abwehrmuster der psychischen Traumastörung zum Schutz vor äußeren Angreifern.

Ab Regulationsstate RZ IV beginnt die schwankende Dominanzbereitschaft der prinzipiell täterintrojektgesteuerten Regulationsstates. Das heißt bzgl. der allgemeinen Innendynamik eines Individuums, dass Verwirrung im sozialen Feld vorrangig der Verschleierung der Psychotraumagenese dient. Das begünstigt im störungssystemischen Sinne die äußeren Täter; in der Regel macht sich ein Traumaopfer, das sich seelisch öffnet, in der täterloyalen Welt unbeliebt und bekommt für seine leidvollen Belange keine (stabile) Empathie. Um sich nicht zu zeigen (und die Täter zu schützen), setzt der oder die Betroffene Strategien der Verwirrung ein. Diese dissoziativen (Selbst-)Diskreditierungen können so weit gehen, dass zu verwirrenden Aussagen oder Verhaltensweisen auch hochwidersprüchliche Falschaussagen hinzukommen; die Steigerung wäre eine absolut delinquent-kriminelle oder psychotische Irreführung durch Aussagen, wenn die hoch gestörte dynamische Steuerungskraft einer geprägten Konditionierung oder Folterprogrammierung sich Bahn bricht. Zum Verständnis kann man die Datenlevels (die Levels der Qualität) der KlientInneninformation heranziehen (vgl. Abbildung aus Vogt, 2020, S. 179):

Tabelle 2.1: Spannbreite der unterschiedlichen Datenqualitäten der Erinnerung bei dissoziativen TraumapatientInnen

Datenniveaus dissoziativer Patienten
1. Niveaustufe: Fakt + Logik
Stufe 1: lückenlos + sicher
Stufe 2: inkomplett, aber wesentlich
2. Niveaustufe: Symbol + Gestalt
Stufe 1: 1:1-Zuordnungen möglich
Stufe 2: 1:mehrere Zuordnungen wichtig
3. Niveaustufe: Atmosphäre + Metapher
Stufe 1: ein Objekt in Angstatmosphäre
Stufe 2: die Welt im Katastrophenmodus
4. Niveaustufe: Fantasie + Magie
Stufe 1: panische Erwartungsfantasien
Stufe 2: endlose Actionrettungsfantasien
5. Niveaustufe: Verwirrung + Falschaussage
Stufe 1: verwirrende Falschaussagen
Stufe 2: programmierte Falschaussagen

Mithilfe dieser drei Abbildungen kann man im SPIM 30-Modell veranschaulichen, wie die Dominanzen verschiedener Regulationsstates bei angetriggerten KlientInnen verschiedene Abwehrmuster von Verwirrtsein, Zerrissenheit und Widersprüchlichkeit hervorrufen können.

2.1.2 Verwirrung als Ausdruck von dynamisch verschobenen Dominanzen von Innenanteilen

In Vogt (2013, S. 75–80; S. 125–129) gehen wir im SPIM 30-Anteilemodell grundsätzlich von einer 3-Kategorien-Anteile-Dynamik aus. Das bedeutet, dass bei komplextraumatisierten Regulationsstates allgemein immer von der Existenz einzelner oder gruppierter Opferstateanteile (z. B. Traumakindanteile), Täterstateanteile (z. B. Täterintrojektanteil) und Alltagsmanageranteile (z. B. kompetenter Alltagsbewältiger) auszugehen ist. Dabei verändert sich gemäß der Schweregradstufen von RZ IV (Introjektstate), RZ V (Implantatstate) und RZ VII (Programmstate) die Zusammensetzung des jeweiligen Kräfteverhältnisses der States zueinander bzgl. der Innendynamik schematisch wie folgt (vgl. Abb. 2.3).

Fall a) Introjektstate-Dominanz-RZ IV

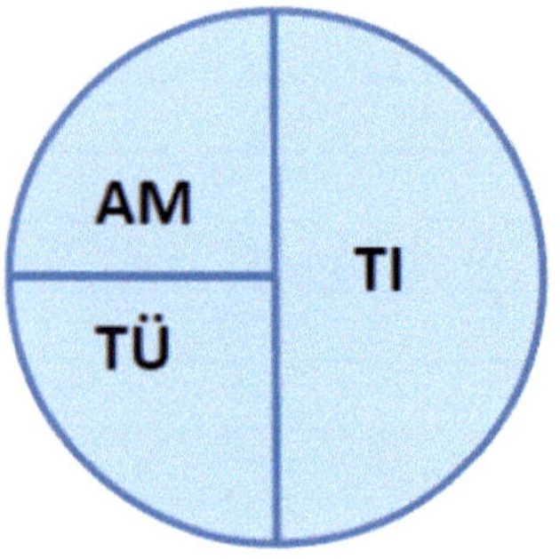

Niveaustufen zumeist:

- TI als Introjektstatus
- TÜ als reflektierter Opferstatus
- AM als reflektierter Alltagslenker

Abbildung 2.3: Allgemeines Kräfteverhältnis von Innenanteilen beim dissoziativen KlientInnentypus mit RZ IV-Dominanz

TI = Anteilskategorie der Täterintrojektkräfte – hier ca. 50 % Introjektdominanz

TÜ = Anteilskategorie der Repräsentanz von Opferanteilkräften, die im Sinne von (reflexionsfähigen) Täter-Übertragungen (TÜ) auf die soziale Außenwelt wirken – hier ca. 25 %

AM – Alltagsmanageranteilkräfte von gesunden bzw. noch intakten positiven Erwachsenen- oder noch gesunden Kindanteilen – hier ca. 25 % Anteilsdominanz

- Der Schweregrad der Täteranteile entspricht häufig dem Introjektstatus, d. h. Fehlverhalten kann häufig parallel reflektiert, aber passager nicht korrigiert werden.
- Der Schweregrad von Opferanteilen entspricht meistens noch einem reflektierten Übertragungsniveau, d. h. Traumasymptome können häufig durchaus noch als solche erkannt, aber nicht vollends gestoppt werden. Täterübertragungen und Täterbindungen wirken im mittleren Belastungsniveau.
- Dagegen entspricht der Kompetenzgrad von intakteren Erwachsenen- und Kindanteilen in der Regel einem Niveau von reflektierten Lenkern.

Fall b) Implantatstate-Dominanz-RZ V

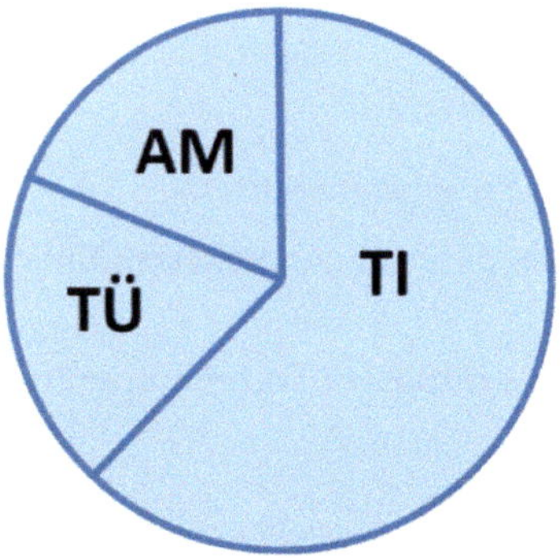

Niveaustufen zumeist:

- TI als Implantatstatus
- TÜ als ängstlich-impulsiver Opferstatus
- AM als funktionierender Alltagsmanager

Abbildung 2.4: Allgemeines Kräfteverhältnis von Innenanteilen beim dissoziativen KlientInnentypus mit RZ V-Dominanz

TI = Anteilskategorie der Täterimplantatkräfte – hier ca. 60 % Implantatsdominanz

TÜ = Anteilskategorie der Repräsentanz von Opferkräften, die hier im Sinne von Täter-Übertragungen (TÜ) wirken – hier ca. 20 % Anteilsdominanz

AM – Alltagsmanageranteilkräfte von gesunden bzw. noch intakten positiven Erwachsenen- und Kindanteilen – hier ca. 20 % Anteilsdominanz

- Der Schweregrad der Täteranteile besitzt häufig Implantatsniveau, d. h. Fehlverhalten kann häufig nicht reflektiert und gebremst werden. Diese Störungsmuster werden aber zumeist im Nachgang bewusst und können zum Teil vorausschauend korrigiert werden.
- Der Schweregrad der Opferanteile ist häufig der von ängstlich-impulsiven Traumakindanteilen mit großen Täterübertragungs- und Täterbindungskräften bei RZ V.
- Der Kompetenzgrad von (relativ schwachen) Alltagsmanageranteilen ist demgegenüber mittelmäßig funktionsgerecht in Form von restgesunden, realitätsorientierten Erwachsenen- bzw. vitalen Kindanteilen.

Fall c) Programmstate-Dominanz-RZ VI

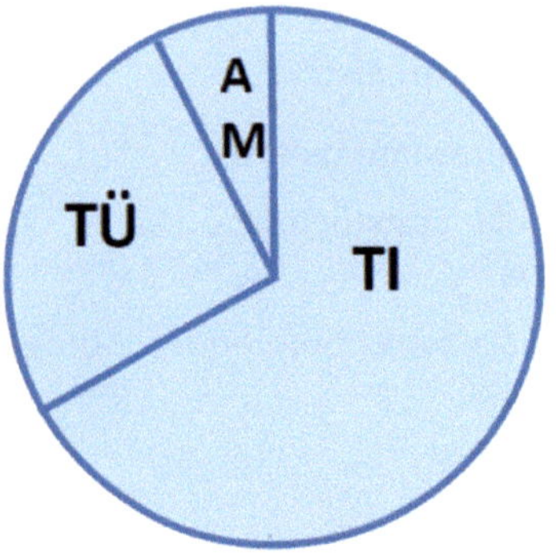

Niveaustufen zumeist:

- TI als Programmstates
- TÜ als panisch-chaotischer Opferstatus
- AM als intuitiver Durchkommer

Abbildung 2.5: Allgemeines Kräfteverhältnis von Innenanteilen beim dissoziativen KlientInnentypus mit RZ VI-Dominanz

TI = Anteilskategorie der Täterkonditionierungs- oder Programmkräfte – hier ca. 70 % Programmdominanz

TÜ = Anteilskategorie der Repräsentanz von Opferkräften, die hier im Sinne von Täter-Übertragungen (TÜ) wirken – hier ca. 25 % Anteiledominanz

AM – Alltagsmanageranteilkräfte von gesunden bzw. noch intakten positiven Erwachsenen- und Kindanteilen – hier ca. 5 % Anteilsdominanz

- Der Schweregrad der Täteranteile besitzt häufig Konditionierungs- und Programmierungs-Niveau, d. h. Fehlverhalten wird häufig roboterhaft, impulsiv, ohne jegliches Nachdenken umgesetzt. Die vollzogenen Störungsmuster werden nur in Phasen mit gewisser psychophysiologischer Ruhe und im Kontakt mit positiv zugewandten Menschen im Nachgang bewusstseinsfähig und können so mithilfe von Orientierungsregeln oder äußeren Beziehungshilfsstrukturen eingedämmt werden.
- Der Schweregrad der Opferanteile ist häufig panisch-ängstlich, triggerabhängig und chaotisch-desorganisiert, diese Anteile sind mit äußerst schweren Täterübertragungs- und Täterbindungskräften verbunden.
- Der Kompetenzgrad von sogenannten Alltagsmanagerstrukturen ist zumeist miserabel. Daher sprechen wir oft nur von „Durchkommer"-Qualität sogenannter HOST-Anteile, die irgendwie das psychosoziale Leben aufrechterhalten, aber sehr häufig von Täter- und Opferanteilen überrollt werden.

2.1.3 Verwirrung im Rahmen von verwirrenden Wechselwirkungen mit äußeren Interaktionspartnern

Aufgrund der hier dargestellten Verhaltensproblematiken bringt die Behandlung von dissoziativen KlientInnen bei ärztlichen Fachgruppen bzw. BehandlerInnen ohne psychotherapeutische Grundkenntnisse echte Interaktionsprobleme mit sich. Durch Täterübertragungen und Täterintrojekte wirken komplex traumatisierte PatientInnen oft kompliziert oder verwirrend sowohl im Smalltalk als auch in der Darstellung ihrer medizinischen und psychischen Probleme. Das fördert auch die charakterlichen und latenten Störungspotenziale der verschiedenen medizinischen oder psychologischen BehandlerInnen und HelferInnen in deren Gegenübertragung heraus.

Hierdurch werden die traumatischen Potenziale der BetreuerInnen angetriggert, sensibilisiert oder provoziert. Insofern sind deren Reaktionen auf dissoziative KlientInnen auch immer im Lichte der Traumaverdrängung oder Abspaltung seitens eben dieser KlientInnen zu sehen (vgl. Einleitung zu diesem Band ab S. 13).

Durch ausreichende Fortbildung- und fachgerechte Supervisionen auf dem Gebiet der gewaltinduzierten Komplextraumatisierung können diese Artefakte auf BehandlerInnenseite minimiert und kontrolliert werden. Ansonsten laufen wir als TherapeutInnen aller Couleur Gefahr, dass wir zwar eine Störungsvariante unserer KlientInnen abrufen, die es objektiv gibt, deren Auftrittsdynamik jedoch mit unseren unreflektierten Störungspotenzialen zu tun hat. Daher werden sehr dissoziative KlientInnen von anderen Fachgruppen – mit klassischer Ausbildung – oft mit Psychose- oder Borderline-PatientInnen verwechselt.

2.2 Die Bedeutung von Trauma, Traumagedächtnis und psychosomatischer Verarbeitung in einer allgemeinorthopädischen Praxis

Olaf Dieball

Was der Geist vergessen hat, das hat der Körper nicht vergessen – dankenswerterweise

(Sigmund Freud)

2.2.1 Einleitung

Beschwerden am Haltungs- und Bewegungsapparat gehören in Deutschland zu den häufigsten Ursachen für einen Arztbesuch. Sie sind deutschland- und weltweit eine der wichtigsten Quellen chronischer Schmerzen, körperlicher Funktionseinschränkungen und des Verlusts an Lebensqualität. Orthopädische Prozeduren und Eingriffe zählen zu den Kostentreibern in unserem Gesundheitssystem.

Trotz unzähliger wissenschaftlicher Analysen, perfektionierter und immer modernerer operativer Techniken sowie umfangreicher begleitender Maßnahmen gibt es seit Jahren nicht weniger, sondern immer mehr PatientInnen mit chronischen Schmerzen des Stütz- und Bewegungsapparates. Die Zahlen der PatientInnen, die eine orthopädische Praxis aufsuchen, und die Zahl der orthopädischen Eingriffe und Prozeduren steigen jährlich. Es verbleibt dennoch ein relevanter Anteil frustraner PatientInnenkarrieren und Behandlungsverläufe, bei denen keine eindeutig orthopädisch-somatische Schmerzursache definiert werden kann. Die Bedeutung von psychotraumatischen Erfahrungen und deren Einfluss auf die Körperwahrnehmungen und Schmerzverarbeitung von PatientInnen in der allgemeinorthopädischen Praxis haben bisher weder im Medizinstudium noch in der orthopädisch-unfallchirurgischen Facharztweiterbildung eine ausreichende Repräsentanz.

2.2.2 Über die Bedeutung für die orthopädische Praxis

Das heutige Wissen über die enge Verbindung emotionaler Prozesse mit körperlichen Reaktionen ist unbestritten und wird weithin akzeptiert. So haben zahlreiche Forschungen im Bereich der Emotionspsychologie und Neurobiologie unser Wissen im klinischen Bereich der Psychosomatik und der Behandlung chronischer Schmerzsyndrome erweitert (vgl. u. a. Damasio, 2003; 2005).

Der Körper als Ausdrucks- und Affektorgan reagiert auf muskulärer, neurologischer, biochemischer und hormoneller Ebene. Emotionaler Stress führt über die Aktivierung des hypothalamisch-hypophysären Regelkreises zu einer erhöhten Ausschüttung von Stressmediatoren und damit zu den entsprechenden körperlichen Reaktionen. Dies sind bei Stressoren in der Regel „Bereitstellungsreaktionen für Kampf, Flucht und/oder Immobilisation" (vgl. Psychotherapie-Wissenschaft, 2017, S. 30). Angst führt zu Muskelkontraktionen, einem Anstieg der Atemfrequenz, erhöhtem Puls und zu einer Fluchttendenz.

Der dorsale Anteil des Nervus Vagus führt nach der Polyvagaltherorie von Porges bei extremem Stress und Hilflosigkeit zu Erstarrung und Motilitätsverlust, dem sog. „Freezing" (vgl. Porges, 1997, S. 62–77; Porges, 1998).

Beide Körperreaktionen (Muskeltonuserhöhung und Lähmungserscheinungen) können typische Symptome von PatientInnen in der orthopädischen Praxis sein.

Die neurochemische Aktivierung bestimmter Körperreaktionen durch extreme emotionale Ereignisse bestimmt die Körperwahrnehmung traumatisierter PatientInnen. So sind diese „anfällig für entweder zu starke Aktivierung (Hyperarousal) oder eine zu geringe Aktivierung (Hypoarausal)" (vgl. Psychotherapie-Wissenschaft, 2017 S. 31).

Biographisch-körperorientierte Psychotherapieverfahren zeigen auf, dass ein enger Zusammenhang zwischen emotionalen und somatischen Verarbeitungsschemata von traumatischen Erfahrungen/Kindheitserfahrungen besteht (vgl. Reich, 1981). So ist eine unbewusste und willentlich nicht steuerbare chronische Muskeltonuserhöhung als Schutzmechanismus vor Angst, emotionalem Schmerz und Stress zu verstehen.

Je nach Lebensalter der traumatischen Erfahrung und der Art der Traumatisierung manifestieren sich die körperlichen Symptome später in unterschiedlicher Ausprägung und Intensität. „Somatische und psychische Komponenten in enger Wechselwirkung zu sehen, bedeutet also konsequent von einer Gleichwertigkeit beider Dimensionen auszugehen", denn letztlich hat „alles Psychische körperliche Grundlagen und verändert sich mit diesen. Alles Körperliche wird von psychischen Verarbeitungsprozessen beeinflusst." (vgl. Vogt, 2014)

Die Adverse Childhood Experiences Studie (ACE) ist eine 1998 veröffentlichte Langzeitstudie, in der über 17.000 Erwachsene der US-amerikanischen Bevölkerung bezüglich Traumatisierungen in der Kindheit und deren gesundheitlichen Folgewirkungen untersucht wurden. Hierbei werden verschiedene Arten der Traumatisierung definiert. Dies können Handlungen wie körperlicher Missbrauch, emotionaler Missbrauch oder sexueller Missbrauch sein, aber auch Unterlassungen wie körperliche Vernachlässigung oder emotionale Vernachlässigung (vgl. Childhood Trauma Screener – CTS). Die Studie belegt einen deutlichen Zusammenhang zwischen Kindheitstraumata und der späteren, vordergründig körperlichen Gesundheit oder dem Mangel an Gesundheit der Betroffenen im Erwachsenenalter.

Die Ergebnisse der ACE-Studie sind mehr als deutlich. Sie zeigt auf, dass belastende Kindheitserfahrungen weit verbreitet sind, 52 % der Befragten berichten von mindestens einem belastenden Kindheitserlebnis. Immerhin 12,5 % der Befragten geben 4 und mehr belastende Kindheitserlebnisse an. 28 % der Befragten berichten von körperlichen Übergriffen oder Missbrauch mit sexuellem Kontext. Immerhin nahezu ein Drittel der 17.000 Befragten!

Es besteht ebenso ein enger Zusammenhang zwischen dem Lebensalter, in dem die Traumatisierung stattfindet, und dem späteren Gesundheitszustand der Betroffenen – je frühkindlicher die belastende Kindheitserfahrung stattfindet, umso schwerwiegender die späteren gesundheitlichen Auswirkungen. Die Studie zeigt weiterhin einen direkten Zusammenhang zwischen der Intensität und Häufigkeit von Kindheitstraumata und der späteren Gesundheit im Erwachsenenalter auf – je mehr Traumatisierungen die Betroffenen in ihrer Kindheit erlebt haben, desto größer ist der negative Einfluss auf deren spätere Gesundheit.

Zu den später auftretenden Gesundheitsbeeinträchtigungen der Geschädigten zählen häufig chronische Krankheiten wie Diabetes mellitus, koronare Herzerkrankungen, maligne Tumore, Schlaganfall und Adipositas sowie chronische Schmerzen des Stütz- und Bewegungsapparates (vgl. Felitti et al., 1998, S. 245–258).

Es sind also diese PatientInnen, mit denen sich unserer Gesundheitssystem und die allgemein- und fachärztlichen Praxen Tag für Tag auseinandersetzen.

2.2.3 Fallbeispiel

Frau S. stellte sich mit der Diagnose eines Hallux valgus mit Belastungsschmerzen, leichtem Schuhkonflikt und moderater Fehlstellung zur operativen Korrektur in einer orthopädischen Praxis vor. Die 43-jährige Patientin beklagte im Anamnesegespräch morgendliche Anlaufschmerzen sowie zunehmende Fußbeschwerden im Tagesverlauf. Es bestand ein dringender OP-Wunsch.

Frau S. war verheiratet, hat 2 Kinder und arbeitete als Küchenhilfe. Bei einer Körpergröße von 163 cm wog sie 106 kg. Neben einem Nikotinabusus, einer Schilddrüsenfunktionsstörung und einer arteriellen Hypertonie waren keine weiteren Nebendiagnosen zu eruieren.

Die operative Versorgung erfolgte leitliniengerecht in Form einer subkapitalen Umstellungsosteotomie des ersten Mittelfußknochens ohne intraoperative Besonderheiten als ambulante Operation.

Ab dem 12. postoperativen Tag zeigte sich eine Wundheilungsstörung – Frau S. hatte sich zu Hause selbständig das Nahtmaterial entfernt, was eine Wundrevision nötig machte. Nach dieser Wundrevision und einem Gespräch über den Verdacht der eigenständigen Manipulation an der OP-Wunde brach die Patientin die Arzt-Patienten-Beziehung frustriert ab und stellte sich in einer nahegelegenen orthopädischen Fachklinik vor.

Hier erfolgte eine komplexe Revisionsoperation in mehreren Schritten mit kompletter Materialentfernung und der späteren Beckenkammspan-Interposition mit Versteifung des Großzehengrundgelenkes. Dies führte zur Eskalation der Schmerzsymptomatik. Sie litt nun unter unerträglichen Schmerzen am Großzehengrundgelenk und an der Spanentnahmestelle am Becken – die Schmerzen strahlten in das gesamte operierte Bein aus. Die weitere Behandlung erfolgte in einer Schmerzklinik, hier wurde die Diagnose eines Chronical regional Pain Syndrom – CRPS (Morbus Sudeck) gestellt.

Die Patientin wurde daraufhin auf eine entsprechende analgetische Medikation eingestellt. Sie erhielt unter anderem diverse Morphinpräparate, antineuropathische Schmerzmittel, nichtsteroidale Antirheumatika, Cortisonpräparate und Antidepressiva in Form von selektiven Serotoninwiederaufnahmeinhibitoren.

Nach Entlassung aus der Schmerzklinik folgte ein erneuter Arzt- und Klinikwechsel in ein anderes orthopädisches Fachkrankenhaus. Hier wurde der Verdacht auf eine lumbogene Schmerzursache geäußert. In der erweiterten Bildgebung (MRT der Lendenwirbelsäule) zeigte sich eine Pseudospondylolisthese (Wirbelgleiten) bei lumbalem Bandscheibenvorfall mit dem Verdacht auf ein Wurzelreizsyndrom. Dies führte zur Durchführung einer monosegmentalen Spondylodese der Lendenwirbelsäule. Eine Besserung der Schmerzsymptomatik war auch durch diesen operativen Eingriff nicht zu erreichen, die Patientin war mittlerweile dauerhaft arbeitsunfähig und stellte einen Antrag auf eine Erwerbsunfähigkeitsrente.

In einer später folgenden stationären rehabilitativen Maßnahme wurden neben der Diagnose eines chronischen Schmerzsyndroms mit psychischen und somatischen Komponenten erstmals die Diagnosen Borderline-Persönlichkeitsstörung und komplexe Posttraumatische Belastungsstörung (cPTBS) gestellt. Die Patientin wurde einer psychotherapeutischen Behandlung zugeführt und musste seitdem nicht mehr operiert werden.

2.2.4 Fazit

Dieser komplizierte Leidensweg zeigt exemplarisch, vor welche Herausforderungen PatientInnen mit komplexen posttraumatischen Belastungsstörungen mit dissoziierten Körpersymptomen den somatisch tätigen Facharzt stellen. Oft wenden sich PatientInnen mit einer chronischen posttraumatischen Belastungsstörung oder einer Dissoziativen Identitätsstörung mit einem anderen, vordergründig körperlichen Symptom an ihren Arzt und/oder Facharzt.

Im orthopädischen Arbeitsalltag sind diese Körpersymptome meist unspezifische Schmerzen, chronische Muskelverspannungen, neurologische Ausfallerscheinungen wie Dysästhesien, Lähmungssymptome oder plötzliche Fehlfunktionen. Nicht selten lässt sich eine strukturelle Ursache dieser Symptome nicht eindeutig eruieren. Jedoch lassen sich in jedem bildgebenden Verfahren scheinbare „Beweise" für vielfältige Körpersymptome darstellen. Es besteht die Gefahr, dass sich der somatisch fokussierte Facharzt zu immer neuen diagnostischen und therapeutischen Verfahren verleiten lässt, was letztendlich zu einer Chronifizierung der Beschwerden und zur Frustration auf Seiten der PatientInnen und der Behandelnden führt.

Viele dieser PatientInnen haben eine lange „PatientInnenkarriere" mit zahlreichen nichtinvasiven und invasiven Behandlungsmethoden hinter sich. Die Betroffenen leiden oft an einem dauerhaften oder leicht auslösbaren Zustand der Übererregbarkeit. In diesem Zustand werden durch minimale Trigger, wie zum Beispiel Injektionstechniken, chiropraktische Handgriffe oder eben operative Maßnahmen, vegetative Symptome wie Herzrasen, Bluthochdruck oder Muskelverspannungen ausgelöst und/oder verstärkt, was wiederum zu einer Zunahme der körperlichen Symptomatik führt – ein scheinbar unauflösbarer Teufelskreislauf.

Das ursprüngliche und beschwerdeverursachende Traumageschehen ist den PatientInnen hierbei meist nicht bewusst. Nicht selten besteht ein Unbehagen oder eine Furcht gegenüber dem aufgesuchten behandelnden Arzt.

Dieses Unbehagen und die Furcht sind möglicherweise Zeichen des posttraumatischen Stresses. Dieser äußert sich nicht selten in einem sehr hohen Kontrollbedürfnis, Misstrauen, vegetativer Übererregbarkeit, Ängstlichkeit und Unruhe im Anamnesegespräch. Auch Zeichen der Erstarrung oder dissoziative Symptome können die Interaktion zwischen Arzt und PatientIn verkomplizieren. Diese

„gestörte" Kommunikation führt zu Fehlinterpretationen und negativen Übertragungen und Gegenübertragungen zwischen Arzt und PatientIn, was einer erfolgreichen Behandlungsbeziehung diametral entgegensteht (vgl. Reddemann, 2014).

Die häufige Komorbidität von psychischen Erkrankungen und körperlichen/orthopädischen Leiden erfordert eine bessere Wissensvermittlung über diese Zusammenhänge in der Facharztausbildung auch in den operativ fokussierten Fachgebieten. Auch FachärztInnen für Orthopädie und Unfallchirurgie sollten die Grundlagen und Zusammenhänge psychischer Traumafolgestörungen kennen und diese bei der Planung ihrer Behandlung berücksichtigen. Ebenso sollten sie über die möglichen Folgen von seelischen Traumata und deren Einflüsse auf Körpersymptome aufgeklärt werden und über die Möglichkeiten der Trauma- und Körperpsychotherapie Bescheid wissen (vgl. Levine, 2016).

Im Idealfall erfolgt die Behandlung dieser PatientInnen in einem interdisziplinären Setting mit einem psychosomatisch weitergebildeten Facharzt oder einer Fachärztin für somatische Medizin und PsychotherapeutInnen mit der Kenntnis körperlicher Krankheitsbilder.

Es bleibt dennoch wichtig, körperliche Symptome nicht nur als psychische Symptome der Konversion (verschobener innerer Konflikt) zu verstehen, sondern auch als direkte Folge des permanenten Stresses. Die chronische Überlastung durch externe und interne Stressoren führt eben auch zu Körpersymptomen im Sinne einer realen körperlichen Erkrankung, die als solche begriffen und behandelt werden muss. Die Vernachlässigung einer kausalen Behandlungsoption zugunsten einer rein symptomorientierten Therapie wäre ebenso fatal wie die Übertherapie im oben geschilderten Fallbeispiel (vgl. Köllner et al., 2012, S. 136–146).

Im arbeitstäglichen Umfeld ist die behutsame und empathische Kommunikation und Anamneseerhebung zur Herstellung einer angenehmen Gesprächsatmosphäre und einer sicheren Beziehung nach wie vor elementarer Ausgangspunkt für eine erfolgreiche Behandlung.

Die strukturierte Problemanalyse unter Einbeziehung möglicher Komorbiditäten hilft, eine Retraumatisierung durch ungewollte Triggersetzung zu vermeiden. Hier sollten die Bedürfnisse der betreffenden PatientInnen Berücksichtigung finden und respektiert werden (z. B. körperliche Distanz, Vermeiden invasiver Techniken, sichere Begleitperson im Raum belassen etc.). „Misstrauen bei Traumatisierten ist oft zu verstehen als Reaktion auf die häufige Erfahrung des nicht respektierten Kontrollbedürfnisses oder von unkontrollierten Gegenübertragungsreaktionen. Die Gegenübertragungen wahrzunehmen und nicht zu agieren, ist deshalb von großer Bedeutung." (vgl. Reddemann et al., 2014)

Die behutsame Psychoedukation über die Zusammenhänge von körperlichen Symptomen und chronischem (Psycho)-Stress unter Respektierung der jeweiligen Patientenpersönlichkeit kann bereits eine erste basale psychotherapeutische und stabilisierende Maßnahme darstellen, die auch durch den Facharzt oder die Fachärztin für Orthopädie einfach angewendet werden kann. Das Erlernen und Einüben einfacher Stabilisierungs-, Reorientierungs- und Distanzierungstechniken fördert die Selbstwirksamkeit der PatientInnen und stärkt die Resilienz durch die Aktivierung intrinsischer Ressourcen. Auf diese Weise kann auch durch den behandelnden somatisch tätigen Arzt die mitunter lange Wartezeit auf ein spezifisches psychotherapeutisches Versorgungsangebot supportiv begleitet werden.

In der Regel ist bei der Diagnose einer komplexen Posttraumatischen Belastungsstörung mit therapieresistenten körperlichen Symptomen die psychotherapeutische und/oder psychiatrische Behandlung der betroffenen PatientInnen unumgänglich. Dies den PatientInnen behutsam zu kommunizieren und eine Therapieeinsicht herzustellen erfordert entsprechende Kenntnisse, Empathie und ein tragfähiges interdisziplinäres Netzwerk.

2.2.5 Zusammenfassung

Über Zusammenhänge komplexer posttraumatischer Belastungsstörungen und chronischer Körpersymptome besteht im Fachbereich der Orthopädie, Unfallchirurgie und Rheumatologie ein Wissensdefizit. Wünschenswert wären weitere Studien über die Häufigkeit und Korrelation von chronischen Schmerzen am Stütz- und Bewegungsapparat und (vorangegangenen) traumatisierenden psychischen Erfahrungen. Die Facharztausbildung sollte um diese Wissensinhalte ergänzt werden, um eine effektivere und erfolgreichere Behandlung von PatientInnen mit derartigen Beschwerden zu ermöglichen.

Fachärzte und Fachärztinnen für Orthopädie, die sich mit der konservativen und operativen Behandlung von körperlichen Funktionsstörungen auseinandersetzen, können ihr Behandlungsportfolio und den Erfolg ihrer Therapien wesentlich steigern, wenn sie über Psychotraumafolgestörungen und deren körperliche Symptome Bescheid wissen. Psychoedukation, Stabilisierungstechniken und ein achtsamer Beziehungsaufbau können erste Schritte einer psychotherapeutischen Intervention sein und zu einer verbesserten interdisziplinären Zusammenarbeit zum Wohle dieses stark beeinträchtigen PatientInnenklientels führen.

2.3 Zum Umgang mit Zahnarztphobie bei schwer traumatisierten PatientInnen

Hubertus Teschner

2.3.1 Einleitung

In unserer Zahnarztpraxis erleben wir bei ungefähr 20 % unserer PatientInnen eine deutlich gesteigerte Angst beim Besuch in der Praxis. Dies entspricht der aktuellen Studienlage, wonach mindestens 60–80 % der PatientInnen ein angespanntes Gefühl vor dem Zahnarztbesuch haben, 20 % eine mittlere bis starke Angst aufweisen und 5 % aus ihrer Angst heraus praktisch gar nicht zum Zahnarzt gehen. Die Gründe für diese Ängste vor dem Zahnarztbesuch sind vielfältig. Häufig wird die Grundlage dafür im Kindesalter gelegt. Hier sind es besonders Schulzahnärzte und auch unsensible Hauszahnärzte, die aus verschiedenen Gründen keine Empathie für ein kleines Kind entfalten können, das sich in einer neuen und aussichtslosen Lage befindet.

2.3.2 Hauptteil

Durch viele Erlebnisberichte von PatientInnen, sowohl in meiner Praxis als auch auf verschiedenen Bewertungsportalen im Internet, ebenso aber auch im Rahmen von Studien, wird immer wieder über Zahnarztkomplikationen bei TraumapatientInnen berichtet. Natürlich kann diese Traumatisierung auch im späteren Erwachsenenalter auftreten. Vor allem im Zusammenhang mit scheinbar ausweglosen und sehr schmerzhaften Erlebnisse beim Zahnarzt oder der Zahnärztin. Immer wieder begegnen uns PatientInnen, die auf dem Behandlungsstuhl sitzend plötzlich ein kindliches Verhalten zeigen. Ihre Sprache verändert sich, die Körperhaltung verändert sich und der erwachsene Mann oder die erwachsene Frau wird wieder zum kleinen ängstlichen Kind. Diese Verhaltensweisen haben ihre Ursachen oft in einer Dissoziativen Identitätsstörung.

Im Rahmen des zahnmedizinischen Studiums werden selbst grundlegende Voraussetzungen für den Umgang mit diesen PatientInnen nicht besprochen geschweige denn geübt. Daher stehen viele ZahnärztInnen beim Kontakt mit diesen PatientInnen vor einer sehr großen und meist unlösbaren Herausforderung. Die ZahnärztInnen sind dann extrem verunsichert, was häufig zu einer Verurteilung des Patienten und auch zum Behandlungsabbruch führt.

Dabei stellt die Behandlung selbst für diese PatientInnen eine extrem hohe Anstrengung da. Häufig werden Konsultationen vermieden, was zu einer erheblichen Reduktion der Zahn- und Mundgesundheit führt. Dies wiederum hat natürlich soziale und psychische Beeinträchtigungen zur Folge. Durch den dann meist desolaten Zustand der Zähne werden Gefühle von Angst und Unbehagen noch verstärkt.

Wie können wir also in der Zahnarztpraxis mit diesen PatientInnen umgehen? Sie auf ihrem Weg zur Zahngesundheit als Partner begleiten und eine tragfähige Beziehung zwischen BehandlerIn und PatientIn entwickeln und aufrechterhalten?

Entscheidend ist erst einmal, dass nicht die Zahnärztin oder der Zahnarzt die genaue psychische Diagnose stellen kann, sondern der Psychologe oder die Psychologin, PsychotherapeutIn oder psychologische PsychotherapeutIn. Nichtsdestotrotz ist der Zahnarzt eine wichtige Instanz im Gesundheitswesen zur Früherkennung von PatientInnen mit krankheitswertigen Zahnbehandlungsängsten und zur Weitervermittlung in die fachspezifische Versorgung.

Viele kleine Schritte und Details sind hier hilfreich. Der Erstkontakt mit der Zahnarztpraxis ist schon ein erstes Indiz für diese PatientInnen, ob eine Behandlung möglich ist oder nicht. So spielen also der Ton am Telefon, dabei informierte und aufgeklärte zahnmedizinische Fachangestellte eine wichtige Rolle. Diese können PatientInnen bereits am Telefon befragen und die Rahmenbedingungen in deren Sinne klären. Dazu zählt z. B. eine flexible Terminvereinbarung. Es gilt dabei herauszufinden, ob es bestimmte Tageszeiten gibt, an denen der Patient oder die Patientin stabiler ist und sich einen Zahnarztbesuch eher vorstellen kann als zu anderen Tageszeiten. Des Weiteren hilft es den PatientInnen sehr, wenn sie wissen, dass sie praktisch keine Wartezeiten in der Praxis haben. Der Aufenthalt im Wartebereich ist für viele PatientInnen sehr anstrengend und verstärkt Angstzustände deutlich. Weiterhin ist es möglich, den PatientInnen die Anamnesebögen bereits nach Hause zu senden, sei es per Mail oder als Onlineformular, was den PatientInnen wiederum unnötige Zeit des Wartens erspart.

Zu den Anamnesebögen, die der Patient oder die Patientin bekommen kann, zählt der HAF-Fragebogen (s. Abb. 2.6 S. 38). Dies ist ein internationaler standardisierter Fragebogen, der in seinem Ergebnis die Verdachtsdiagnose Zahnbehandlungsphobie zulässt. Dieser Fragebogen hilft uns sehr, um uns auf die PatientInnen richtig einzustellen.

Der Fragebogen wurde 1999 entwickelt. Er enthält elf Fragen mit je 5 Angstausprägungen. Jede Ausprägung ist mit einer bestimmten Punktzahl versehen. Dies ergibt insgesamt zwischen 11–55 Punkte. Die PatientInnen werden nach der jeweiligen Punktezahl drei verschiedenen Gruppen zugeordnet: niedrig ängstlich (bis 30), mittelmäßig ängstlich (31–38) und hoch ängstlich (> 38). Ist der Wert größer als 38, kann die Verdachtsdiagnose einer Zahnbehandlungsangst mit Krankheitswert gestellt werden. Diese sollte anamnestisch mit der Vermeidung von Zahnbehandlungen von mehr als zwei Jahren einhergehen.

Wir verwenden diesen Fragebogen grundsätzlich bei allen PatientInnen, da wir festgestellt haben, dass es uns in der Kommunikation und im Vertrauensaufbau sehr hilft, zu wissen, wie die PatientInnen gegenüber dem Zahnarztbesuch eingestellt sind.

Ein weiterer wichtiger Punkt für unsere PatientInnen ist natürlich die Nähe zur Toilette. Und noch ein weiterer wichtiger Grundstein für den Besuch in der Praxis: Eine zeitnahe Begrüßung durch den behandelnden Arzt oder die behandelnde Ärztin und die Begleitung der Patientin oder des Patienten in ein Beratungszimmer, welches nicht das Behandlungszimmer ist, fördert besonders bei Angst- und traumatisierten PatientInnen das Vertrauensverhältnis.

Das Beratungszimmer sollte hell und freundlich sein und ermöglichen, dass sich Arzt/Ärztin und PatientIn auf Augenhöhe begegnen und keine Barrieren zwischen beiden in Form von Schreibtischen oder anderen Dingen aufgebaut werden. Als besonders hilfreich hat sich ein Tisch mit einem halbrunden Ende bewährt, sodass sich Arzt/Ärztin und PatientIn in einem Winkel von ca. 110° gegenübersitzen. Dadurch ist eine offene Körperhaltung und Kommunikation möglich, es entfallen zum einen Barrieren und zum anderen wird eine frontale Begegnung vermieden.

Im ersten Beratungsgespräch spielt die innere Einstellung des Arztes/der Ärztin eine entscheidende Rolle. Hier geht es vor allem um offenes Zuhören ohne jeden Vorwurf, ohne Verurteilungen. Auch Zeit spielt hier eine ganz entscheidende Rolle. Häufig haben Ärzte Angst, dass PatientInnen zu lange sprechen. Studien haben ergeben, dass PatientInnen bereits nach 90 Sekunden alles gesagt haben, was ihnen wichtig ist. Allerdings werden die meisten PatientInnen bereits nach 10 Sekunden von ihrem Arzt unterbrochen. Wird PatientInnen im Gespräch mit dem Arzt/der Ärztin jedoch die Zeit gegeben, auszusprechen, fühlt er oder sie sich eher verstanden und ist auch bereit, den ärztlichen Vorschlägen zu folgen. Auch ist es wichtig, dass alle Themen, die im Zusammenhang mit der Angst, mit dem Trauma und auch mit einer Dissoziativen Identitätsstörung stehen, offen thematisiert werden können. Hier spielt es eine große Rolle, zu wissen, wie der oder die PatientIn angesprochen werden möchte. Gibt es eine Innenperson, die vorn steht und die einzeln angesprochen werden möchte, oder möchten alle Innenpersonen als Gruppe angesprochen werden? Gibt es Körpertrigger, Medikamente, sind Narkosen oder Sedierungen Themen, die Probleme auslösen? Häufig sind PatientInnen mit diesen Krankheitsbildern ja bereits in Behandlung. Sie wissen meist sehr gut, was ihnen hilft und sind dankbar dafür, wenn es auf Seiten des Arztes oder der Ärztin und des Teams in der Praxis zumindest ein Verständnis für ihre Situation und ihr Verhalten gibt. Sicherlich ist es auch hier mit dem Einverständnis des Patienten oder der Patientin möglich und auch ratsam, mit behandelnden PsychotherapeutInnen Kontakt aufzunehmen und die Behandlung gemeinsam zu planen.

HAF

Fragebogen[1] zur hierarchischen Angsterfassung

Bitte stellen Sie sich die oben genannten Situationen in Ruhe vor. Dann kreuzen Sie bitte Ihre entsprechende Empfindung auf dem Fragebogen an.

	entspannt (1)	unruhig (2)	an-gespannt (3)	ängstlich (4)	krank vor Angst (5)
Wie fühlen Sie sich bei dem Gedanken, Sie müssten morgen zum Zahnarzt?					
Sie sitzen im Wartezimmer und warten darauf, aufgerufen zu werden. Wie fühlen Sie sich?					
Stellen Sie sich vor, Sie betreten das Behandlungszimmer und riechen den typischen Geruch.					
Sie liegen auf dem Behandlungsstuhl und der Zahnarzt betritt das Zimmer.					
Zusammen schauen Sie sich die Röntgenaufnahmen an und besprechen, was zu tun ist.					
Wie fühlen Sie sich, wenn man Ihnen erklärt, dass jetzt gleich Zahnstein entfernt wird?					
Er erklärt Ihnen, dass Sie eine Karies haben und dass er diese jetzt behandeln will.					
Er verändert die Stellung des Stuhles und bereitet eine Spritze vor.					
Stellen Sie sich vor, Sie hören das typische Geräusch eines Bohrers, wie fühlen Sie sich?					
Der Zahnarzt erklärt Ihnen, dass die Karies zu tief ist und der Zahn entfernt werden muss.					
Ein Weisheitszahn soll bei Ihnen entfernt werden, die Spritze wurde bereits gesetzt. Der Zahnarzt nimmt das Skalpell auf.					

Abbildung 2.6: HAF-Fragebogen zur hierarchischen Angsterfassung

Ist das Vertrauen aufgebaut und der Patient oder die Patientin bereit, kann der Wechsel in das Behandlungszimmer erfolgen. Hierbei ist es besonders wichtig, den guten Kontakt beizubehalten. Das bedeutet, dass PatientInnen über alle folgenden Schritte informiert werden und ihnen zustimmen. Auch ist es wichtig mit ihm oder ihr ein Stoppsignal zu vereinbaren. Zum Beispiel kann der Patient/die Patientin den Arm heben. Dies bedeutet, dass die Behandlung sofort unterbrochen wird. Manchmal hilft es auch, zu zählen, sodass die PatientInnen abschätzen können, wann der Zahnarzt oder die Zahnärztin wieder die Instrumente aus ihrem Mund herausnimmt. Eine besonders interessante Methode ist die Anwendung von reinen Riechölen. Hier können PatientInnen vor der Untersuchung einen Duft wählen, der ihnen gefällt. Dieser wird auf den Unterarmen der Patientin oder des Patienten verteilt und er oder sie riecht regelmäßig daran. Dies hat in unserer Praxis zu erstaunlichen Entspannungszuständen vor allem bei AngstpatientInnen geführt. Viele entspannt auch das Hören von Musik. Hier ist entweder eine allgemeine Entspannungsmusik oder eine Musikauswahl durch die PatientInnen sinnvoll.

Sollten PatientInnen eine Unterbrechung der Behandlung wünschen, dann sollte dies auch sofort geschehen. Die PatientInnen sollten die Möglichkeit haben sich hinzusetzen, vielleicht ein Glas Wasser zu trinken und sich im Raum zu orientieren.

Außerdem ist eine Art Notfallkoffer ratsam. Dieser beinhaltet zum Beispiel Igelbälle, die die PatientInnen während der Behandlung kneten und von einer Hand in die andere geben können. Aber auch ein Windrad oder eine Plastiktüte helfen, wenn PatientInnen hyperventilieren. Ein ganz wesentlicher Bestandteil dieses Notfallkoffers sollten Kuscheltiere sein. Diese helfen den inneren Kindern von PatientInnen auf dem Behandlungsstuhl zur Ruhe zu kommen und Vertrauen zu fassen. Wenn also bekannt ist, dass auf dem Behandlungsstuhl eine kindliche Innenperson nach vorn getreten ist, dann sollte die Sprache des gesamten Teams an die Behandlung eines Kindes angepasst werden.

Wenn irgend möglich, dann sollte natürlich die erste Behandlung eine sein, die den PatientInnen keine Beschwerden verursacht. Das ist bei einer guten Vorbereitung natürlich möglich. Allerdings kommen viele AngstpatientInnen nur mit akuten Schmerzzuständen in die Praxis, was für den Vertrauensaufbau natürlich eine besondere Herausforderung darstellt.

2.3.3 Zusammenfassung – Ausblick

Wenn es gelingt, bereits in der ersten Sitzung eine gute Verbindung zwischen Arzt bzw. Ärztin und PatientIn herzustellen, wird sich das Vertrauensverhältnis in jeder weiteren Behandlung verbessern und im gleichen Maße auch die Angst abnehmen.

Ein weiterer wesentlicher Pfeiler für einen erfolgreichen Umgang mit traumatisierten PatientInnen besteht darin, durch Schulungen das gesamte Team vorzubereiten. Nur so ist es möglich, alle Mitarbeitenden in der Zahnarztpraxis für das Thema zu sensibilisieren und ihnen genügend Strategien und Handlungsweisen an die Hand zu geben, damit sie im Alltag sicher und professionell mit PatientInnen, die unter starker Angst oder dissoziativen Zuständen leiden, umgehen können. Gute Ansprechpartner hierfür sind Traumazentren und auch TraumafachberaterInnen, die gerne bereit sind, in Praxen Schulungen durchzuführen und somit das Angebot für die von ihnen betreuten PatientInnen zu erweitern.

Zusammenfassend ist zu sagen, dass die Arbeit mit traumatisierten PatientInnen, mit AngstpatientInnen und PatientInnen mit einer dissoziativen Identitätsstörung in der Zahnarztpraxis eine Herausforderung darstellt, die der Vorbereitung und des Bewusstseins für das Thema bedarf. Wichtig ist, als Zahnarzt die Scheu oder Unsicherheit vor dieser PatientInnengruppe zu verlieren und professionelle kommunikative Verhaltenstechniken zu erlernen, um auch diesen PatientInnen helfen und ein langfristiges stabiles Verhältnis mit ihnen aufbauen zu können. Absolut entscheidend ist hier die Zusammenarbeit mit den KollegInnen vieler Fachrichtungen. Allen voran natürlich mit den behandelnden PsychologInnen und PsychotherapeutInnen.

2.4 Im Teufelskreis – Rituelle Gewalt als Ursache für DIS

Liz Wieskerstrauch

2.4.1 Einleitung

Zahlreiche Frauen und auch Männer in Deutschland berichten, dass sie in ihrer Kindheit nicht nur sexuell ausgebeutet, stundenweise an Pädophile verkauft und zur Herstellung von Kinderpornographie benutzt wurden, sondern obendrein Kindesmissbrauch in Ritualen haben erleben müssen. Dafür werden Kinder von langer Hand vorbereitet und trainiert, oft mit Foltermethoden, damit sie widerstandslos funktionieren und sich ihren Peinigern gegenüber willfährig verhalten. Manche werden selbst zum Täter gemacht. Die Langzeitfolgen: ein zerschundener, kranker Körper und eine völlig zersplitterte Seele mit Dissoziativer Persönlichkeitsstörung (DIS).

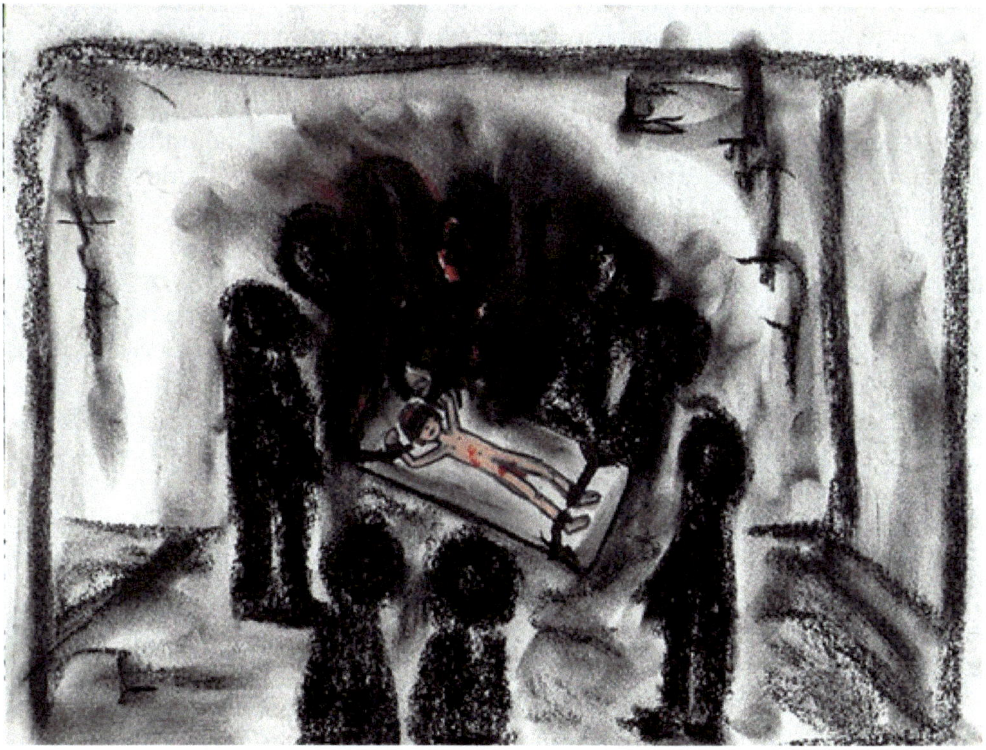

Was ist der Hintergrund dieser Rituale? Wie kommen so schwer traumatisierte Menschen im Leben zurecht? Kann Traumatherapie sogar bei dieser schlimmsten aller Gewalterfahrungen heilen? Und warum tut sich die Gesellschaft, vor allem die Justiz, so schwer, dieses Phänomen Rituelle Gewalt – die dunkelste Seite von Kindesmissbrauch – anzuerkennen und die Täter zu ermitteln?

VORSICHT, die folgenden Schilderungen sind schockierend und können Betroffene schwer triggern.

2.4.2 Wie Kinder Rituelle Gewalt überleben

In meinen beiden Dokumentarfilmen „Höllenleben" (1) schildert eine Frau, wie sie als Kleinkind auf dem Friedhof in ein offenes Grab gelegt und mit Erde beworfen wird. Sie spürt die Erde, die ihr mehr und mehr die Luft zum Atmen nimmt, die Würmer und Insekten, die um sie herumkrabbeln, den maßlosen Ekel, die Angst. Mit der Erstickungsnot macht sie eine Todesnaherfahrung. Sie erinnert sich an den Singsang, mit dem das Ritual begleitet wird, und nach vielen Stunden endlich die Befreiung aus dem Grab. Dann folgt der Reinigungsakt, bei dem ihr erneut Schmerzen zugefügt werden. Sie wird mit Nadeln gestochen, auch unter den Fingernägeln. Die Sexorgie in der Kirche erlebt sie wie eine Wiederauferstehung. Sie liegt nackt auf dem Altar und wird von einem Mann mit Hörnermaske penetriert. Die anderen Menschen hinter schwarzen Kutten fallen erneut in einen Singsang. Danach dürfen noch zwei oder drei andere über sie herfallen – bis der Gehörnte ein Ende befiehlt: Man will ja nicht, dass das Kind stirbt, man wird das Kind ja noch länger brauchen.

Eine andere berichtet, wie sie als Kind abgerichtet wurde, auf Knopfdruck vor Männern zu posieren. Mit Elektroschocks und Drogen wird sie in einen Zustand versetzt, in dem sie sich selbst gar nicht mehr wahrnimmt. Mit verbundenen Augen bringt man sie in einem Transporter zu einem Bunker, führt sie in den Keller, und in dem Moment, in dem man ihr die Augenbinde entfernt, wird sie so sehr vom Spotlight der Kameras geblendet, dass sie innerlich sofort umschaltet und augenblicklich tut, was man von ihr verlangt. Sie wird an Händen und Füßen gefesselt. Sie wird beschimpft und geschlagen. Sie wird mit dem Kopf unter Wasser gedrückt, wobei man ihr einbläut, niemals zu erzählen, was hier passiert, und nach dieser Erstickungsnot wird sie von mehreren Männern penetriert. Als die Spuren von der Fesselung in der Schule entdeckt werden, wird sie von ihrem Lehrer aufgefordert zu erzählen, woher sie diese hat. Prompt bekommt sie einen Erstickungsanfall, als würde man ihr wieder den Kopf unter Wasser drücken. Das Schweigegebot funktioniert. Der Lehrer gibt auf.

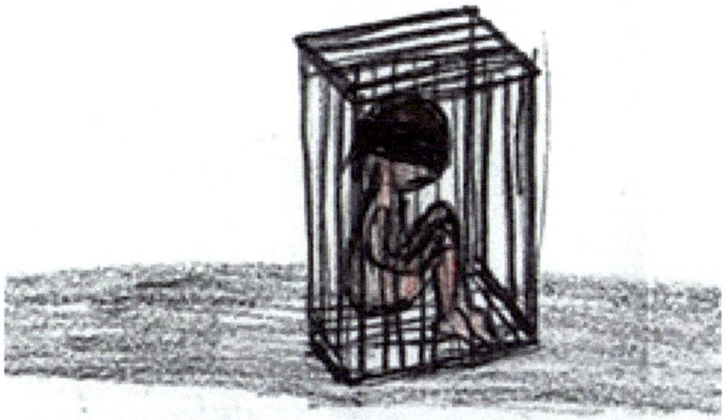

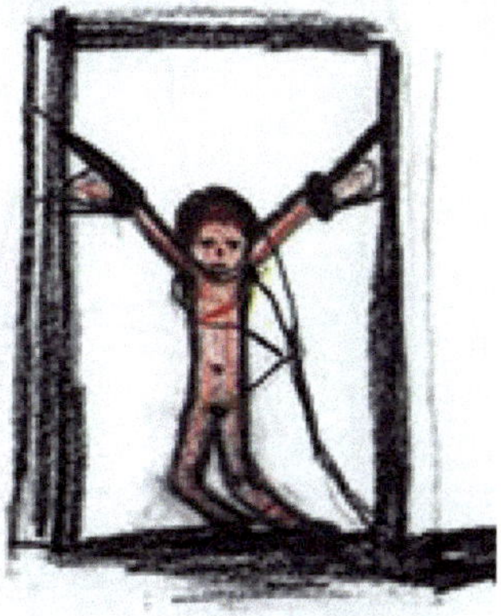

Bei weiteren Recherchen erzählt ein Mann, wie er als Junge zum Täter wurde. Wenn er immer tut, was man von ihm verlangt, verspricht man ihm, später selbst das Sagen über alle zu haben. Und wenn er jetzt nicht funktioniert, wird man sein Kaninchen töten. Dem Jungen wird befohlen, eines der angelieferten Kinder in einen Käfig zu sperren. Dort muss es warten, bis es dran ist. Das Kind schreit und weint und wehrt sich, doch er denkt an sein Kaninchen und macht es. Zur Belohnung bekommt er Gummibärchen. Später wird ihm befohlen, bei einem mit Strom verkabelten Kind den Stromschalter zu betätigen. Wenn er das nicht tut, wird man seine kleine Schwester quälen. Er betätigt den Stromschalter und hört den gellenden Schrei. Als er einmal nicht sofort befolgt, was man von ihm verlangt, muss er zur Strafe seine eigene Katze töten. Danach bekommt er als Belohnung eine Tüte Katjes. Er schlingt sie in sich hinein und würgt sie zugleich wieder heraus. Beim nächsten Ritual wird ihm die Hand mit einem

Messer geführt. Auf diese Weise tötet er das erste Mal ein Baby. Von diesem Moment an fällt es ihm nicht mehr schwer, anderen Kindern Schmerzen zuzufügen. Im Gegenteil, jetzt genießt er das Machtgefühl, das er über andere hat, und die Anerkennung, die er dafür bekommt. Auf diese Weise wird jede Empathie wegtrainiert.

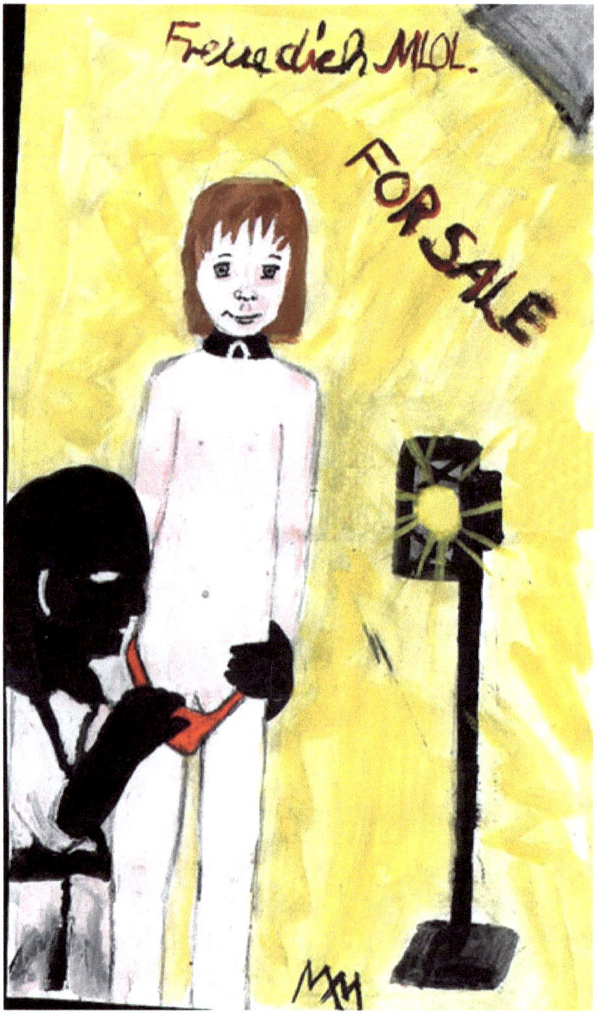

Eine Frau, die von Kindesbeinen an Ähnliches erlebt hat, berichtet, wieso sie so lange nicht aus ihrem Kult hat ausbrechen können. Bei mehreren Ritualen werden jeweils die Neugeborenen getötet. Aber ihre Tochter darf überleben. Sie wird genauso wie sie selbst gefoltert und missbraucht. Man lässt eine emotionale Bindung zwischen beiden zu. Doch auch das hat seinen perfiden Grund: Wenn die Mutter den Kult verlassen will, muss sie ihre Tochter in den Händen der Täter zurücklassen – die schmerzhafteste Entscheidung, die sie je getroffen hat.

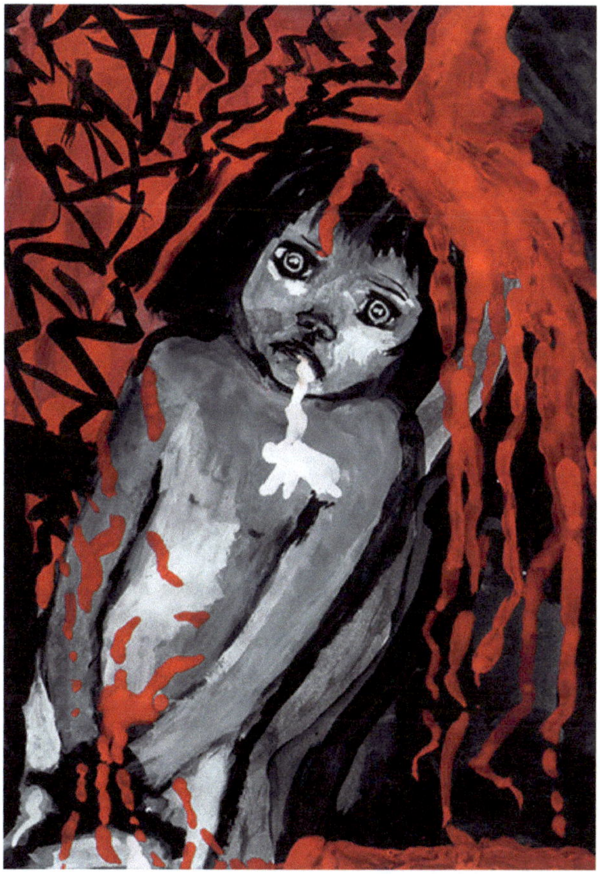

Das sind nur einige von vielen Betroffenen, die inzwischen den Mut aufbringen, trotz des Schweigegebotes von ihrem Leid zu berichten und sich damit womöglich in Gefahr zu bringen. Denn die Täter kennen viele Methoden, die Opfer zu bestrafen.

2.4.3 Wie multiple Menschen ihren Alltag meistern

Dass solche schlimmen Kindheitserlebnisse den Opfern auf Dauer schweren Schaden zufügen, kann sich gewiss jeder vorstellen. Doch bei dieser extremen Gewalterfahrung geht es um mehr als die üblichen Traumafolgestörungen. Diese Menschen haben nicht nur Panikattacken und Flashbacks. Bei den meisten von ihnen ist die Seele regelrecht gespalten, also in mehrere, manchmal hunderte Teilpersönlichkeiten zersprungen. Je früher und je häufiger, je heftiger also

Kinder solche Gewalt verbunden mit Todesnaherfahrungen erleben müssen, desto mehr spalten sie diese schmerzhaften Ereignisse ab, sonst halten sie es nicht durch. Das heißt in Folge, dass das Gedächtnis zersplittert. Es entsteht eine multiple Persönlichkeit, im psychiatrischen Fachjargon heißt das Dissoziative Persönlichkeitsstörung (2). In Wahrheit ist es eine geniale Überlebensstrategie des Gehirns mit dem Nachteil, dass man das Puzzle erst nach jahrelanger Therapie wieder zusammenfügen kann. Viele Täter wissen bestens darüber Bescheid und nutzen diese Fähigkeit für ihre Zwecke aus. Mit Mind-Control-Methoden stellen sie eine für jede Situation taugliche Innenperson absichtlich her, richten sie ab und locken sie dann gezielt hervor, wenn sie sie brauchen (3).

Multiple Persönlichkeiten erleben sich selbst also wie mehrere Menschen in ein und demselben Körper. Zeitlich wechseln sie sich zuerst unbewusst ab. Wenn sie später gelernt haben, sich zu koordinieren, läuft das durchaus bewusst. Das ist wie bei einem Staffellauf, wodurch es vorkommt, dass beim Einkauf beispielsweise ein Innenanteil etwas in den Einkaufswagen legt, was derjenige, der es später an der Kasse bezahlen soll, gar nicht haben will und schnell wieder beiseitelegt – die harmlose Variante. Oder dass eine Frau plötzlich im Bett eines wildfremden Mannes aufwacht und überhaupt nicht weiß, wie sie hierhergekommen ist, weil sich ein anderer Innenanteil – vermutlich der, der immer eine gewisse Sexbereitschaft zur Schau stellt, weil ihm ein promiskuitives Verhalten geradezu antrainiert worden ist – mit diesem Mann allzu bereitwillig eingelassen hat – die gefährlichere Variante. Denn für die anderen Innenanteile, insbesondere die Innenkinder, wirkt das zutiefst retraumatisierend. Rechtlich betrachtet ist es natürlich keine Vergewaltigung, noch nicht einmal eine sexuelle Belästigung, wenn ein auf diese Funktion trainierter Persönlichkeitsanteil alles mit sich machen lässt.

Die Innenanteile von multiplen Persönlichkeiten haben meist sehr unterschiedliche Merkmale und Charaktere. Und sie geben sich gern verschiedene Namen. Da wirken Erwachsene auf einmal extrem kindlich, also pubertär oder sogar kleinkindhaft, oder eine Frau tritt plötzlich sehr männlich auf, auch in der Stimmlage. Dabei ändert sich auch für andere deutlich sichtbar die Körperspannung, manchmal sogar die Augenfarbe oder die Sehschärfe. Das kann so weit gehen, dass manche Innenpersönlichkeiten Sprachen sprechen, die die anderen Anteile nie gehört haben (4), oder Krankheiten haben, die im anderen Zustand in keiner Weise vorhanden sind. Die Hirnforschung hat solche Unterschiede längst bestätigt: Bei EEG und MRT zeigen sich mit jedem Wechsel der Persönlichkeitsanteile deutlich unterschiedliche Hirnströme und andere Gehirnteile, die plötzlich aktiv sind (5).

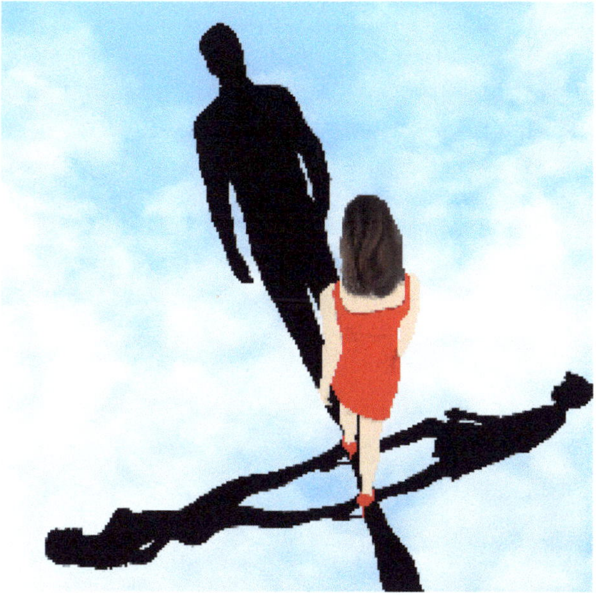

Dieses komplexe Geschehen macht durchaus Sinn: Die Gedächtnis- und Empfindungsschranken, die durch die verheerenden körperlichen wie seelischen Schmerzen in der Kindheit zwischen den verschiedenen Persönlichkeitsanteilen entstanden sind, sichern die Gesamtperson davor, komplett abzustürzen. Der eine Anteil weiß nicht, was dem anderen geschehen ist, denn dazwischen ragt eine hohe Mauer, die einen Informationsaustausch nicht zulässt. Das Leid wurde sozusagen in gerade noch erträgliche Größen gespalten und aufgeteilt. Nur so kann man solche Qualen überleben. Und sollte ein Innenanteil Suizidwünsche hegen, dann kommt ein anderer und nimmt ihm rasch das Zepter aus der Hand.

Viele Multiple spüren in sich neben den verängstigten Innenkindern auch sehr starke Anteile: hervorragende Alltagsbewältiger, innere Beschützer, die sich meist trotz des weiblichen Körpers männlich fühlen und auch eine tiefe Stimme haben, besonders schlaue Anteile, z. B. die aufgrund des Schweigegebots Verstummten, die aber mit phänomenalem fotografischem Gedächtnis durchaus einige Anhaltspunkte auf der Suche nach Tätern und Tatorten beisteuern können. Sie agieren oft sehr trickreich. Es gibt aber auch stupide, stereotype Anteile, die sich nicht weiterentwickeln, und sogar täterhörige, die die Täterwelt so sehr verinnerlicht haben, dass sie sie verharmlosen und glorifizieren oder sogar als Innerer Feind (6) immer wieder alles zunichtemachen, was die Alltagsperson gerade mühsam auf die Beine gestellt hat.

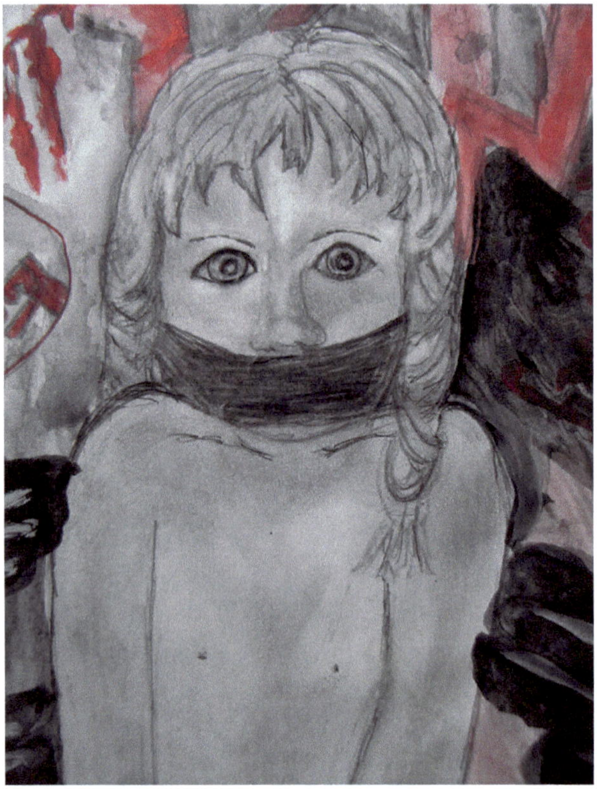

In meinem Roman „Lucys Diamonds" (7) habe ich den Alltag einer solchen Frau und ihrer verschiedenen Persönlichkeitsanteile mitsamt einem Täterintrojekt namens Lucifer genauer beschrieben. Gnadenlos macht er Lucys mühsam errungene heile Welt zunichte und bringt sie und ihre Tochter in größte Gefahr. Wobei mir in der Schilderung wichtig war, nicht nur Lucy, sondern auch all ihren Innenanteilen einschließlich Lucifer eine psychische Entwicklung zu ermöglichen.

2.4.4 Wie Traumatherapie hilft

Viele Jahre galten multiple Persönlichkeiten als seltene Ausnahmen. Sie trauten sich noch nicht einmal, sich vor ihren Therapeutinnen oder Therapeuten zu outen. In Deutschland fielen Ende der 1980er Jahre immer öfter Patientinnen mit merkwürdigen Symptomen auf: Sie standen neben sich, fühlten sich nirgendwo verankert und wirkten oft zerstreut. Die meisten versuchten hartnäckig zu vertuschen, dass sie sich oft unterschiedlich fühlten, sie hatten Angst, dass ihnen niemand glaubt, dass man sie für verrückt erklärt, dass die Therapeutinnen oder Therapeuten sie ablehnen, was durchaus auch vorkam. Mit Hysterikerinnen wollte man schließlich nichts zu tun haben.

Ohne zu wissen, was jeweils hinter dem Problem ihrer Patientinnen steckt, haben sich einige Therapeutinnen oder Therapeuten doch auf sie eingelassen. Und so entblätterte sich allmählich das Phänomen. Die Therapeutinnen oder Therapeuten nahmen die Persönlichkeitswechsel ihrer Patientinnen wahr. Sie erlebten, wie schnell eine Innenperson wegdriftete, sobald bestimmte Themen angesprochen wurden, sie hatten auf einmal Kinder im Erwachsenenkörper vor sich und lernten jeweils am Beispiel ihrer Patientinnen, wie sie am besten mit ihnen umgehen sollten. Allmählich suchen mehr und mehr auch Männer, die in ihrer Kindheit Rituelle Gewalt erlebt haben, therapeutische Hilfe.

Inzwischen ist die Dissoziative Persönlichkeitsstörung eine anerkannte Diagnose und zahlreiche Traumatherapeutinnen und -therapeuten haben gelernt, mit den einzelnen Persönlichkeitsanteilen an deren Traumata zu arbeiten. Ein höchst langwieriges Vorhaben. Oft dauert es mehrere Jahre, bis die Alltagsstruktur stabil ist und jeder Innenanteil durch all seine Traumata hindurch therapiert wurde. Innere Feinde und Täteranteile können diesen Prozess nachhaltig stören, sie boykottieren ihn regelrecht und arbeiten massiv gegen Therapieerfolge an. Dann muss versucht werden, auch mit ihnen zu arbeiten und sie zu überzeugen – eine der größten Herausforderungen für Therapeutinnen und Therapeuten. Bei manchen Multiplen steht am Ende die Integration der Persönlichkeitsanteile an, andere können sich gar nicht vorstellen, wie es wäre, eine Person zu sein statt „Viele".

2.4.5 Wie Ermittler von Ritueller Gewalt scheitern

Ritueller Missbrauch in Deutschland? Gibt es das wirklich? Lange wurden die Behauptungen der Opfer bezweifelt und als bloße Bewusstseinsstörungen aufgrund von Traumafolgen abgetan. Man glaubte ihnen nicht. Zu unvorstellbar schienen diese Berichte, als zu unglaubwürdig wurden die Opfer abgetan. Auch weil solche Verbrechen unter Ermittlern als besonders schwer nachzuweisen gelten.

Dabei existiert dieser Begriff der Rituellen Gewalt als Suchkriterium für die Polizei gar nicht. Obwohl er doch schwerste Kindesmisshandlung, Kindesmissbrauch oft vom Säuglingsalter an, Kinderpornographie und Zwangsprostitution, Folterung sowie seelische Malträtierungen mit schlimmsten körperlichen und psychischen Schäden umfasst. Oft geht diese Form der Gewalt von einem größeren, manchmal auch internationalen Täterkreis aus. Es handelt sich also um eine besonders perfide, drastische Form der organisierten Kriminalität.

Und doch wird weggeschaut. Ermittlungen werden gestoppt. Akten verschwinden.

Bis heute gibt es keinen einzigen Fall von Organisierter Ritueller Gewalt in Deutschland, der juristisch bewiesen wurde, geschweige denn, dass solche Täter verurteilt worden wären. Woran liegt das? Nur an den gespaltenen Erinnerungen? Der schlechten Aussagequalität der schwer traumatisierten Betroffenen? Oder wird schlampig ermittelt? Fallen tatsächlich – wie von Opferseite oft behauptet – Beweise einfach unter den Tisch? Aus Unglauben, oder sogar mit Absicht? Immer wieder ist davon die Rede, dass womöglich Polizisten und Juristen selbst zu solchen Täterkreisen gehören könnten. Eine der aktuell Betroffenen berichtet von ihrem Vater, dem Haupttäter, dass er beim LKA arbeite. Inzwischen befindet sie sich auf der Flucht vor ihm und seinen Täterkreisen.

Um solchen Töchtern, die ihre eigenen Eltern beschuldigen, schlimmste Gewalt angewendet zu haben, das Handwerk zu legen, tritt „False Memory" an. Das ist eine Bewegung, die in den USA entstand und längst auch hierzulande aktiv ist. Hierbei wird argumentiert, dass diese Erinnerungen ihren Kindern von ihren Therapeutinnen oder Therapeuten induziert, also eingeredet wurden.

Das führt auch die Justiz gern als Grund an, wenn gegen Beschuldigte nicht weiter ermittelt wird. Doch es gibt auch Polizisten, die ernsthaft ermitteln wollen und vergeblich versuchen, die Aussagen der Betroffenen zu verifizieren und oft ebenso vergeblich nach Beweisen suchen, sich dann obendrein noch bei den Kollegen unbeliebt machen oder gar ausgebremst und gemobbt statt in ihrer Ermittlungstätigkeit unterstützt werden.

Zum Beispiel bei Anna (Name geändert). Sie ist Ende 20. Vor ein paar Jahren, als die junge Frau schwer verletzt ins Krankenhaus eingeliefert wurde, war dem behandelnden Arzt sofort klar, dass ihre massiven Wunden mehr waren als nur die Folge von Vergewaltigungen. Für ihn sah es zusätzlich nach Folter aus. Er hat sofort die Polizei informiert. Damit kam alles in Gang. Doch die Glasscherben in ihrer Scheide hätte sie sich auch selbst zufügen können, stellte der Gerichtsmediziner fest.

Nachdem sie ein weiteres Mal beinah ohnmächtig aufgefunden wurde – man hat sie gefesselt aus einem Fluss gezogen, aber auch diese Fesseln hätte sie sich laut Gutachten selbst anlegen können –, bemühten sich engagierte Polizisten um sie, und ihnen gegenüber öffnete sie sich. Nach und nach erfuhren sie von Zwangsprostitution, Sexritualen von Kindheit an und Folterungen. Sie sorgten für polizeiliche Opferschutzmaßnahmen und begannen zu ermitteln. Bis sie auf einmal ausgebremst wurden. Das Opfer war wegen Falschbeschuldigung angezeigt worden. Da gab es das Aus von Oben.

Liest man all die Unterlagen und Gutachten über Anna, dann stellt sich eine Odyssee voller Gewalttaten seit frühester Kindheit dar: Mindestens 40 Fälle von Missbrauch und/oder Misshandlung wurden dokumentiert, dazu drei Suizidversuche. Neben ambulanten Therapien gab es 18 stationäre Behandlungen zwischen 3 Tagen und 3 Monaten.

So wird es später auch Klara (Name wurde geändert) ergehen, wenn man ihr nicht schleunigst hilft. Sie ist sechs Jahre alt. Ein hübsches, aufgewecktes Mädchen. Und dann plötzlich vollkommen in sich gekehrt. Sie leidet unter Traumafolgestörungen: Schmerzerinnerungen, Ausraster, Schreikrämpfe und Flashbacks Nacht für Nacht. Ihr Rektum ist geweitet, seit Monaten kein richtiger Stuhlgang, damit will sie Schmerzen oder die Erinnerung daran vermeiden. Mit vier Jahren hat sie angefangen, Bilder zu malen. Zum Beispiel: Der Vater, der sie penetriert, eine Filmkamera, die dies aufnimmt, ein Nebenraum, in dem andere Kinder warten, bis sie dran sind. Warum malt ein Kind so etwas?

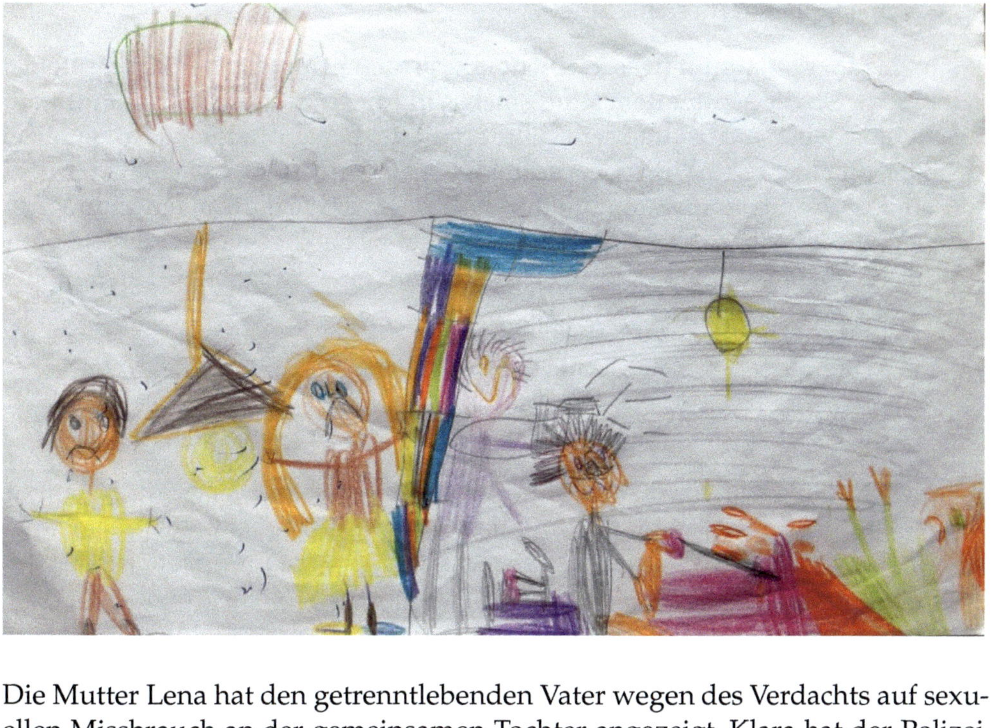

Die Mutter Lena hat den getrenntlebenden Vater wegen des Verdachts auf sexuellen Missbrauch an der gemeinsamen Tochter angezeigt. Klara hat der Polizei erzählt, an was sie sich erinnert: an Nadeln und Stöcke, mit denen der Vater ihr weh tut, an seinen Penis, an mehrere Männer mit schwarzen Kapuzen im Wald, an Kinder voller Blut. Man hat das als kindliche Phantasie abgetan. Statt den Beschuldigten mit den Aussagen zu konfrontieren, wurde er schon vorher vernommen – und hatte somit Zeit, mögliche Beweismittel verschwinden zu lassen.

Das Verfahren wurde eingestellt, ohne die Glaubwürdigkeit des Mädchens zu prüfen. Ohne ihren Unterleib gerichtsmedizinisch untersuchen zu lassen. Ohne auch nur einen größeren Täterkreis in Erwägung zu ziehen. Man glaubte dem Kind einfach nicht. Man glaubte der Mutter nicht. Stattdessen beschuldigte man die Mutter, Klara solche Geschichten einzureden. Woraufhin Lena eine ausgewiesene Traumatologin gebeten hat, ihre Tochter zu begutachten. Die psychologisch äußerst versierte Gutachterin hat sich die Aufnahmen des polizeilichen Verhörs angesehen und die Reaktionen des Kindes beobachtet. Für sie sind die Hinweise eindeutig – auch in Richtung Rituelle Gewalt. Doch vor Gericht wurde das Verfahren abgewiesen.

Inzwischen ist Lena mit ihrem Kind untergetaucht, vermutlich ins Ausland. Denn sie hat Angst, dass Klaras Vater der Kleinen weiterhin Gewalt antut. Doch Klara müsste längst eingeschult werden. Nun fahndet die Polizei nach Mutter und Kind. Wenn die beiden irgendwann aufgegriffen werden, wird Lena vermutlich wegen Kindesentführung verurteilt und Klara ganz dem Vater zugesprochen. Der hat dann freies Spiel.

Wenn das alles so stimmt (was ich nicht überprüfen kann). Ob der Vater Täter ist oder nicht. Ob die Mutter dem Kind solches induziert, wie die Polizei mutmaßt. Doch selbst wenn nichts dran sein sollte an diesen Behauptungen, ist die Polizei doch verpflichtet, gründlich zu ermitteln, bis ein eindeutiges Ergebnis vorliegt. Oft sind es die Staatsanwälte, die den Polizisten die Ermittlungen unmöglich machen, die ihnen nicht gestatten, Beschuldigte zu beschatten oder ihre Telefongespräche abzuhören. Da wird die Privatsphäre eines möglichen Täters höher gewertet als der Schutz des Kindes.

2.4.6 Wie die Gesellschaft mit Ritueller Gewalt umgeht

Jetzt endlich tritt Rituelle Gewalt durch die Berichte Betroffener, durch zahlreiche Fachbücher, durch Tagungen von Psychotherapeutinnen und -therapeuten sowie durch aktuelle Forschungen mehr und mehr ins gesellschaftliche Bewusstsein. Jährlich reichen etwa 12.000 Missbrauchsopfer Anträge auf Unterstützung beim Fonds des UBSKM (Unabhängiger Beauftragter für Fragen des sexuellen Kindesmissbrauchs) ein. Davon geben 5 % rituellen Hintergrund an, das sind 600 Betroffene im Jahr! Alle wissen, dass aufgrund des früh eingetrichterten Schweigegebots von einer extrem hohen Dunkelziffer ausgegangen werden muss, dass die Zahl der Betroffenen also viel höher liegt.

2018 wurden nach einem Arbeitskreis des Bundesfamilienministeriums in einer ausführlichen Studie über „Sexualisierte Gewalt in organisierten und rituellen Gewaltstrukturen" zahlreiche Empfehlungen an Politik und Gesellschaft herausgegeben mit dem Ziel, über dieses Phänomen aufzuklären. Denn solange Gesellschaft und Justiz die Augen davor verschließen, schützt das die Täter. Doch die Medien zögern noch immer, Berichte dieser Art zu veröffentlichen, oft mit dem Argument, dass solche Gewalt nur einen sehr geringen Teil der Bevölkerung beträfe.

Das ist nur eine Frage der Zeit. Früher hat man strikt nicht glauben wollen, dass es familiär bedingten Kindesmissbrauch gibt, heute ist es allgemein anerkannte Realität, von der jeder weiß. Früher hätte man sich nicht vorstellen können, dass Eltern ihre Kinder zum sexuellen Missbrauch anbieten und verkaufen, wie es sich im Sommer 2018 in einem Fall in Süddeutschland erwiesen hat, oder dass ein Stiefvater auf einem Campingplatz in NRW die eigene Tochter und zahlreiche andere Kinder jahrelang missbraucht und zusammen mit einem weiteren Täter pornografische Aufnahmen gemacht und über das Internet in Pädophilenkreisen vertrieben hat, wie es 2019 aufgeflogen ist. Schon gar nicht hätte man sich vorstellen können, dass bei Ermittlungen hochwichtige Beweismittel verloren gehen, wie es in diesem Fall geschehen ist. War das ein Versehen oder doch Absicht? Auch die Missbrauchsskandale der Kirchen hätte niemand je für möglich gehalten. Jetzt wird es Zeit, auch bei Ritueller Gewalt endlich hinzuschauen!

2.4.7 Zusammenfassung

Nach vielen Jahren, in denen Berichten Betroffener von Ritueller Gewalt kein Glauben geschenkt wurde, haben Therapeutinnen und Therapeuten gelernt, mit verschiedenen Persönlichkeitsanteilen und Täterintrojekten zu arbeiten und ihren Patientinnen und Patienten damit zu helfen. Die Justiz tut sich nach wie vor mit der Beweislage schwer und scheitert bei den Ermittlungen. Die Gesellschaft wird noch nicht genügend auf die Problematik hingewiesen, was auch an den Medien liegt, die das Thema überwiegend ignorieren.

Ich danke den Betroffenen, die mir ihre Geschichten anvertraut und auch die Zeichnungen überlassen haben.

Kapitel 3

Spezielle Psychodynamische DIS-Problematiken von Kindern und Erwachsenen

3.1 Theoretische Aspekte des Täteragierens mit Magie, Gewalt und Macht aus traumapsychologischer Sicht

Ralf Vogt

3.1.1 Einleitung

Die Beschäftigung mit diesem schwierigen Thema, bei dem die allgemeinen Gesetzmäßigkeiten von gesunder Logik und emotionaler Einfühlung nicht mehr zu gelten scheinen, ist für die Behandlung von psychisch traumatisierten Menschen, die durch abnorme psychische, physische und sexuelle Gewalt misshandelt oder auch gefoltert wurden, bitter notwendig. Die Denk-, Wert- und Handlungssysteme der verursachenden TäterInnen bzw. TäterInnengruppen zu erforschen heißt nicht, diese damit im positiven Sinne verstehen oder entschuldigen zu wollen, sondern wichtige Erkenntnisse für die effektivere Therapieplanung zugunsten der Opfer herauszufiltern. Dieses Untersuchungsinteresse ergibt sich schon daraus, dass im Rahmen peritraumatischer Dissoziativität des Opfers unterhalb der Bewusstseinsgrenze toxische Erlebens- und Handlungsstrukturen prägenden Einfluss auf die Psyche des Opfers erlangen (vgl. Vogt, 2012 sowie

2020, S. 161–172). Diese psychodynamischen Tätermuster müssen von OpferklientInnen mit unserer psychotherapeutischen Hilfe erkannt und behandelt werden. Wenn man also Täterpsychologie am Ursprungsmodell studiert, kann man sich genauere Vorstellungen von dem innerpsychischen Gewaltabdruck machen und Zugänge für die Therapie öffnen (vgl. Heinemann, 2020).

Zweitens stellen Erkenntnisse dieser Art auch notwendige Grundlagenforschung dar, um die Fortsetzung von Opfer-Täter-Ketten zu verhindern (vgl. Trautmann-Voigt/Voigt, 2021). Das heißt, es geht nicht nur darum, die durch schwere Gewalterfahrungen geplagten Opfer aus ihren Käfigen von Furcht, Vermeidung, Trigger und Traumaflashbacks zu befreien, sondern gleichermaßen ist darauf achtzugeben, dass die erstarkenden Kräfte der KlientInnen nicht in wiederum tätergeprägte Verhaltensweisen in Form von Gewalthandlungen auf einem anderen sozialen Feld der Gesellschaft oder gegenüber eigenen Kindern und Personen der sozialen Umwelt ausagiert werden. Der Variantenreichtum der Fortsetzung von Täter-Opfer-Ketten – quasi als kollektives Gedächtnis unserer gemeinsamen Gewalterfahrung – ist dabei phänomenal (vgl. Erll, 2017). Beispielsweise sind einige Kinder von überzeugten Nazianhängern in ihrer erwachsenen Welt radikale Linksautonome geworden, wozu mir einige KlientInnenbeispiele einfallen. In dieser Weise haben beispielsweise Kinder als Jugendliche der bundesdeutschen 68er-Generation mit ihren faschistisch geprägten Eltern abrechnen wollen und dazu ebenfalls militante, intolerante Gewaltmittel angewendet (vgl. ebd.).

Die Biografie von Gudrun Ensslin als führendem Mitglied der Rote-Armee-Fraktion (RAF) zeigt außerdem, dass auch dieses Pfarrerskind extrem militant werden konnte, weil sie einerseits die politische Meinung des Vaters als systemkritisch bewunderte und andererseits die Mittel seiner Predigten als zu opportunistisch geringschätzte. Sie wollte konsequenter in Wort und sofortigen Taten sein und wählte schließlich den Weg des „positiven" Gewaltterrors zum Wachmachen der schlafenden Masse (Aßmann, 2018). Man kann diese Fehlentwicklung der Persönlichkeit sowohl unter dem Aspekt der kompromisslosen Strenge und Gesinnung des Vaters (also als Vaterintrojekt) wie auch als Aspekt der Verachtung der Vateranpassung (also als Vaterübertragung) sehen. Mit psychotherapeutischen Reflexionen hat sich Gudrun Ensslin meines Wissens nie beschäftigt. Sie agierte im analytischen Sinne ihre inneren Konflikte aus und ging ihren Weg mit Überzeugung. So wurde sie eine Täterin, die ihre Gesinnung als widersprüchliche Täter-Opfer-Täter-Kette umsetzte.

Drittens möchten wir noch mehr von der Innendynamik von grausamen äußeren Tätern erfahren, weil die dissoziativ abgespaltenen Täterinnenanteile – beispielsweise extrem bei DIS-PatientInnen – sehr ausgeklügelte Manipulationsmaschen beherrschen. Diese wirken in der gestörten Traumainnenwelt weiter autodestruktiv gegen das Opfer und würdigen äußere Helfer wie psychotherapeutische BehandlerInnen in zermürbenden Strategien herab. Daher müssen wir therapeutisch der gestört-egozentrischen Logik auch mit smarten Mitteln ihre Absurdität aufzeigen können.

Viertens geht es in unserer Fachwissenschaft auch um den Aspekt der gesellschaftlichen Aufklärung mit dem Ziel der Bereitstellung einer verbesserten Prophylaxe gegen solcherart schleichende Täterideologiestrukturen, die einem Pilzmyzel gleichen, das schwer aufzuspüren ist und bei gewissen Bedingungen wie Hitze einen katastrophalen Vorfall auslösen, bei Regen indessen gleich einem plötzlichen menschlichen Handlungsdrang aus dem Boden schießen kann. Gegen soziale Brandherde können wir als PsychologInnen relativ wenig tun, aber die emotional-charakterliche Gesundheit kann manchen Gewaltausbruch und Machtmissbrauch verhindern oder wenigstens abmildern.

Da in diesem Buch die Dissoziative Identitätsstörung als schwerste psychische Deformation infolge extremer zwischenmenschlicher Gewalterfahrung im Mittelpunkt steht, soll bei der nachfolgenden Betrachtung mit dem Phänomen der Zerrissenheit und Spaltung begonnen werden. Nach dieser Beschreibung von Auffassungen zu Switchen in Gesellschaft und Kunst widme ich mich den Themen Magie, Gewalt und Macht als differenzierbaren Dimensionen der Täterpsychologie, um abschließend Beispiele für die Behandelbarkeit mit dem SPIM 30-Modell zu geben (vgl. Fallbeispiele im Buch).

Wie dissoziative Switche Furcht und Neugier auslösen

Jeder kennt seit dem Schulunterricht Goethes Faust. Goethe lebte 1749–1832 und beschrieb anhand des Dr. Faust das Zerrissenheitsproblem von psychischer Kontrolle und Enthemmtheit mit den Worten „Zwei Seelen wohnen, ach! in meiner Brust". Eigentlich möchte sich Faust als anständiger, angesehener Doktor sowohl gern mit seinen Studien beschäftigen – gleichzeitig aber auch einmal allen Lastern frönen. Dazu wird als Verkörperung der Gegenkraft im Psychischen Mephisto, der Teufel, in einem Pakt gebunden und fortan können Trunk- und Sexsucht passager ausgelebt werden. Dieses Grundproblem auf die Theaterbühne gebracht, erfreut sich zeitloser Beachtung in den Schauspielhäusern der Welt.

J. R. Stevenson ist 1885 mit dem Buch „Dr. Jekyll and Mr. Hyde" ein ebenso großer Beachtungserfolg gelungen. Das Buch verkaufte sich im Erscheinungsjahr 40.000 Mal, was damals eine riesige Auflage war.

Das Kernproblem des Dr. Jekyll gleicht dem von Dr. Faust, nur dass die andere Kraft des Bösen nicht durch einen personifizierten Gegenspieler ins Bild gebracht wird, sondern mittels einer chemischen Substanz ein Persönlichkeitswandel – von gebremst zu enthemmt bzw. von gut zu böse – ausgelöst wird. Das auszulebende bzw. ausagierte Verhalten dreht sich wiederum um einen schier grenzenlosen Alkohol-, Drogen- und Sexkonsum in der Unterwelt. Auch hier gewinnt am Ende das Böse, weil der Zaubertrunk zum Zurückswitchen zunehmend wirkungsloser wird[1].

Diese Art Erzählungen von inneren Dämonen gibt es in vielen Varianten in Mythen und in der Kunst. Das Buch des Philosophen Friedrich Nietzsches „Jenseits von Gut und Böse" wurde bereits am Erscheinungstag im Jahre 1886 insgesamt 114 Mal verkauft (außerordentlich hoch für diese Zeit).

Auch das thematisch verwandte Gemälde „Der Verlust des Schattens" des avantgardistisch-expressionistischen Malers Ernst Ludwig Kirchner war 1914 ein breiter Gesprächsstoff in der Welt der schöngeistigen Kunst. Ebenso wurde das Buch des Psychoanalytikers Carl Gustav Jung über die helle und dunkle Seite der Psyche (1920, s. u.) ein sofortiger Bestseller und Gesprächsstoff. In der deutschen Filmszene wurde dieses Grundthema von Dr. Faust bzw. Dr. Jekyll zwischen 1913 und heute ca. 100 Mal spektakulär verfilmt (Doku Arte, 2018). Als Beispiele seien hier nur 3 deutsche Filme genannt:

1914 „Der Doppelgänger"
1920 „Das Kabinett des Dr. Caligari"
1920 „Der Januskopf".

C. G. Jung führt in der Arbeit am „Roten Buch 1913–1928" dazu sinngemäß aus, dass der Mensch seinen Schatten mit den bösen, widersprüchlichen Eigenschaften nicht mehr integrieren kann und ihn deshalb abspaltet (dissoziiert – d. Verfasser). Dieser Schatten existiere danach im Unbewussten weiter breche und hin und wieder (bei Gelegenheit) nach oben durch (vgl. Diskussion Kast in Doku ebd.).

Diese Auflistung soll zeigen, dass Spaltungen nicht nur ein Problem von StraftäterInnen oder psychisch traumatisierten Personen sind, sondern dass gespaltene Dissoziativität jeden Menschen in Form von Furcht, Qual und Faszination und Extravaganz betreffen kann.

[1] Demeniok, „Dr. Jekyll and Hyde", Doku Arte, 2018

Zur Spannbreite der Begriffe Täter und Traumatisierbarkeit

„Täter" ist ein Sammelbegriff für Personen, die durch fahrlässiges oder vorsätzliches Verhalten eigenständig bewirken oder dazu beitragen, dass ein unterlegenes Individuum traumatisiert wird. Die Täterverhaltensweisen können eine Spannbreite von Unterlassungen, Organisieren von Taten oder direkte Ausübung von gewaltsamen Grenzüberschreitungen bei einem Individuum umfassen, welche von dieser Täterperson abhängig und ihr unterlegen ist (vgl. Vogt, 2013, S. 33–58).

Gewaltformen können beispielsweise nötigen, emotional erpressen, verbal abwerten, emotional hängenlassen, mit Drohungen etwas erzwingen, körperlich schlagen, sexuell vergewaltigen, stalken, mit dem Tode bedrohen, foltern jeder Art und Ähnliches sein. Ob eine Traumatisierung entsteht, ist abhängig von der Schwere, Wiederholung und Dauer einer Gewalttat bzw. der psychophysischen Verarbeitungskapazität des unterlegenen Menschen (vgl. Vogt, 2013, S. 61–68; 2018, S. 179–201).

Opfer-Täter im Innen und Außen

In der Behandlung von dissoziativen Psychotraumastörungen treffen wir im Praxisalltag gesetzmäßig auf Menschen mit Opfer-Täter-Aspekten (s. o.). Hervorzuheben ist hier die ursprüngliche Opfererfahrung, da die KlientInnen in erster Linie eine „Minussymptomatik" haben, also unter ihren Traumatisierungen leiden, keine bewussten Interessen an der Fortsetzung der Gewalt haben und sehr daran interessiert sind, ihre Opfer-Täter-Anteile abzubauen, um ihrer Autodestruktivität ebenso entgegenzuwirken wie der Mitleidenschaft anderer Personen; dabei geht es ihnen z. B. um die Entlastung ihrer Kinder. Bei diesen KlientInnen wollen wir Opfer-Täter-Dynamiken im Inneren untersuchen. Sie leiden in hohem Maße unter *Tätern-Im-INNEREN-Anteilen*.

Anders verhält es sich mit Täterpersonen, die (wahrscheinlich oder nachweisbar) traumatische Erlebnisse und Entwicklungsprozesse erlitten haben, aber später kein Interesse an einer psychotherapeutischen Aufarbeitung haben. Diese nennen wir in Abgrenzung zu den oben genannten Anteilen *Opfer-Täter-Im-AUSSEN*, also ausagierende TäterInnen mit kriminellen Zielstellungen. Solche PatientInnen habe ich bei Arbeitsbesuchen im Maßregel- und Strafvollzug getroffen. Hier konnte ich feststellen, dass diese Klientel zwar zum Teil bedürftig war im Verstanden-Werden-Wollen, aber zugleich sehr abweisend gegenüber therapeutischen Angeboten, da diese natürlich eine Selbstöffnung erfordern, womit auch im Voraus gefühlte oder befürchtete Labilisierungen einhergehen würden (vgl. Vogt, 2016, Aspekte eines Täterbindungsstils, S. 51–66). Es kommt also vor, dass Menschen nach einem erlittenen familiären Trauma mit körperlicher Gewalt und/oder sexuellem Missbrauch NICHT ihr Opfersein beklagen und zur Therapie gehen wollen. Die Furcht vor Häme im sozialen Störungsmilieu oder psychotischen Veränderungen ist hier oft sehr groß. So erhielt ich von einem männlichen Gewalttäter die Antwort: „Zur Therapie gehe ich nicht, da wird man schwul davon und am Ende kann man sowieso nichts ändern!" Hinter dieser irrationalen Aussage verbarg sich eine übergroße Angst vor unkontrollierbaren Gefühlsübertragungen sowie nicht zu bewältigender Scham und Schuld.

Im subjektiven Erleben und der Abwehr einer Täterfigur kann es nach meiner Recherche vorkommen, dass

1. die eigene Traumageschichte bagatellisiert oder sogar nachträglich heroisiert wird, dass man z. B. so viele Schläge und Gewalt – unverwüstlich – „ausgehalten" habe;
2. die eigene Traumageschichte mittels starker Selbstkontrolle trotz offensichtlicher Fakten in der Anamnese weggeschoben und verleugnet wird. Alles bleibt unter erzwungener Kontrolle;
3. die eigene Traumageschichte trotz gegenteiliger Aktenlage verhöhnt, weggespalten wird. Die Täterperson wirkt dissoziiert, misstrauisch, latent aggressiv – aber souverän. Die Figuren drehen wie Psychopathen schnell den Fragespieß um und fordern die NachfragerInnen heraus.

Alle drei Abwehrstile schätze ich als Ausdruck des Typs Opfer-Täter-Im-Außen ein, was als Hypothese durch belegende Untersuchungen noch weiter verifiziert werden sollte. Für diese Täterklientel trifft meines Erachtens das Konzept der „Identifikation mit dem Aggressor" (Anna Freud, 1936) zu. An dieser Stelle geht es nicht um eine forensische Fragestellung, wie etwa, inwieweit die UrheberInnen abscheulicher Taten als kriminell gewordene Menschen vermindert schuldfähig sein könnten oder nicht. Hier sei auf die Frankfurter Gerichtspsychiaterin Frau Prof. Saimeh verwiesen, die in der Regel von Schuldfähigkeit bei Tatbeständen von Gewalt gegen andere ausgeht, weil auch dissoziative Täter nicht im psychotischen Zustand handeln, sondern mitunter in einem Handlungsimpuls-Störungs-Rausch oder nach einem gewissen vorsätzlichen Plan vorgehen (vgl. Diskussion in: Bergmann; Barth, „Terror der einsamen Wölfe", Doku ARD, 03.08.2020).

Was man aber von traumatisierten Opfer-Tätern-Im-AUSSEN erfahren kann, sind Verhaltens- und Denkstrukturen, wie sie aus der Traumaabwehr entstehen. Diese abnormen Logikvorgänge und Gefühlsattribuierungen finden sich im Ansatz auch bei den grundsätzlich behandlungswilligen Opfer-Täter-Im-INNEREN-Anteilen unserer KlientInnen wieder. Das trifft besonders auf schwierige Implantatanteile und erst recht auf gewaltkonditionierte und folterprogrammierte Störungstäteranteile in dieser Innendynamik zu. Aus der Recherche sowie Beispielen aus meinen langjährigen KlientInnenbehandlungen leite ich die drei psychodynamischen Energiequellen einer Täterstörung ab:

1. Magisches Denken – Aberglaube
2. Gewalt-Rache, Aufsehen erregen
3. Macht-Beherrschen, Kontrolle ausüben.

Magie, Gewalt und Macht – als Thema täterpsychologischer Reinszenierungen

Magie, Gewalt und Macht werden hier unter dem Blickwinkel von Nachfolgesymptomen eines Traumas sowie als posttraumatische Vermeidungsstrategien gegen sich wiederholende Traumatisierungen der betroffenen Personen verstanden. Das heißt, ein prophylaktisches Auftreten als Täter dient dazu, sie vor einem erneuten Opfer-SEIN oder wieder Opfer-WERDEN zu schützen.

Das darüber hinaus interessante Feld der modernen Epigenetik, das die genetische Weitergabe von chronifizierten Erlebensketten über Generationen beleuchtet, kann an dieser Stelle nur kurz erwähnt, aber nicht ausführlicher behandelt werden, ebenso wie kulturhistorische Betrachtungen. Verwiesen sei lediglich auf geeignete Quellen (vgl. bspw. zur Epigenetik Frau Prof. Domschke; zur Kulturgeschichte Frau Prof. Freywert). Die hier ausgeführten analytisch-psychotraumatologischen Einsichten und Fragestellungen dienen lediglich dazu, erste Gedankenanstöße aus der Sicht unseres SPIM 30-Modells zu geben.

3.1.2 Traumaabwehr durch magisches Denken

In Vogt (2013, S. 71–74; 2016, S. 66–71) wurde beschrieben, dass magisches Denken bei frühtraumatisierten Kindern im Zusammenhang mit nicht zu bewältigender bzw. nicht bewältigter Traumaohnmacht steht und wohl als ein Mischgefühl aus Angst, Überlebenswünschen und Erklärungsnot des vom Trauma betroffenen Menschen zu verstehen ist. Auf der einen Seite steht der schwer zu vermeidende, gefühlte Untergang mit existentieller Verlust- oder Todesbedrohung, auf der anderen Seite richtet sich die Überlebenskraft darauf, in einer unerträglichen, grauenvollen Situation möglichst schnell Erklärungen, Sinn und Handlungsziele zu finden, um die noch vorhandene Energie auf ein Fortkommen und Überleben in der dramatischen Szene zu setzen.

Das trifft beispielsweise auf ein Kind zu, das verkraften muss, dass es in der Familie von Vater oder Mutter sexuell missbraucht wurde und am nächsten Tag wieder ohne Mucks am Küchentisch sitzen muss, als wäre nichts geschehen. Hier stieß ich als Therapeut manchmal auf magische Erklärungen in der seelisch-energetischen Verfassung des Traumakindstates – wie etwa, das so etwas nur ganz besonders auserwählte Kinder ertragen und irgendwann einmal des Nachts ein Engel sie dafür belohnen würde. Magisches Denken gibt es in der Menschheitsgeschichte zuhauf – zum Beispiel als Aberglauben. Bei Bandini (2006, S. 58) findet sich der Hinweis, dass Bewohner Südeuropas und des Orients böse Blicke von Menschen dadurch glauben abzumildern zu können, dass sie im Teppich einen Webfehler einbauen, durch welchen die bösen Augen abgelenkt werden. Oder: Kindern solle man nicht die Schuppen aus dem Haar waschen, damit sie nicht den Verstand verlören (ebd., S. 160). Hypothetisch könnte man im ersten Fall annehmen, dass böse Blicke von Bezugspersonen durch so einen „Webtrick" abgelenkt werden sollen, was in den Augen eines betroffenen Kindes mindestens einmal – zumindest in der Vorstellung des magisch fühlenden Individuums – geklappt haben könnte. Im zweiten Fall könnte es sich nach Ansicht von Bandini um die Abwehr eines Kinderverlusttraumas handeln, da der Verlust mit einer (unerklärlichen) Krankheit in Verbindung gebracht wird, die eben mithilfe einer gewissen Unterlassung (Haarpflege) vermieden werden könne.

Schreiber berichtet (2006, S. 234) von okkulten abergläubischen Ritualen, nach denen Hexen auf dem Bauch liegend und mit durchgestochenem Herzen begraben werden mussten, damit sie nicht nachts zum Flug aufsteigen könnten. Auch hier sind die Ritualvollzieher meines Erachtens mit großer magischer Angst vor einer unverwüstlichen Macht behaftet, die sie wohl irgendwann einmal psychisch überrollt hat. 1927 soll ein Vater im Braunschweiger Raum (ebd., S. 140) nach dem Besuch bei einem Wahrsager zur Abwendung der Krankheitsverschlimmerung bei seiner Tochter Katzen getötet und vergraben haben. Auch setzt offenbar aufgrund einer der riesigen, wahnsinnigen inneren Spannung ein Aktionismus ein, irgendetwas „Sinnhaftes" tun zu müssen, um sich nicht ohnmächtig zu fühlen.

Ein anderer Vorfall mit magischem Bedeutungserleben stammt von Papst Pius IX[2]. Der Junge Pius hieß bürgerlich Giovanni Felletti, war Epileptiker und eines Tages im Anfall in den Brunnen der Stadt gefallen. In letzter Sekunde wurde er wie durch ein Wunder von einem mutigen Bürger gerettet und wiederbelebt. Diesen Vorfall betrachtete der Junge fortan als „Zeichen der Mutter Gottes" und beschloss aus Dankbarkeit der Kirche treu zu dienen. Er wurde später Kardinal und nach seiner Papstwahl 1864 ein strikt konservatives Kirchenoberhaupt. Er

[2] Steindl, „Die Kirche bin ich – Wie der Papst unfehlbar wurde", Doku ARD, 01.02.21

proklamierte als erster Papst um 1870 die Machtlosung „Der Papst ist unfehlbar! Die Kirche bin ich!"

Gemäß seines egozentrischen, strengen Führungsstils wurden viele „Ungläubige" verfolgt und hingerichtet. In meiner hypothetischen Sicht hat Pius keinen administrativen Widerspruch ertragen, sondern sich selbst so narzisstisch erhöht, da er sonst seine wundersam-magische Selbstbestimmung nicht hätte umsetzen können und gegenüber der Mutter Gottes das Wort gebrochen bzw. in seinem magischen Schuldkomplex seine Rettungsmutter enttäuscht hätte.

Aber auch in unserer heutigen Zeit sind wir stets dort mit magischen Vermutungen befasst, wo derzeit noch wissenschaftliche Erklärungsansätze fehlen, unvollständig sind oder einfach nicht geglaubt werden, weil zu viele Einflussgrößen unser latentes Misstrauen schüren. So löst die aktuelle Impfkampagne in der Gesellschaft nicht nur sachliche Diskussionen, sondern auch Verschwörungstheorien hinsichtlich eines angeblichen heimlichen Hintersinns der Corona-Pandemie aus [3]. Interessant ist, dass es zu Beginn der Pocken-Impfung um 1800 ebenso kontrovers zuging, weil man dem von Kuhlymphe gewonnenen Impfstoff (vacca – die Kuh) unterstellte, eventuell beim Menschen Mutationen auslösen zu können. Entdeckt wurde dieses Verfahren von Edward Anthony Jenner (1749–1823). Bilder mit Kuhköpfen auf Kinds- und Erwachsenenkörpern sowie Organmissbildungen, die Teufelsähnlichkeiten aufwiesen, kursierten in der total verunsicherten Öffentlichkeit. Heute gilt Edward Jenner als Begründer der modernen Schutzimpfung (Greschik, 2019).

Die Annahme von etwas Feindseligem, das durch eine von OBEN gesteuerte Macht ausgeübt werde, einer Macht, die niemand richtig erfassen und beherrschen könne – dies entspricht nach der Sozialpsychologin Pia Lambarty (vgl. Doku Faass) einer rigiden Pauschalvermutung, die nicht wiederlegbar sei, weil hier ein geschlossenes Weltbild vorliege, nach dem die obrigkeitshörige Presse nur „lüge" und von den Machthabern gesteuert sei. Da vertraue man lieber auf sein „Bauchgefühl". Tatsächliche Fehlleistungen von Politik und Leitmedien in der Pandemie könnten solchen Pauschalvermutungen Auftrieb gegeben haben.

Ähnlich interessant und aktuell ist ein Interview mit einer 18-jährigen jungen Frau aus Dresden[4], die an ihrer Mutter verzweifelt, welche Verschwörungstheorien propagiert. Demnach stünde die Impfung mit dem Ausbau des 5G-Netzes in Verbindung, durch welches dubiose Mächte Kontrolle über alle Menschen erlangen wollten. Außerdem seien Corona-Schnelltests krebserregend und enthielten Mikrochips, wohinter eine Machtelite mit Milliardär Bill Gates stünde.

[3] vgl. Faass, „Impfungen: Wundermittel oder Teufelszeug", Doku ZDF, 07.03.21
[4] LVZ, 14.05.21, S. 8

Daher seien auch alle Medienberichte über Corona nicht glaubwürdig und der Staat teste mit seinen Willkürmaßnahmen nur die Schäfchentreue der Bürger. Eine ähnliche Dramatik wird im 6-teiligen Fernsehfilm „Schlafschafe“[5] aufgegriffen, wo eine Familie zerfällt, weil die Mutter krebserregende Stoffe in Atemmasken wittert und Brandmelder für getarnte Abhöranlagen der o. g. Menschheitselite hält. Diese kleine Filmgeschichte repräsentiert auch mir bekannte KlientInnen-Störungsmuster. Interessant ist in beiden Fällen, dass niemand die Frage nach partiellen Psychose- oder Traumatriggern stellt. Bei der Frau aus Dresden deuten die in Nebensätzen erwähnten Lebensumstände der Mutter an, dass diese seelisch-ängstlichen Veränderungen erstmals nach Auszug des letzten Kindes und dem daraus resultierenden sozialen Isolationsgefühl auftraten. Außerdem hätte sie als ehemalige DDR-Bürgerin die Diktatur des SED-Regimes nie wirklich angeprangert und wollte sich jetzt vom Staat „nichts mehr sagen lassen, weil man von oben sowieso verschaukelt wird“. Das wirkt wie ein spätpubertäres Aufbegehren in einer Antiautorealitätsneurose.

Im Film „Schlafschafe“ leidet die junge paranoid besetzte Frau ganz persönlich unter der Aufgabe ihrer beruflichen Tätigkeit und einer Lebenssinnkrise. Sie konzentriert sich nun kompensatorisch im neurotisch unreflektierten Benachteiligungserleben voll auf den Schutz ihres schulpflichtigen Sohnes. Sie verabreicht ihm sogar Abführmittel, um seine Teilnahme am Schulunterricht zu verhindern, weil dieser dort „Krebsmasken“ tragen müsse. Diese medikamentöse „Körperverletzung“ interpretiert die Mutter in ängstlich-wahnhafter Starre persönlich als liebenswert-weitsichtige Zuwendung um.

Interessant ist in beiden Beispielen, dass von Familienmitgliedern nicht die Frage nach einer psychischen Störung der agierenden Person gestellt wird oder zumindest ein mulmiger Leidensdruck der Betroffenen gegenüber der gestörten Person angedeutet wird. Dieses dramaturgische Strickmuster entspricht tatsächlich auch dem Hauptproblem unserer psychotherapeutischen Anteilearbeit mit dissoziativen Traumafolgestörungen zu Behandlungsbeginn: KlientInnen besitzen oft ein „Anscheinend-Normales-Persönlichkeits-ICH“ (ANP-im Modell von Van der Hart, Nijenhuis, Steele, 2008) und können sich die Wirkung von zerstörerischen Selbstanteilen, die sich momentan ihrer Introspektion entziehen, nicht vorstellen. Therapeutische Hinweise in dieser Phase wirken eher beleidigend-kränkend, wodurch z. B. paranoide Täterübertragungsmuster ausgelöst werden können, sodass wir als BehandlerInnen in der gestörten KlientInnenwahrnehmung entweder mit zum perfiden Machtsystem gehören oder bestenfalls die letzten treu-dummen Schafe auf dem Erdball sind, die man wachrütteln müsse.

[5] ZDF, Film von Thönissen, 13.05.2021

Die o. g. magischen Überzeugungen, kompensatorischen Übertragungen und missionarischen Handlungsattacken in der Corona-Pandemiedebatte interpretiere ich momentan so: Erstens haben wir es wieder mit einem neuen Problemfall der Medizin und Gesellschaft zu tun, für den es noch keine belastbaren Erfahrungsstrukturen in der Generation der Betroffenen gibt, auf die diese zurückgreifen könnten. Unstrukturierte Bedrohungssituationen werfen uns im Inneren auf unsere Basisüberzeugungen und Basisprobleme zurück. Wenn wir also auf unsere Intuition vertrauen müssen, kommen alte Verunsicherungen bzw. unvollständig verarbeitete Traumatisierungen schnell an die Oberfläche. Existenzielles triggert Existenzielles an. Ich habe erlebt, dass auch sehr gebildete Leute plötzlich von der Pandemie so verunsichert waren, dass sie sich – offenbar magisch-intuitivem Denken folgend – völlig irrational verhalten haben. Es geht mir hier nicht um ein Besserwissen gegenüber anderen bzgl. der Pandemie, sondern um ein Bewusstmachen des individuellen Ausmaßes der Verunsicherung gebildeter Menschen, die zum Teil in irrationale Panik mündete. Hier sehe ich den Betrag der Panik mit alter Traumaenergie verknüpft. Die formalen Inhalte von Furcht und Misstrauen sind prinzipiell nachvollziehbar (also nicht psychotisch), aber der Betrag des Belastungserlebens erreicht nicht korrigierbare Höhenmaße. Nicht auszuschließen ist, dass auch manche Corona-Maßnahmen und ihre Darstellung in den Medien diesbezüglich rigide Haltungen in manchen Bevölkerungsteilen mit irrationalen Ängsten und postpubertärer Reaktanz ausgelöst haben könnten.

Zweitens zeigt sich, dass traumatische Ängste mit allen Formen von negativen Übertragungen verknüpft sind. Hier könnte die Übertragung sich auch gegen einen autoritären „Vater Staat" oder die Unberechenbarkeit von „Mutter Natur" als symbolische Substitute für die eigentlichen nicht vertrauenswürdigen eigenen Eltern richten.

Resumee zum Aspekt Magisches Denken

Zusammengefasst heißt das hinsichtlich einer möglichen Psychotraumapotenz im magischen Denken und Handeln:

- Magisches Denken kann eine traumatische Basisenergie als Grundlage besitzen.
- Magisches Denken schafft mit entlastender Wirkung einen Erklärungshorizont, der für das Individuum Überlebenssinn stiftet.
- Die Logik des Magischen Denkens kann so bizarr intrinsisch sein. Einmalereignisse können als BEWEIS gelten. Diese Logik ist nicht widerlegbar (daher manchmal wahnähnlich).

- Das Magische Denken und Verhalten ist hoch emotional geladen, weshalb ein magischer Auftrag unbedingt ausgeführt werden muss – quasi um die inneren Spannungspotenziale loszuwerden (und nicht unbedingt, um vor der Welt recht zu behalten).
- Die Bestätigung für Magisches Denken und Verhalten wird von zum Teil unbewussten, intrinsischen (heimlichen) Symbolen getragen und aufrechterhalten, weshalb äußere Gegenargumente ins Leere laufen müssen.

3.1.3 Traumaabwehr durch Gewaltagieren

Mit dem – damals neuartigen – Ansatz zu dissoziativen Täterintrojekten im SPIM 30-Modell (vgl. Vogt, 2012) begannen wir im Trauma-Institut-Leipzig besonders die Opfer-Täter-Ketten von Gewalt genauer zu erforschen. Inzwischen können wir aussagen (vgl. Vogt, 2020, S. 161–172), dass die Arbeit mit Gewaltintrojektionen in den chronifizierten Anteilsformen bei DDNOS- und DIS-Patienten meist der zentrale Knackpunkt einer fortgeschrittenen Psychotherapie für die KlientInnen darstellt, wozu man auch Langzeitfallbeispiele der Einzel- und Gruppenbehandlung in Vogt (2013, S. 131–224) heranziehen kann.

Ähnlich wie im obigen Abschnitt zur Magischen Traumaabwehr gilt hier, dass wir im Praxisalltag nur KlientInnen behandeln, die als vorrangige Opfer von psychophysischer Gewalt in die Praxis kommen, großen Leidensdruck bezüglich ihrer erlittenen Gewalterfahrung haben, etwaige Gewaltweitergaben in der Familie kritisch reflektieren und ein hohes Maß an Veränderungsmotivation haben.

Wie in der Kapiteleinleitung erklärt, können wir aber auch bei nichttherapieinteressierten Gewalttätern studieren, was sich in der Innendynamik abspielt, wenn nach nicht bewältigten Gewalterfahrungen – meist aus der früheren Kindheit – später Vergeltungs- und Rachegefühle gegenüber anderen Menschen aufsteigen und mit vernichtenden Plänen umgesetzt werden. Neid, Verachtung und Heimtücke sind dabei oft zusätzliche seelische Motoren, die Gewalt mit großer Selbstrechtfertigung und Selbstlegitimation ins Rollen zu bringen. Es geht um das Verständnis von dissoziativen Fehlentwicklungen von traumatisierten Opfer-Tätern bzw. Täter-Tätern, die durch schwere Demütigungen und Benachteiligungen im privaten und sozialen Feld nahezu unaufhaltsam einen Weg der generellen Feindseligkeit gegenüber bestimmten persönlichen oder sozialen Anforderungen oder Repräsentanten eines anderen Lebens einschlagen. Dabei erwächst aus einer verteidigend-aggressiven Seite oftmals nach und nach eine prinzipiell-aggressiv invasive Gewaltbereitschaft gegen andere definierte

Individuen. In der Psychoanalyse ging man im vergangenen Jahrhundert davon aus, dass einem jeden Menschen quasi solche zerstörerischen Kräfte innewohnen. Sigmund Freud (1920) beschreibt mit seinem Instanzenmodell auch eine destruktive Todeskraft, die in der Instanz des ES enthalten und dauerhafter Gegenspieler der Libido-Lebenskraft sei, eine Kraft, welche je nach den gegebenen Wechselwirkungen im Dreiklang mit der Über-ICH- sowie der ICH-Instanz-Umwelt handlungsaktiv werden kann. Sein Schüler Carl Gustav Jung geht davon aus, dass jeder Mensch über einen spezifischen Schattenanteil verfügt, der alle verdrängten und abgespaltenen Inhalte speichert und mitunter durch agierendes Verhalten sichtbar macht, bis wir uns um diese Anteile kümmern und die bspw. verborgenen Schmerzen oder Hassgefühle verarbeiten (Jung, 1913–1928).

Das Thema der verdrängten oder abgespaltenen Kräfte bewegt auch den einfachen Menschen sowie GeisteswissenschaftlerInnen seit Urzeiten (vgl. Vogt, 2012, S. 17–22). In der Kirche ist die böse Kraft der Teufel, welcher in einer religiösen Auslegung ein gestürzter Engel namens Luzifer sein soll. In der Philosophie gibt es seit ca. 150 Jahren Schriften über das Böse in uns (vgl. Vogt, ebd., S. 13–15). In Tagesillustrierten tauchen immer wieder Artikel mit Bezug auf die unbewussten, unberechenbaren, bösartigen Kräfte im Unbewussten des Menschen auf (vgl. Paetzsch, 2012, S. 86–123 sowie Hennig, ebd., S. 6–23). Furcht hat man seit jeher vor für uns irrational agierenden Psychopathen (vgl. Dutton, 2014). Dabei gibt es sogar PsychologInnen, die die Herleitung des Bösen im Menschen mit modernen neuropsychologischen bzw. hirnphysiologischen Erkenntnissen zu begründen versuchen (vgl. Shaw, 2020). Auch professionelle Hirnphysiologen wie Roth (2007) zeichnen mitunter ein düsteres Bild von der schwer zu steuernden destruktiven Macht der hirnphysiologischen autonomen Prozesse im Schaltzentrum von chronifiziert-fremdaggressiv auftretenden Menschen. Ansätze der Behandlung von dissoziativen Täterintrojekten spielen in der verhaltenstherapeutischen traumabezogenen Therapiekonzeption indes keine Rolle.

Schockierende Amokläufe und Anschläge sogenannter „Grauer Wölfe“ – als verschrobene „schlafende Einzeltäter“ mit kruden Theorien – verunsichern immer wieder unser allgemeines Sicherheitsempfinden in der Gesellschaft. Dabei ist im Zeitgeist unserer Tagespresse erstaunlich, dass selbst allgemein verständliche Herleitungen von solcherart Attentaten nicht genauer untersucht oder auch nur ins Auge gefasst werden. Bei Robert Steinhäuser, dem Erfurter Schulattentäter von 2002, war es bspw. so, dass er, geprägt durch seine störungsrelevant zu enge Mutterbindung, sehr schizoide, pathologische Sehnsüchte und Rachephantasien in Computerspielen auslebte. In der Schulklasse fühlte er sich sehr gemobbt, sein erwünschtes Statusziel Abitur musste er wegen schlechter Schulnoten abbrechen, von der Schule musste er unfreiwillig abgehen. Er kehrte an dem Tag mit Waffen bespickt in die Schule zurück, als seine einstigen Klassenkameraden die Abiturzeugnisse erhielten. Auch bei Anders Breivik, dem Attentäter aus Norwegen mit 77 Toten und vielen Verletzten im Jahr 2011, ist durch Recherchen bekannt geworden[6], dass er von seiner Borderline-Mutter aufs Gröbste entwertet und verachtet worden war. Sie wünschte dem Jungen des Öfteren den Tod, wollte ihn loswerden und strafte ihn mit Alleinlassen. Das Bestreben des Jugendamtes, den Jungen in ein Heim zu geben, wurde wiederum von der borderlinemäßig schwankenden Mutter paradoxerweise durchkreuzt und abgelehnt. Das Jugendamt folgte dem Rückzugsmanöver der schwergestörten Frau aufgrund des primären Rechts einer Mutter, ihr Kind zu behalten. Auch hier hatte man in der Gesellschaft zunächst keine Erklärungsmuster für Breviks spätere rechtsextreme, nationalistische Gesinnung und seine kruden Gesellschaftsfantasien. Selbst die ersten Gutachter waren mit dem extremen Fall überfordert und maßen Brevik an ihrer persönlichen Realitätsskala, weshalb sie dem Täter eine „verminderte Zurechnungsfähigkeit" – und damit Strafnachlass – zugestehen wollten. Erst Proteste der betroffenen Opfer in der Bevölkerung bewirkten eine zweite Begutachtung, in welcher dann die strafbezogene volle Zurechnungsfähigkeit konstatiert wurde, wodurch eine lebenslange Haft mit anschließender Sicherheitsverwahrung abgeleitet werden konnte.

Man sieht anhand dieses Beispiels meines Erachtens, wie wenig es den klassisch-psychiatrischen Fachleuten des ersten Gutachtens gelungen ist, dissoziative Täteranteile störungsspezifisch einzuordnen in einem Fall, in dem der Täter nach außen hin noch normal auftreten kann, während er (in seiner Tat ebenso wie in Befragungen) total abnorme Dinge tun bzw. äußern kann. In der klassischen Psychiatrie werden solche Phänomene manchmal als psychotisch – im Sinne von: völlig realitätsfern – und nicht als dissoziativ psycho- oder soziopathisch eingestuft.

International anerkannte Gerichtspsychiater wie Frau Dr. Saimeh aus Deutschland oder Dr. Zagury aus Frankreich (Beitrag ebd.) sprechen dagegen mehr von einer „gestörten, aber in der Egozentrik nachvollziehbaren Psychodynamik" von Einzelattentätern: Diese Täter suchen eine befriedigende Kompensation gegen schwere Selbstwertdefizite, radikalisieren sich vorrangig über das Internet und entwerfen im Rahmen ihrer subjektiven und durch radikale Gruppen vorgegebenen Wertvorstellungen auch eigene Gewaltkonzepte. Das Ziel ist dann im Allgemeinen, durch unübersehbare Paukenschläge von militanter Gewalt die öffentliche Aufmerksamkeit zu erzwingen. So üben diese Täter in ihrer Wahrnehmungswelt Kontrolle über die Gefühle von anderen aus, wodurch ihr mangelhaft erfülltes Leben „gerächt" und mit einem Schlag doch noch bedeutungsvoll werden soll. Das Elend ihrer Demütigung und langen Leidensphase

[6] vgl. Topcu; Jöns-Anders, „Wenn Angst krank macht", Doku Arte, vom 26.09.2020

scheint damit abgegolten. Dass solche Täter ihre Terrortaten überleben, planen sie meist nicht mit ein – schließlich kann der Märtyrertod später nicht durch kritische Einwände in Frage gestellt werden, wodurch ja der (ggf. überlebende) Täter die eigene gefühlte egozentrische Befriedigung verlieren könnte. Täterpersönlichkeiten dieser Couleur weisen nach Studien von Frau Prof. Ehrenreich vom Max-Planck-Institut Göttingen folgende biografischen Grunderfahrungen auf (Beitrag ebd.):

- Gewalterfahrungen jeder Art;
- sexuelle Gewalt im Speziellen;
- Süchte aller Art;
- soziale Ablehnung und Vernachlässigung in der Familie;
- Migration und Entwurzelung.

Neurophysiologische Untersuchungen der Uni Heidelberg (Prof. Svenja Taubner, Beitrag ebd.) zeigen, dass bei Tätern die vorderen Hirnbereiche wie bei hoch aggressiven Menschen abgeschaltet werden, wenn es um die Einfühlung hinsichtlich Schockbildern geht. Stattdessen reagieren sie – quasi ohne nachzudenken – mit Kampf- oder Fluchtimpulsen. Der Neurowissenschaftler Christian Keysers konnte in einer ähnlichen Untersuchung zeigen, dass bei Straftätern dieser Art die vorderen Hirnbereiche bei Empathie herausfordernden Bildern nicht aktiviert sind. (Zipfel, „Selbstverliebt, machthungrig, kaltherzig", Doku 3Sat, 30.09.21). In einer abgewandelten Instruktion bat Keysers die Straftäterprobanden, sich bewusst in die Bilder einzufühlen, wenn es um einen für sie wichtigen Menschen ginge. Jetzt war das Mitfühlen fast wie bei anderen Normalpersonen möglich. Das heißt nach Keysers, dass Gewalttäter ihr Gehirn bzw. die Empathie für andere ein- und ausschalten können, was normalen Menschen nicht gelingt (da „Normalos" keinen Dissoziationsein- und -ausschalter besitzen – d. Verfasser).

Prof. Saimeh[7] berichtet aus Gerichtsunterlagenrecherchen, dass die Täter vom 11. September 2001 – wie Mohamed Atta – lange geübt haben, die Gefühle abzuschalten, sodass sie im Terrorangriff ohne Emotionen funktionieren konnten.

Frau DP Unternäherer und Dr. Anke Köbach von der Uni Koblenz heben in derselben Dokumentation hervor, dass epigenetische Forschungen die Prägung von Gewalterfahrungen per epigenetischer Informationsweitergabe bestätigt haben. Die Hormone der Stressachse werden zudem schon oft durch den Schwangerschaftsverlauf geprägt. Den Aussagen dieser ForscherInnen folgend ergibt sich meines Erachtens, dass Kinder mit schwierigen transgenerationalen Prägungsketten schlechte Karten in puncto Gewaltvermeidung haben dürften.

[7] in: Topcu; Jöns-Anders, „Wenn Angst krank macht", Doku Arte

Resumee zum Aspekt des Gewaltagierens

Zusammengefasst heißt das in Bezug auf eine mögliche Psychotraumapotenz im gewalttätigen Denken und Handeln:

- Gewaltbereites Denken und Handeln kann eine traumatische Basisenergie als Grundlage aufweisen.
- Gewaltbereites Denken schafft eine entlastende Motivlage, die zur Gefühlskontrolle dient, weil sie ein Rachenehmen in der Zukunft verspricht.
- Das gewalttätige Handeln kann dann der Versuch sein, sich für erlittenen Schmerz bzw. eine versagte Lebenszeit eine Genugtuung zu verschaffen, für die sich die Zeit des Abwartens lohnt.
- Die Logik des gewalttätigen Denkens und Handelns kann so bizarr intrinsisch sein, dass eine einmalige große Racheaktion eine hinreichende Wirkung hat, wenn proportional zum erlittenen Schmerz bzw. der vertanen Lebenschance die Zielpersonen oder Zielgruppen entsprechend aufschrecken und gleichfalls ohnmächtig leiden (müssen).
- Täterpersonen denken dabei nicht an die Folgen der Taten, sondern nur an den Moment der Erfüllung ihres Zieles. Das heißt, traumatisierte Täter suchen ein 1:1 von erlebter Demütigung und auszuteilender Opferohnmacht bei den anderen.
- Ein wirkliches Danach gibt es für den dissoziativen psychopathischen Täter nicht. Der eigene Tod ist eine Option, die keine Rolle mehr spielt, wenn der Moment der Genugtuung als gelingend vorgestellt wird.
- Insofern ist gewaltbereites Denken und Handeln von traumatisierten TäterInnen hoch emotional geladen und nur auf den Punkt der gelungenen Rache durch das Erleben des ohnmächtigen Schmerzes des selbstgerecht zu bestrafenden Hassobjektes gerichtet.
- Wenn sich gewaltbereites Denken und Handeln auf Gruppen anders Denkender und -Handelnder oder auf ganze Institutionen richtet, so können diese (Personen, Institutionen) durch misstrauische bis wahnhafte Projektionen oder existenziell erlebten Neid eine als demütigend wahrgenommene Allmacht ausstrahlen, für die sie die losgetretene Gewalt „verdienter Maßen" ertragen oder durch sie zugrunde gehen sollen, damit ein seelisches Gleichgewicht bei den TäterInnen wieder eintreten kann.

3.1.4 Traumaabwehr durch Machtagieren

Machtagieren unter dem Blickwinkel von traumatisch bedingter oder mitbedingter dissoziativ weggespaltener persönlicher Problematiken zu sehen, ist noch schwieriger, als Aspekte der magischen oder gewaltdurchsetzten Erlebens-

und Verhaltensdysregulation zu bestimmen. Dabei ist der Kern des psychopathischen Seins eine komplexe Allmachtsorientierung: Es muss strategisch gedacht, geplant und das Ziel zählebig verfolgt werden, wenn Machtbestrebungen Erfolg haben sollen. Natürlich können auch magische krude Ideen eine wichtige Rolle spielen und Formen von rachegeprägter Gewalt in die Pläne des Umsetzens einfließen. Im Gegensatz zu den beiden vorgenannten Störungsdysregulationen geht aber ein höher stehender Machtplan nur auf, wenn andere Mittäter – oder besser: ein hierarchisch gestricktes System von UnterstützerInnen und AnhängerInnen – sich mit den mit Macht ausgestatteten AnführerInnen in der Objektposition identifiziert einlassen. Der Anführer bzw. die Lenkerin der Macht muss also eine Struktur herstellen können, die seine bzw. ihre Position absichert – ohne dass diese in Frage gestellt wird. Je größer eine Gruppe von „halben oder begrenzten Machtpartizipierenden" ist, desto größer kann die Macht als Ritual oder als ganze Bewegung von den anführenden Personen ausgelebt und egozentrisch für die eigenen pathologischen Zwecke genutzt werden.

Nach dem Philosophen Thomas Hobbes (1588–1679) überträgt eine Masse bzw. Struktur von Untertanen alle Rechte und Verantwortung auf eine Führerperson und folgt ihren Anweisungen. Der Soziologe Max Weber (1864–1920) hebt den Aspekt des Mächtigen hervor, seinen Willen anderen, auch wiederstrebenden Menschen aufdrücken zu können. Letztlich beschreibt Niccoló Machiavelli (1469–1527), dass für den Mächtigen alles erlaubt ist, was diesem beliebt im Sinne der Ergreifung, Konservierung und Ausweitung seiner Macht. Dass man zur Machtausübung auch psychodynamische Strukturen schaffen kann, belegen die bekannten Sozialexperimente, die als Milgram- bzw. Zimbardo-Experiment in den 1960er bzw. 70er Jahren bekannt wurden. Die Sozialpsychologen ließen beispielsweise als psychisch gesund getestete Versuchspersonen in jeweils zwei Zufallsgruppen einteilen. Im Zimbardo-Experiment waren es „Wärter" und „Gefangene". Bereits nach 6 Tagen musste das Experiment abgebrochen werden, weil die Gewaltübergriffe der „Wärter" in psychischer, physischer und sexueller Form überhandnahmen.

Das Milgram-Experiment erlaubte einer Gruppe von Versuchspersonen, Stromstöße an Empfängerpersonen nach gewissen Instruktionen auszuteilen. Auch hier überschritten die austeilenden Personen die Schmerzgrenzen der anderen, weil sie die Instruktion zur Gewaltausübung erhalten hatten (oder/und) weil sie persönlich glaubten, dass die Empfänger – gemäß Beschuldigung – es verdient hätten.

Insofern können die Psychopathologie des gestörten Führers und die pathologische Dynamik der geführten Gruppe bzw. der gelenkten Masse schnell in eine Katastrophe führen, die in die ideologiegeleitete Vernichtung von zuvor stigmatisierten Opfern mündet (vgl. auch Faschismus in Deutschland 1933–1945 – dazu unten im Text).

Beispiele von pathologischen Machtsystemen gibt es viele. Petra Reski (2008) beschreibt die kriminellen Strukturen der Mafia, bei der die Anführer oft eine schwere Gewaltohnmachts-Traumageschichte hinter sich haben, ehe sie selbst zu Partizipierern oder Machtausübern werden. Veelen (2012) erläutert Psychogramme von Hochstaplern, bei denen die Machtausübung nicht mit brutaler Gewalt, sondern mit ausgeklügelter Manipulation funktioniert. Der Tiefgang des zugänglichen Materials – etwa einer größeren Zahl von Schriften oder Webseiten-Texten mit Abhandlungen – ist jedoch sehr verschieden. Bei Shaw (2020) werden zum Beispiel die psychodynamischen Hintergründe nicht erfasst, sondern mit reißerischen Phänomenen der pathologischen Macht überdeckt. Dadurch werden Täter oft nur zu genetisch gesteuerten Monstern, für deren Entstehung bzw. Störungsgenese es keine menschengemachte, plausible, realitätsgerechte Hypothese gibt. Eine solche prinzipielle „Nichterkennbarkeit" der sozialen oder psychischen – z. B. psychotraumatischen dissoziativen – Einflüsse nutzt im Grunde nur den Machtausübern, wodurch letztlich die Quellen der Macht unergründlich bleiben.

Auch ein Buch von Dutton (2014) und ein Beitrag von Kunze (2018, S. 14–23) wirken nicht aufklärend, sondern strotzen vor Faszination vor dem Bösen der Psychopathen, auf die bezogen man eine Checkliste durchgeht, um diese „schweren Kaliber" zu identifizieren oder – wie ein Untertitel aussagt – um von ihnen zu lernen. Faszination und Witzigkeit sind auch täterloyales Verhalten, mit dem man die „Monster" im Unerklärbaren belässt. Offenbar darf im Feld des Grauens jeder einmal zulangen, weil die Welt verrückt nach Horror und Thriller ist. Andrew Vachs (2002) zum Beispiel ist New Yorker Anwalt und Autor und treibt die Kunst, böse Schizophrene und Psychopathen findig zu beschreiben, auf einen ebensolchen Höhepunkt, der dem Motto folgt: Fasziniert vom Bösen sein – ohne sich einmal selbstkritisch zu fragen, woran dieser Hype im eigenen Inneren eigentlich anknüpft? Diese Verrücktheit erlebe ich auch in der TV- und Kinowelt, wo ein Mörder nach der anderen Mörderin in angstschürenden Thrillern oder Dauerfolgenkrimis läuft – ohne nur einmal nach einem möglichen, nicht gesunden tieferen Grund der eigenen Geilheit am Schockiertseinwollen zu schauen. Daher denke ich, dass es mehr und mehr an der Zeit ist, nach den psychologischen Triggern dieser inneren Opfer-Täter-Dialektik zu suchen. Um damit zum Ausgangspunkt dieses Abschnittes zurückzukehren: Aus unbewältigten (nicht therapierten) Psychotraumata können beispielsweise auch extreme Machtorientierungen entstehen, die die Kette des Leidvollen über die Generationen als Täterintrojekte kontinuierlich weitergeben.

Nun ein weiteres, weniger spektakuläres Beispiel aus dem Feld aktueller, quasi alltäglicher Persönlichkeitswandlungen. In der europäischen Tagespolitik lohnt ein Blick auf Victor Orban, den Vorsitzenden der ungarischen Fidesz-Partei[8]. Orban trat 1989 mit revolutionärem Mut ins Rampenlicht, wo es um die Abgrenzung von der damals noch sowjetischen Hegemonial- und Militärmacht ging. Als seine anfangs linke Gesinnung keine Machtaussichten in Ungarn hervorbrachte, schwenkte er ins nationalistische rechte Lager um und machte danach der Europäischen Union das Leben schwer, indem er EU-Reformen boykottierte und in Ungarn in Justiz und Staatsapparat Strukturen installierte, die ihn heute in die Nähe eines Diktators bringen. Welche charakterlichen und institutionell-strukturellen Veränderungen gehen vor sich, wenn jemand vom Demokraten zum Diktator wird? Auch die „Querdenker-Bewegung" dieser Tage bedient sich starker manipulativer Machtmittel, indem sie geschichtliche Zusammenhänge klittert, Faktenmisstrauen fördert bzw. den Journalismus unserer Tage pauschal diskreditiert[9]. Das bereitet den Boden für emotionale Bauchorientierungen, so wie sie Diktatoren ausnutzen können. Auch in der ehemaligen DDR sind Staatschef Honecker und Geheimdienstchef Mielke – als einstige Verfolgte des Naziregimes – selbst stetig undemokratischer und paranoider bezüglich einer als bösartig fantasierten, angeblich drohenden Entmachtung geworden, sodass sie „konterrevolutionäre Staatsfeinde" mit einem immer größer werdenden Sicherheitsapparat ausschalten wollten. Gequälte werden zu Quälern – warum?

Ein Blick in die biblische Welt berichtet von der (traumatischen) Niederlage des Engels Luzifer, den Gott an der Himmelspforte abgewiesen hat, weil er ein göttliches Kriterium nicht erfüllt hat und sündig geworden ist. Als gestürzter Engel schwört dieser Engel ewige Rache und verwandelt sich zum Teufel – dem Gegenspieler Gottes.

Dieser Metapher bedienen sich bis heute die satanischen Gruppen, stellen Holzkreuze auf den Kopf, betreiben sexuelle Vergewaltigungen, morden Menschen und organisieren ihre Gegenkirche im Untergrund. Dass ausgestoßene Menschen – selbst aus Schulklassen – als böse Rächer wiederkommen, kennen wir aus Amokläufen an amerikanischen oder auch deutschen Schulen. 2002 passierte so ein Racheamoklauf am Erfurter Gutenberg Gymnasium (Robert Steinhäuser, s. o.).

Paul Schäfer ist ein Sektenführer aus Deutschland, der mit seiner Sekte in den 1950er Jahren in Gartow (Wendland) und Heide (bei Siegburg) eine Art Ein-Personen-Religion begründete und gemäß seiner familiären Erziehung Anhän-

[8] vgl. Wech, Doku Arte, vom 02.02.2021

[9] vgl. Heyde, „Geklaute Geschichte – Querdenker und unsere Vergangenheit", Doku Phoenix, vom 06.02.2021

ger der Nazi-Ideologie war[10]. Aufgrund einsetzender Strafverfolgung wegen sexuellen Missbrauchs von Jugendlichen zog er mit 300 getreuen Sektenanhängern 1960 nach Chile und gründete dort seine Privatkolonie „Colonia Dignidad" („Kolonie der Würde"), wo er weiter Jungen mit ritualisierter Zuordnung sexuell missbrauchte. Er kaschierte seine Kolonie geschickt mit Wohltätigkeitszwecken der medizinischen Versorgung für die Landbevölkerung sowie angebotener Schulbildung für Kinder. Bedingung des Zusammenlebens in seiner Kolonie war, dass die Kinder strikt von ihren Eltern getrennt wurden und keinen Kontakt zu diesen unterhalten durften, um die „Arbeitsordnung" in der Kolonie nicht zu gefährden. Man musste dort 7 Tage die Woche bis zu 16 Stunden in der Landwirtschaft (der Selbstversorger und Gemüseverkäufer) arbeiten, worin Schule und Gruppenandachten inbegriffen waren. Es gab dort keine Holzkreuze oder Bibelstunden – die Kirche war das Sektenoberhaupt selbst, dem man strikte Treue zu schwören hatte. Er „liebte vorrangig" Jungen zwischen 7–10 Jahren. Für einen solchen Jungen war es eine „Ehre", abends „zu ihm gerufen zu werden" – quasi eine Auszeichnung. Schäfers faschistische Gesinnung erlebte Hochkonjunktur, als er dem Chilenischen Putschgeneral Pinochet ab 1973 seine Lagerkeller für Folter und Mord der Militärjunta zur Verfügung stellte, Waffen für diese aus Deutschland besorgte und in der Abgeschiedenheit seiner mit Stacheldraht umzäunten Kolonie Biokampfstoffe herstellte. So wusch ein Diktator dem anderen die Hände – und beide genossen die uneingeschränkte Macht, mit anderen machen zu können, was sie als kriminelle Diktatoren wollten.

Aleister Crowley (1875–1947), ein satanistischer Sektenführer aus Großbritannien, wurde in die Quäker-Sekte seines Vaters hineingeboren und von diesem seelisch, körperlich und wohl auch sexuell schwer misshandelt. Mit 29 Jahren (1904) fühlte er sich stark genug, sich von der „christlichen Sklavenmoral" des Vaters abzuwenden und seine eigene Sekte mit Anhängerschaft zu gründen, wo sexuelle Triebhaftigkeit, Blutopfer und andere Elemente einer satanischen Gegenkirche im Mittelpunkt standen. Er selbst sah sich als „Antichrist Biest 666" und propagierte seine Maxime: „Tue, was du willst, das sei das einzige Gesetz"[11]. Natürlich galt diese totale Freiheit nur für ihn – als Sektenführer – selbst. Mädchen und Frauen kam das „Recht" zu, sich als dauergeile Sexsklavinnen zu fügen und ihr Schicksal als „Ehre" anzusehen. So verrückt kriminell und plump diese Grundmaxime auch klingen mag, es fanden sich in England, Italien und Deutschland immer abhängige Frauen, die sich auf diese Guru-Struktur einließen. Und es fanden sich Männer, die mit dem Meister gemeinsam – entsprechend seiner Weisungen – den Sex nach Zuordnung ebenfalls ungehemmt praktizieren wollten. Die legitimierende Metapher lautete schlicht: Da durch Sex

[10] vgl. Rasch, „Colonia Dignidad", Doku ARD, 4 Teile, 16. u. 23.03.2020, sowie Artikel in LVZ, Wehrstedt, 10.03.2020 und Düttmann, 18./19.04.2020

[11] vgl. Grandt und Grandt, 1995

der Sündenfall im Paradies eingetreten ist, kann durch viele Sexualakte die Erlösung erreicht werden – für Mann und Frau! –, wobei der Meister bestimmt, wie es so mit der Erlösung laufen soll – also: wer mit wem, mit welcher Sexmethode, wie oft usw. Die Satanisten fanden unter allen religiös angehauchten Sexorgien-Sekten die größte gesellschaftswirksame Anziehung[12], und viele Bücher von Betroffenen, die mit viel Mühe einer satanistischen Sekte entkommen konnten[13], berichten von schauerlichen Spaltungstätern und deren Herrschaftsterror gegenüber den ausgewählten Opfern. Erstaunlich ist bei diesen sehr plumpen Formen von kriminellem Machtmissbrauch bei sexuellen Sekten, dass auch „gebildete Menschen" sich davon immer wieder angezogen fühlten und fühlen. So fanden auch die Beatles als Rockgruppe die Ansichten von Crowley interessant und haben auf dem Sargent Pepper Album das entsprechende Konterfei (Crowley mit Magierkostüm) abgebildet. Offenbar träumen viele, die offenbar Macht, Geld und Popularität genießen, denselben gestörten Traum: Mache so viel Sex, wie du willst – mit wem du willst – ohne Grenzen! Auch die amerikanischen Journalisten einer Dokumentation[14] sprechen verwirrenderweise von einer „übertriebenen" Verteufelung von Satanisten, weil sich Menschen eben (scheinbar) freiwillig auf Sexorgien einlassen würden, wenn sie es denn wollten. Wer das nicht wolle, was völlig okay sei, der brauche bei den wilden Spielen der „Liebe" ja nicht mitzumachen.

Aber auch in der „richtigen" Kirche gibt es jede Menge sexuellen Machtmissbrauch, wie die Skandale in der katholischen Kirche in Deutschland zeigen, deren Aufdeckung vor ca. 10 Jahren schleichend begann. Diese Untersuchungen haben bis heute kein Aufklärungsende gefunden, weil auch der neue Papst Franziskus deutsche Aufdeckungsverzögerer (Bischoff Meixner, Kardinal Wölki u. a.) deckt, indem er beispielsweise deren Rücktrittsangebot nicht annimmt. Michael Hebeis (2012) hat ein „Schwarzbuch Kirche" verfasst, in welchem von der Antike bis zur heutigen Zeit die schwarzen Schatten des kirchlichen Macht-Missbrauchs skizziert werden (vgl. auch Tempelmann, 2020).

Als professionelle Abhandlungen kann ich im Bereich der Rituellen Gewalt und Mind-Control-Gruppierungen auf Arbeiten von Alison Miller (2014) verweisen. Hier gibt es keinerlei Bagatellisierungen. Als Sammelband von Heinemann (2020) ist ein Buch deutscher AutorInnen im Umlauf, in dessen Beiträgen die Bedeutung transgenerationaler Ketten in puncto Gewalt, Missbrauch und Macht beschrieben werden.

In erschütternder Weise haben vor kurzem die Fälle von Kinderpornografie in Deutschland mit bis zu 200.000 Usern gezeigt, wie groß das Problem mit

[12] vgl. Grandt, 1995; Fromm, 2003, Doku, ZDF, 23.10.2020
[13] vgl. Leonie, 2010; Jäckel, 2003; Lukas, 1995; Strantfort, 1994 u. v. a.
[14] Burges, Doku ZDF, 23.10.2020

den sexuellen Machtfantasien und der Gewaltbereitschaft bei den „Normalbürgern" ist[15]. Woher kommt das Begehren, heimlich die körperliche Machtlosigkeit von vergewaltigten Kindern oder promiskuitiven Jugendlichen „miterleben" zu wollen? Ist es ein traumagesteuerter Anziehungstrigger von eigenem dissoziierten Leid oder sind es eher die dissoziierten Täterintrojekte der TäterInnen, es endlich direkt (oder zunächst in der heimlichen Fantasie im Internet) einmal auch so „geil" ausrichten zu wollen – oder ist es alles zusammen? Das Verbotene daran spielt sicherlich auch eine Rolle. Aber wessen Verbote müssen eigentlich, wem zum Trotze (Vater, Mutter, Großeltern), heimlich hintergangen werden?

Da hier nicht nur Sekten, sexualisierte Gewalt oder im Verborgenen organisierte Kriminalität als Beispiele dienen sollen, sondern auch das aktuelle Problem des Rechtsextremismus in Deutschland offenkundig ist, möchte ich abschließend noch Bezug nehmen auf die deutsche Gewaltgeschichte in der NS-Zeit und die Person Adolf Hitlers. Hier geht es um die größtmögliche Form von Machtmissbrauch und Trauma, verursacht durch die psychopathische, totalitäre Steuerung eines ganzen Staates durch eine größere Gruppe schwer gestörter Diktatoren und deren Manipulationsmacht.

Adolf Hitler, der „auserwählte Führer", kam am 20.04.1889 in Braunau (Österreich) zur Welt und suizidierte sich kurz vor der deutschen Kapitulation im II. Weltkrieg im Alter von 56 Jahren am 30.04.1945, nachdem er 12 Jahre Kanzler des Deutschen Reiches gewesen war. Welche persönliche Tragödie verbarg sich hinter dieser Apokalypse mit der millionenfachen Vernichtung von Menschen in Konzentrationslagern und dem wahnsinnigen Vernichtungsfeldzug des II. Weltkrieges, der die Bevölkerung eines ganzen Landes zu Tätern, Täter-Opfern und Opfer-Tätern machte? Natürlich können an dieser Stelle nicht die politischen Winkelzüge der Machtergreifung, die Vorgeschichte des I. Weltkrieges mit dem Versailler-Vertrag und die politischen Fehler der SPD nach der Weimarer Verfassung (vgl. Brechtken 2020 oder die sechs DVDs „Preußen – Chronik eines deutschen Staates", 2011) diskutiert werden. Es geht hier vielmehr um den Fokus – dissoziative Traumaenergie und psychopathologische Kompensation bzw. Abwehr in Form eines extremen Machtstrebens bis zur Fremd- und Selbstvernichtung.

In der Dokumentation von Rod Mullinar[16] werden sehr viele psychopathologische Details der familiären Entwicklungsgeschichte Hitlers und über die Kaschierung seiner Störungssymptome im Rahmen der Nazi-Propaganda zusammengetragen. Bezüglich seiner Abstammung im sogenannten Waldviertel Nie-

[15] vgl. Tagespresse, etwa LVZ vom 08.06.20, 26.08.20, 04.08.21 und 06.08.21; sowie Böhm, „Sexualisierte Gewalt gegen Kinder in Corona-Zeiten", Doku mdr, Artour, vom 24.06.21

[16] „Hitler inside", ntv, 4 Teile, vom 21.06.2021

derösterreichs belegen Recherchen von Fachkundigen, dass dieses Gebiet unter einer hohen Kindersterblichkeit infolge mannigfaltiger Inzuchtproblematiken litt. Hitlers Großmutter Schickelgruber zeugte den Vater Hitlers mit einem verheimlichten Unbekannten. Vermutet wird in der jüngeren Forschung (2017) mithilfe von Nachfahren-DNA-Tests, dass es so zu einer „jüdischen Vermischung" gekommen sein könnte – wie es der Bluttest nahelegt. Der Sohn der Großmutter, Hitlers Vater Alois, nahm jedenfalls wegen der „Vaterlosigkeit" nicht deren Namen an, sondern den des Stiefvaters Hiedler, woraus Adolf später Hitler machte, um sich seinerseits vom verachteten Vater abzusetzen. Adolf Hitler hasste seinen Vater abgrundtief, weil dieser Alkoholiker war, Frau und Sohn schlug, viel fremdging und die Mutter verächtlich bloßstellte. Der Vater war Zollbeamter und zur Geburt Adolfs 48 Jahre alt. Seine Frau, Hitlers Mutter, war lediglich 24 Jahre alt – also eine Generation jünger, sehr abhängig und eine naive, aber gutmütige Hausfrau, die ihren Liebling Adolf bis zum vierten Lebensjahr stillte. Adolf haben dagegen die Gewaltausbrüche des Vaters so sehr belastet, sie haben in ihm einen so riesigen Hass hervorgerufen, dass er den Geburtsort des Vaters 1938, nach der Angliederung Österreichs an das Deutsche Reich, evakuieren und zu einem SS-Häuserkampfdorf umfunktionieren ließ. Durch Schießereien und Sprengungen wurde das Dorf – quasi als persönliche Rache Hitlers an seinem Vater – zerstört, völlig plattgemacht. Bei einer Aktion Hitlers mithilfe der Gestapo verschwand auch das Kirchenbuch des Dorfes, wodurch weitere Nachforschungen und Ahnenforschung bzgl. der Hitler-Hiedler-Schickelgruber-Familie unmöglich wurden. So hat Hitler die Verachtung für seinen Vater und seine offensichtlich traumatischen Gewalterfahrungen ausagiert und die bedrückend-beschämenden Erinnerungen an sein „Vaterland" ausradieren wollen. Deutschland nannte er fortan sein Mutterland, mit dem er sich stark identifizierte, weil er Deutschland auch als ein unterbewertetes Land ansah, das nach dem I. Weltkrieg gedemütigt worden sei und dessen wahren Wert man unbedingt wieder herstellen müsse. Diese Metapher mag wohl auch einen Bezug zu Hitlers versagter Künstlerkarriere haben, da er in München als Kunststudent für Malerei zwei Mal abgelehnt worden war und daher auch sich selbst als tief gekränkt und unter Wert behandelt ansah.

Des Weiteren hatte Adolf Hitler eine Reihe von Minderwertigkeitsproblemen zu bewältigen, da ihn eine ganze Reihe von körperlichen Mängeln und Symptomen plagten, wie:

- Der rechte Hoden fehlte und der Penis hatte einen zweiten Ausgang, der zum Einnässen führte (was nach Ansicht der Ärzte auf die Inzuchtproblematik der Hitlerschen Geburtsregion zurückzuführen war).
- Häufige Blähungen und Magenprobleme, weshalb er viel Kamillentee trinken musste;

- häufig Hautreizungen, was man auf Unruhezustände zurückführte, grundsätzlich stufte man Hitler als Hypochonder ein, der sich um viele Krankheiten Sorgen machte.
- Die Zahnbestände waren sehr mangelhaft, sodass er zum Todeszeitpunkt mit 56 Jahren nur noch 5 ganze Zähne neben verfaulten Beständen besaß.
- Körperlich war Hitler schmalbrüstig, hatte hängende Schultern und dürre Beine (im Gegensatz zu dem, was er von der deutschen Jugend als „arisches" Ideal forderte).
- Gegen seine Leiden nahm Hitler bis zum Todeszeitpunkt insgesamt 82 Medikamente ein, worunter auch eine Reihe von Drogenpräparaten fielen.
- Nach und nach wurde er unter der Betreuung von Dr. Morell, seinem Leibarzt, im Laufe des Krieges immer drogensüchtiger und bekam von diesem täglich bereits um 11 Uhr seine erste Spritze, um Krämpfe und ängstliche Unruhesymptome zu behandeln.
- Durch die massive Drogensucht mit Amphetaminen, Eukodal (Opioid), purem Kokain u. a. – insgesamt 12 drogenhaltige Substanzen, die Dr. Morell ihm verabreichte –, war Hitler ab 1942/43 zunehmend wenig belastbar, verwirrt, affektlabil und vergesslich. Der britische Geheimdienst nahm von einem Mordanschlag Abstand, da nach seiner Einschätzung kein ausländischer Agent oder Anschlag mehr Chaos und Fehlentscheidungen bewirken könne als der kranke, aber machtbesessene Hitler selbst.
- Hitlers Parkinson-Krankheit kann im Auswirkungszusammenhang mit seiner Drogensucht ab 1943 gesehen werden. Sie führte zu flatternden Händen, unkontrolliertem Sabbern und wackeligem Gang ab dem 55. Lebensjahr.

Die oben gemachten Angaben stammen von dem Familienhausarzt Dr. Bloch, den Militärärzten des I. Weltkrieges, dem Gefängnisarzt in Landshut (wo Hitler nach dem Münchner Putschversuch einsaß), dem Leibarzt Dr. Morell und dem sowjetischen Militärpathologen.

Erstaunlich war sowohl für den britischen Geheimdienst als auch für manche deutsche Offiziere, dass Hitler in diesem Zustand, in welchem er spätestens ab 1943 eigentlich in eine geschlossene Drogenklinik und Psychiatrie hätte verbracht werden müssen, überhaupt die Geschäfte als Staatsoberhaupt und (selbsternannter) oberster Heereslenker noch auszuführen imstande war – und wie konnte er dies im Beisein von gestandenen Militärs und Politikern? Wie konnte dieser psychisch und körperlich kranke Mann unbehelligt im Amt bleiben? Hat in den vielen Jahren niemand die psychopathischen Täterstrukturen, Hitlers wahnsinnigen Machtrausch, seine Unzurechnungsfähigkeit bemerkt? Spätere Angaben von Zeitzeugen aus Hitlers Umgebung erwähnen seinen Jähzorn schon bei der geringsten Kritik. Erschreckend wirksam wird wohl auch der preußische Untertanengeist gewesen sein, den der Gerichtspsychologe Gustav Gilbert bei den Nürnberger Prozessen 1946 in Protokollen festgehalten hat[17].

Grotesk ist, dass die Nazi-Propaganda zuvor unter Goebbels' Regie den Mythos von einem Führer geschaffen hatte, der als ein totaler Gesundheitsmensch aufgebaut worden war, sich vegetarisch ernährte, mit dem Hund an der frischen Luft spazieren ging und nur mit seinem Land verheiratet war, dem er treuredlich diente. Es ist bemerkenswert, wie dieses von der Propaganda, etwa in den Wochenschauen, gepflegte Bild sich im überwiegenden Teil der Bevölkerung so leicht durchsetzen konnte. Dazu gehört das Image vom „Single" Hitler, der nur seinem Land Gutes tun wolle und nichts mit Frauen am Hut habe. Dieses Klischee, frauenloser Arbeiter für das deutsche Volk zu sein, hat Hitler aber auch bei Goebbels selbst eingefordert, der als Redner (speziell bei Frauen) auf Massenveranstaltungen regelrecht einen *Hype* auskostete, da ihn besonders das weibliche Publikum wie einen Popstar bejubelte und umschwärmte. In Wirklichkeit hatten Hitlers Frauenaffären ein düsteres Strickmuster. Ausgehend von der abgöttischen Liebe seiner Mutter, die den Tod von drei Kindern vor und nach der Geburt von Adolf nicht verkraften konnte, suchte der junge Hitler immer wieder sich unterordnende ideale „arische" Frauentypen, die ihn anhimmelten. Das ging bei jüngeren Frauen besonders gut, womit er im Prinzip die gestörte Paarbeziehung von Vater Alois – 48 Jahre – und Mutter Clara – 24 Jahre – wiederholte. Hitlers erste große Liebe war die 17-jährige Geli Raubal, mit der Hitler als 36-jähriger Onkel in München zunächst euphorisiert inzestuös zusammenlebte. Als er das Mädchen mit seiner starken Eifersucht und Kontrolle in den Suizid trieb (oder sie ermordete, da seine Waffe verwendet wurde?), war die junge Frau 23 Jahre alt. Ein weiterer Schwarm hieß Maria Reiter und war 16 Jahre, als Hitler sie (neben Geli Raubal) mit 37 Jahren umwarb, mit ihr Sex hatte, ihrer bald aber überdrüssig wurde, woraufhin sich das Mädchen mit dem Strang suizidieren wollte, was Angehörige verhinderten.

Bei der Schauspielerin Renate Müller war Hitler nur 10 Jahre älter. Die Beziehung zerbrach skandalös, als die Schauspielerin von sadomasochistischen Sexritualen Hitlers inklusive Urinieren auf den Körper berichtete. Sie starb durch einen fragwürdigen Fenstersprung (durch SS-Leute ohne Spuren?).

Eva Braun war mit 17 Jahren ebenfalls eine Generation jünger und fungierte schon parallel zu Geli Raubal als Hitlers Geliebte. Sie blieb aber bei den o. g. Affären immer im Hintergrund auf dem Berghof in Berchtesgaden – zur heimlichen Verfügung gewissermaßen über 13 Jahre lang im „Standby-Modus". 1945

[17] zit. in von Salomon, „Mitschriften des amerikanischen Gerichtspsychologen Gustav Gilbert", Doku ZDF, 18.09.2021

war es ihr sehnlichster Wunsch, am 29. April von Hitler geheiratet zu werden und am 30. April mit ihm zu sterben.

Nach Ansicht des Psychiaters Professor Robert Kaplan sowie der Psychoanalytiker Dr. Walter Langer und Dr. Henry Murray zeigt die Lebensgeschichte von Adolf Hitler klare Spuren eines narzisstischen, machtsüchtigen Psychopathen, der seine Machtfäden sehr strategisch aufbauen konnte, bis er es zum apokalyptischen Zusammenbruch kommen ließ, wie es für solche Art Psychopathen eher typisch sei. Der Tod seines gehassten Vaters, als er selbst 14 Jahre alt war, und der Tod seiner abgöttisch geliebten Mutter mit 19 Jahren haben den Jungen gleichfalls überfordert und traumatisiert. Immer wieder versuchte er mit zwanghafter Kontrolle und Besitzsucht ähnliche Dominanzverhältnisse in Partnerschaftsverhältnissen herzustellen. Mithilfe grandioser Machtansprüche versuchte Hitler seine Minderwertigkeitsproblematiken auszuagieren. Er projizierte Minderwertigkeiten feindselig-paranoid auf andere (Volks-)Gruppen wie Juden und Intellektuelle und konnte mit egomanischer Gabe deren Vernichtung oder Bekämpfung anordnen – ohne den Funken eines reiferen Mitgefühls. Der Machtaufstieg Hitlers und dessen Kriegsführung waren nie auf Erreichung von realistischen, allgemein nützlichen Zielen ausgerichtet, sondern auf die stetige Ausweitung aller Limits ausgelegt. Erreicht ein narzisstischer, machtsüchtiger Psychopath sein überhöhtes Ziel nicht, wird die Apokalypse – ohne Ansätze von Schuldgefühlen und Verantwortungsbewusstsein für andere – quasi als heroischer Untergang in Kauf genommen. Eine vernunftorientierte, verantwortungsbewusste Umkehr gibt es in diesem Machtrausch nicht. Der Machtbesessene lenkt nicht durch Logik ein und kann nur von außen gestoppt werden. Das Leben der Opfer sowie selbst der Mittäter sind dem totalitären Führer egal.

Resümee zum Aspekt des Machtagierens

Die oben gemachten Ausführungen zur Diktatoren-, Psychopathen- bzw. totalitären Herrscherpersönlichkeit kann man in folgenden Punkten zusammenfassen:

- Narzisstisches Machtagieren mit ideologischen Dogmen und rücksichtslosem Handeln kann eine traumatische Basisenergie als Grundlage aufweisen.
- Manipulative elitäre Einflussnahmen auf andere werden hierbei als ein selbstverständliches Recht verstanden, andere Menschen lenken und dirigieren zu dürfen.
- Das Handlungsmotiv wird von den oder dem Machtagierenden als (historische) egozentrische Mission mit einer gottähnlichen Bestimmung verstanden.

- Die Logik des machtausübenden Despoten ist dabei von egomanischer Gewissheit einer vagen Zielerreichung („Heil" für das „deutsche Volk", „1000-jähriges Reich") getragen.
- Zweifel werden von Psychopathen weggespalten, projiziert, bei anderen paranoid verfolgt und vernichtend bestraft.
- Die destruktive Anwendung aller Mittel zur Machtergreifung und zum Machterhalt – von der strategischen Intrige bis zur Ausschaltung anderer – ist für den Despoten legitim.
- Oft verstehen sich Machtagierende als Ein-Personen-Oberhaupt, sie bauen sich eine machtsichernde Privilegiertenpyramide auf, funktionalisieren andere als Helfershelfer, die partizipierend ihre Macht absichern, und beherrschen Untergebene und die Bevölkerung als angepasste Untertanen und auszubeutende Sklaven.
- Egozentrisches Machtagieren kann Kompensation für erlittenen Schmerz, traumatische Demütigungen oder versagte Zuwendung sein.
- Die grandiose Ausübung der Macht ist dann Rache für den erlittenen Schmerz und Kompensation durch eine immerwährende, ewige Selbstüberhöhung zugleich.
- Misslingt die totale oder immerwährende Machtergreifung, so mündet der Rückzug für die Machtagierenden in Fremd- und Selbstvernichtung.

3.1.5 Schlussbetrachtung zu Magie, Gewalt und Macht

Schwere psychotraumatische Fehlentwicklungen von seelisch deformierten Menschen können in schwerpathologische Abwehrformen münden: magisches Denken und Verhalten, Kompensationsformen in Gewalt-Rachereaktionen, Formen von machtagierendem Manipulieren und Beherrschen. Alle drei Störungsvarianten überrollen andere Menschen, ziehen sie in ihren Bann und Aktionsstrudel, manipulieren den Willen anderer und schaffen alternativlose Fakten. Während magisches Denken und Verhalten oft emotional hoch geladene Furcht vor dem (traumatischen) Untergang in sich trägt, dient die auszuagierende Gewalt mehr dazu, andere rachebedingt untergehen zu lassen. Bei der Form der Machtergreifung geht es offenbar – was einen gewissen Unterschied zu den anderen Traumaabwehrformen darstellt – mehr um die Etablierung eines „ewigen" Bestimmungsrechtes als langfristigste Strategie einer Furcht- und Ohnmachtsprophylaxe. Natürlich kann man die Abwehrformen Magie, Gewalt und Macht auch als verwandte Formen desselben traumatischen Kompensationsphänomens ansehen. Sie können parallel von ein und derselben Person als Phasen nacheinander durchlaufen werden oder als komplexes Endergebnis einer gescheiterten Traumafehlentwicklung in Erscheinung treten. Die traumaanalytische Betrachtung dieser Phänomene – als separate wie auch ggf.

kombinierte Aspekte – kann psychotherapeutisch dazu genutzt werden, die Psychodynamik von Täterintrojektanteilen bei dissoziativen Traumafolgestörungen hinsichtlich ihrer Anteilestrukturen besser zu durchdringen und auch auf äußere, also nach außen agierte, Täterdynamiken adäquater eingestellt zu sein. Dabei geht es um dialogische Rahmenbedingungen für Anteilearbeiten mit Implantats- oder Programmstärke (vgl. Vogt, 2013, RZ V und RZ VI, S. 61–67; 2020, S. 161–172). Hier kann das Auffinden der verschobenen Spuren von Traumakindanteilen mit komplexeren Therapiestrategien durch erweiterten Theoriebezug besser gelingen. Andererseits ist auch die Herkunft der Täteranteilsstrukturen als Tatprägungsauswirkung von Bedeutung, da das Destruktive ungefiltert in die Psyche des Opfers eingedrungen ist und so mit täteranalytischer Kenntnis effektiver „herausgefischt" werden kann, um auch krude verinnerlichte Täterlogik am Ende aufzulösen. Erkennen die noch gesunden bzw. gesünderen Anteile der dissoziativen TraumaklientInnen diese Störungspotenziale der TäterInnen mit einem gewissen intellektuellen und emotionalen Distanzierungsvermögen, so kann ein umlernendes Verändern der zerstörerischen posttraumatischen Strukturen sowie das (neue) Integrieren eines innerpsychischen Anteils lindernd oder heilsam auf den Weg gebracht werden.

Auch für die Gesellschaft können die hier vorgetragenen Betrachtungen zur Psychogenese von TäterInnen wertvoll sein, wenn es gelingt, die negativen Entwicklungsgeschichten von traumatisch schwer beeinträchtigten Seelenstrukturen besser zu erkennen und zu lernen, die oftmals fatalen Opfer-Täter-Täter-Opfer-Ketten zu verstehen sowie auch voraussehen zu können (vgl. auch Zimmermann, 2016). In der täteranalytischen Trauma-Perspektive geht es, wie schon erwähnt, selbstverständlich nicht um eine Entschuldigung oder Straffreiheit für Amokläufer oder Massenmörder, sondern das Aufspüren von gesellschaftlichen Rahmenbedingungen, die dabei helfen zu verstehen, wie sich nicht zufällig, sondern eher gesetzmäßig persönliche Katastrophen abspielen und in traumatischen Wechselwirkungsketten fortsetzen, wenn hier nicht Einhalt geboten wird oder therapeutische Korrekturarbeit eingreift (vgl. Heinemann, 2020). Für solche therapeutischen Interventionen scheint es wenig und nur kurzzeitige Umkehrmöglichkeiten zu geben, wenn sie nicht innerhalb eines bestimmten Zeitfensters mit ausreichender Kompetenz erfolgen. Durch bewusstes Gegensteuern kann ein kriseninterveniernder oder prophylaktischer Einfluss ausgeübt werden: zu unser aller Sicherheit und zum Erhalt unserer Menschenwürde und zivilisierten Fortentwicklung auch in späteren Generationen. Verwirrung, Spaltung und Dissoziation sind insofern zu erwartende Traumanachfolgesymptome, deren (schlimmstenfalls mörderische) Folgen wir verhindern oder vorbeugen können, wenn wir uns den unangenehmen Themen der hier dargestellten seelischen Gewaltauswirkung stellen.

3.2 Die Zähmung des Löwen: Dynamische Interventionen mit Täterintrojekten von Jugendlichen mit Dissoziativen Identitätsstörungen

Frances S. Waters

Als Löwen bezeichne ich metaphorisch Täterintrojekte, um deutlich zu machen, dass das „Brüllen" dieser Introjekte laut und bedrohlich sein und zu gefährlichen Verhaltensweisen führen kann.

Jugendliche mit komplexen Traumata können in hohem Maße Komorbiditäten aufweisen, insbesondere Aggressions- und Emotionsregulationsstörungen, aufgrund derer häufig die kommunalen Behörden auf sie aufmerksam (gemacht) werden. Häufig kommt es so zu einer Vielzahl von Unterbringungen – Krankenhausaufenthalte, stationäre Psychotherapien oder problematische Rehamaßnahmen eingeschlossen – und schließlich zu Haftstrafen in Jugendstrafanstalten, wenn die Jugendlichen älter werden. Die verschiedenen Systeme werden maximal belastet mit kostspieligen Programmen und wenig wirksamen Interventionen. Der entscheidende Faktor, der zu einem so traurigen Ergebnis führt, ist die leider oft unerkannte Dissoziation bei traumatisierten Kindern mit „Löwen-Anteilen" (Täterintrojekten), die destruktive, aggressive, gemeingefährliche oder suizidale Verhaltensweisen zeigen. Bei den Voruntersuchungen zu meiner neu entwickelten Checkliste *CIT-DY* (Waters, F. S., 2020, *Checklist of Indicators of Trauma and Dissociation in Youth*) konnte ich bei Jugendlichen mit solchen Täterintrojekten, die eine unerkannte dissoziative Identitätsstörung hatten und eine hohe Häufigkeit von Krankenhausaufenthalten, Rehamaßnahmen und Jugendstrafen aufwiesen, ein gemeinsames Muster feststellen. Ein 14-jähriger männlicher Jugendlicher, Gavin, der in jungen Jahren ein schweres Trauma erlitten hatte, wurde seit seinem vierten Lebensjahr elfmal ambulant behandelt, von seinem sechsten Lebensjahr an sechsmal in der Psychiatrie untergebracht, lebte ab dem neunten Lebensjahr in fünf stationären Einrichtungen der Rehabilitation/Jugendhilfe, mit 13 und 14 Jahren saß er in vier Jugendstrafanstalten ein und wurde schließlich in einem 30-tägigen Stabilisierungsprogramm betreut. Leider ist dies ein tragisches Muster, das sich in meiner klinischen Praxis und Forschung bei Kindern mit schwerer Dissoziation und Täterintrojekten gezeigt hat.

In diesem Kapitel möchte ich die Dynamik von Täterintrojekten, einen systemischen Ansatz, der einheitlich und kollaborativ ist, und schließlich einige wirksame Interventionsstrategien vorstellen, mit denen man Jugendlichen mit Täteranteilen durch einen bindungsorientierten dissoziationsbezogenen Behandlungsansatz helfen kann.

Diese Kinder mit dissoziativer Identitätsstörung haben oft defensive Selbstzustände, hinter denen die Wut steckt über das, was sie als Kind erduldet und/oder an schlimmsten traumatischen Erlebnissen erlitten haben. Diese Zustände werden oft als Täter-*States* (Täterzustände), Täteranteile oder Täterintrojekte bezeichnet. Vogt (2012, S. 3) beschreibt sie als „psychische komplexe Leitbilder", die sich gebildet haben, wenn ein Kind gezwungen war, mit „Grenzüberschreitungen eines Aggressors" umzugehen. Dadurch konnte es „die toxischen Informationen der Gewaltszene unbewusst verinnerlichen". Täteranteile ähneln zwar anderen Beschützer-Selbstanteilen, die das Kind ursprünglich entwickelt hat, um das Trauma zu überleben, aber Täteranteile nutzen Macht, Einschüchterung und Aggression zur Verteidigung und zum Schutz, wenn eine Bedrohung wahrgenommen wird. Diese Anteile leben immer noch in der Atmosphäre, in der sie entstanden sind. Sie sind oft desorientiert gegenüber der Realität der gegenwärtigen Umgebung, die durchaus sicher sein kann. Ihre Wahrnehmung ist darauf ausgerichtet, anzugreifen und das Selbst oder das innere kleine Kind zu schützen. Sie sind rund um die Uhr in Alarmbereitschaft (wie eine hochsensible Amygdala), um Gefahren zu erkennen, und sie sind leicht triggerbar. Oft haben sie ein gestörtes Alarmsystem, das den Grad an Bedrohung, den Umweltreize oder Beziehungsprobleme vermitteln, falsch einschätzt. Da sie anderen gegenüber extrem misstrauisch sind, kommt es dazu, dass sie Rache nehmen an anderen, am eigenen Körper oder an Teilen des Selbst, d. h. an der scheinbar normalen Persönlichkeit (ANP) (van der Hart, Nijenhuis & Steele, 2006) – dem Selbstzustand, der die täglichen Routineaufgaben bewältigt und der als bedrohlich, schwach oder für das Trauma verantwortlich wahrgenommen wird. Schwäche und Hilflosigkeit werden von den Täteranteilen verachtet.

Diese „Löwen-Zustände" entspringen häufig einer projektiven Identifikation mit dem Misshandelnden oder dem (den) Missbrauchstäter(n), also mit der Person oder den Personen, von der (denen) die Verletzung ausging. Um ihr Überleben zu sichern, identifizieren sich diese Menschen aus vielen Gründen mit ihren Tätern. Einer der Gründe ist das Streben nach Bindung an den (die) Täter oder Täterinnen in der Hoffnung, Akzeptanz und Liebe zu erhalten, also sicherzustellen, dass ihre Bedürfnisse erfüllt werden. *„Wenn ich so bin wie er, wird er mich auch mögen."* Sie bilden zwar eine „Bindung" an den oder die Täter aus, aber nur, um zu überleben, nicht in einer bedeutsamen Beziehung, in der sie sich geborgen fühlen, sodass sie auch in der Lage wären, sich liebevoll um andere zu kümmern.

Ein weiterer Grund dafür, sich mit dem Täter oder der Täterin zu identifizieren, liegt darin, dass Traumatisierte zu ihrem eigenen Schutz als machtvoll angesehen werden wollen. *„Wenn ich stark bin, werde ich nicht verletzt." „Ich möchte lieber stark sein wie er als schwach zu sein und wieder verletzt zu werden."* Bei diesen Introjekten geht es ums Überleben, und oft steckt dahinter die reine Wut, die eine kraftspendende Emotion ist. Da sie die Körperwahrnehmung nicht mit der ANP oder anderen Selbstzuständen teilen, können sie ihnen Schaden zufügen, z. B. durch Schneiden oder Verbrennungen, ohne dies zu spüren. Da diese Introjekte nicht mit dem Rest des Systems verbunden sind, empfinden sie auch keine Schuldgefühle für ihre Handlungen und können dadurch gefährlich werden.

Wenn Täterintrojekte nicht identifiziert werden und keine speziellen Behandlungsmethoden eingesetzt werden, kann es sein, dass sie auf herkömmliche Interventionen zur Behandlung traumatisierter Jugendlicher nicht ansprechen. Die ungebremste Wut dieser Introjekte ist einer sachlichen Argumentation oder kognitiven Verhaltenstherapie nicht zugänglich, ungeachtet der damit verbundenen Belastungen für das Kind und für sie selbst, da die Introjekte sich als eigenständig und mächtig ansehen. Konsequenzen sind für sie nicht von Bedeutung und solche Behandlungsmaßnahmen daher unwirksam. Sie sind äußerst empfindlich gegenüber vermeintlichen Gefahren, sie sind leicht triggerbar und zeigen dann plötzlich ein aggressives oder bedrohliches Verhalten. Die Jugendlichen haben keine Kontrolle über diesen Zustand und es ist, als würde ein *„Alien"* die Kontrolle übernehmen und schädliche Handlungen ausführen, was dazu führt, dass sich die Jugendlichen hilflos, mutlos und schuldbeladen fühlen wegen ihres Kontrollverlusts, oft auch verwirrt aufgrund von Erinnerungslücken.

Die Jugendlichen können „Anhaltspunkte" für einen Täteranteil haben, wenn sie häufig akustische Halluzinationen haben, die einschüchternd, beschimpfend und bedrohlich sein können, aber diesen Stimmen können die Betroffenen keinen Einhalt gebieten. Täteranteile können das Kind so lange dazu drängen, seinen Körper, sich selbst oder andere zu verletzen und Gewaltverbrechen zu begehen, bis es dies tut – in der Hoffnung, dadurch die tyrannisierenden Stimmen zu unterbinden. Mit den akustischen können auch optische Halluzinationen einhergehen. Diese inneren Bilder werden als furchterregende Gestalten oder als „Monster oder Teufel" beschrieben. Die Jugendlichen haben Angst vor diesen Halluzinationen und dem Gefühl des „anderen Ich", das sich ihrer Kontrolle entzieht.

Eine Teenagerin wachte blutüberströmt auf, ihr Körper übersät von schweren Schnittwunden, die ihr ein Anteil zugefügt hatte, der sie als schwach betrachtete und ihr die Schuld am sexuellen Missbrauch gab. Ein anderer 11-Jähriger, Tony, „kam wieder zu sich", nachdem er sich mit seinem einzigen Freund gestritten und ihn in einen Schulspind gestoßen hatte, wodurch er eine Gehirnerschütterung erlitt (Waters, F. S. 2016, S. 109-110). Sein Täterintrojekt hatte die

Kontrolle übernommen, um ihn vor einer vermeintlichen Bedrohung durch seinen Freund „zu schützen und zu verteidigen". Dieses Introjekt wurde dadurch getriggert, dass der Jugendliche schon früh Zeuge von gewalttätigen Auseinandersetzungen zwischen seiner Mutter und ihrem Freund sowie chronischer körperlicher Misshandlung wurde.

Fachkräfte, die Dissoziation nicht erkennen und das Auftreten von Täterintrojekten und die damit verbundenen Dynamiken nicht verstehen, können die betroffenen Jugendlichen mit einer ganzen Reihe anderer Diagnosen versehen. Im oben beschriebenen Fallbeispiel Gavin wurden seit seinem vierten Lebensjahr insgesamt 27 Behandlungen durchgeführt und er erhielt sieben Diagnosen (ADHS, oppositionelles Trotzverhalten, bipolare Störung, schwere depressive Störung, Verhaltensstörung, antisoziale Persönlichkeitsstörung, pathologischer Jähzorn (engl.: *Intermittent Explosive Disorder* – IED), bis er schließlich die Diagnosen PTBS und dissoziative Identitätsstörung bekam. Darüber hinaus wurde ihm in seinem jungen Alter eine Unmenge an Medikamenten verschrieben, die wenig Wirkung zeigten.

In einem anderen Fall wurde ein 10-jähriger Adoptivjunge, Matt, von seinem früheren Therapeuten als „Soziopath" eingeordnet. Matt zeigte jedes Jahr Anfang Juni wiederkehrende Wutausbrüche, bei denen er zu Hause Möbel zerstörte, sodass die Polizei einschreiten musste. Gemeinsam mit seiner Adoptivmutter versuchte ich herauszufinden, was er in seinem frühen traumatischen Leben Anfang Juni erlebt haben könnte. Sie erinnerte sich daran, dass er als Zweijähriger genau zu dieser Zeit im Jahr, Anfang Juni, derjenige gewesen war, der entdeckte, dass sein biologischer Vater sich erhängt hatte. Der wütende Selbstanteil des Jungen durchlebte jedes Jahr aufs Neue die Reaktion auf dieses traumatische Erlebnis aus seiner präverbalen Phase. Nachdem wir diese entscheidende Verbindung hergestellt hatten, konnte ich mit diesem wuterfüllten Täteranteil arbeiten und sein frühes Trauma auflösen. Es gab keine weiteren Vorfälle um die Zeit des Jahrestages.

Diese Beispiele werden Fachkreisen hoffentlich verdeutlichen, wie wichtig es ist, traumatisierte Kinder routinemäßig auf Dissoziation zu prüfen und insbesondere auf das Vorhandensein eines Täterintrojekts hin zu untersuchen. Eine frühzeitige Erkennung und fachkundige Behandlung kann den Kindern und ihren Familien jahrelange Schmerzen und Leiden ersparen, die durch umfangreiche und teure, aber erfolglose Behandlungsmaßnahmen verursacht werden.

In diesem Kapitel wird zwar nicht näher ausgeführt, wie Dissoziation in der Kindheit erfasst werden kann, aber Silberg (2nd ed. 2021) und Waters (2016) bieten entsprechende Anleitungen.

Ich möchte hier allgemein anwendbare Interventionsstrategien vorstellen, die auf eine bindungsorientierte Behandlung dissoziativer Störungen abzielen. Eine Behandlung, in der die Bedeutung der Beziehung zwischen Behandelnden und KlientInnen anerkannt wird und die Hürden für eine wirksame Arbeit mit dissoziativen Kindern aus dem Weg geräumt werden. Dieser Ansatz lässt sich auf verschiedene Bereiche anwenden, z. B. auf Bildungseinrichtungen, stationäre Behandlungsangebote und Jugendstrafanstalten, die dissoziative Jugendliche mit Täterintrojekten behandeln oder betreuen. Zu den wichtigsten Strategien in der Arbeit mit den verschiedenen Einrichtungen gehören: Beratung und Fürsprache, eine mitfühlende Haltung, das „Entlarven" von falschen Vorstellungen und Mythen über Dissoziation, eine einfache Definition von Dissoziation, die Beschreibung von Ich-Zuständen als verschiedene Bewusstseinszustände derselben Person sowie die Entmystifizierung von Täterintrojekten.

Beratung und Zusammenarbeit, Fürsprache und eine mitfühlende Haltung gegenüber Täterintrojekten sind die Grundlage für die Einbindung und Schulung von Fachkräften. Die betroffenen Kinder benötigen oft viel Aufmerksamkeit. Betreuenden, die mit dem Fokus auf Stabilisierung und Sicherheit über Dissoziation unterrichtet wurden, fällt es leichter, den Kindern in solchen Momenten zuzuhören. Wenn man hervorhebt, dass alle Fachkräfte doch die Sorge um die Jugendlichen teilen, und untersucht, woran frühere Behandlungsmaßnahmen gescheitert sind, kann dies ein guter Ausgangspunkt für die Überlegung sein, dass bei der Behandlung von Jugendlichen mit komplexen Traumata bisher etwas fehlte. Durch Fürsprache und eine mitfühlende Haltung gegenüber dem Kind, bei der die Betonung auf dem Versagen des Systems und nicht auf dem Versagen des Kindes liegt, wird eine Wende eingeleitet, weg von Schuldzuweisungen an das Kind, hin zur Suche nach Alternativen. Wenn man untersucht, warum es zu solchen Fehlern im System gekommen ist, obwohl mit einer evidenzbasierten Behandlung gearbeitet wurde, liegt die Betonung darauf, was man in der jeweiligen Einrichtung anders machen kann, um den Bedürfnissen des Kindes gerecht zu werden, anstatt das Kind als unkooperativ, widerständig oder unmotiviert zu betrachten. Die Fokussierung auf das Versagen eines Systems wird die Betreuenden idealerweise dazu motivieren, sich mit der etablierten und erfolgreichen Behandlung von traumatisierten Jugendlichen mit Dissoziation auseinanderzusetzen (Silberg; Waters; Wieland).

Das „Klären" von Vorstellungen und Mythen zu Dissoziation ist eine Strategie, um zu verstehen, was Dissoziation wirklich ist, und um die irrigen Vorstellungen auszuräumen, die Fachleute möglicherweise haben. „Klären" von Vorstellungen bedeutet, dass wir eine Dissoziation in *einfachen Begriffen* erläutern, z. B. als einen Anteil des Selbst, der dem Kind geholfen hat, als es keine andere Möglichkeit gab, mit einer Situation zurechtzukommen. Die Anwendung der Neurobiologie des Traumas liefert dabei wissenschaftliche Beweise für die Validität von Dissoziation. Dazu gehört auch eine Beschreibung des autonomen Nervensystems und der Polyvagaltheorie (Porges, 2011), die den Einsatz von Dissoziation als letzte Rettung beschreibt, wenn das soziale Miteinander durch einen Akt des Missbrauchs und der Kontrollausübung über das Kind verletzt wird, wenn das Kind nicht in der Lage ist, sich zu wehren oder zu fliehen und daher der einzige Ausweg darin besteht, völlig zu erstarren, zu kollabieren und zu dissoziieren. Dissoziation ist die „letzte Karte", die gespielt wird, wenn alle anderen Möglichkeiten ausgeschöpft sind. Dies lässt sich als ein biologisch vorgegebener Schutzmechanismus erklären, wie ihn auch andere Säugetiere zeigen, z. B. eine Antilope, die erstarrt und zusammenbricht, wenn ein Löwe sie jagt und schließlich einholt. Darüber hinaus können die Erläuterung des Traumamodells und wissenschaftliche Studien, die den Mythos entkräften, dass Dissoziation von TherapeutInnen erzeugt werde oder auf Suggestion und Fantasievorstellungen zurückzuführen sei, genau solche unzutreffenden Vorstellungen ausräumen (Dalenberg et al. 2012; 2014).

Um die Entstehung von Selbstanteilen/Ich-Zuständen näher zu erklären: Wenn das Kind von Hilflosigkeit und großer Angst überwältigt ist und weder kämpfen noch fliehen kann, besteht der einzige sichere Ausweg darin, das Selbst auszublenden oder es von dem traumatischen Ereignis zu trennen. Auf diese Weise spaltet es das toxische Material von sich selbst und aus seinem bewussten Gedächtnis ab. Das traumatisierte Kind entwickelt innere Helfer, Anteile oder Ich-Zustände, die das traumatische Material, also schmerzhafte Gefühle und verstörende Ereignisse, Gedanken und Körperempfindungen, auffangen, damit es im täglichen Leben weiter funktionieren kann, um sicherzustellen, dass seine Bedürfnisse erfüllt werden. Das „Vergessen" durch Dissoziation ist eine Anpassungsleistung, um in der Nähe derjenigen bleiben zu können, von denen das Kind abhängig ist, um Zuneigung, Akzeptanz und grundlegende Dinge wie Nahrung, Kleidung und ein Zuhause zu erhalten. Allerdings können Teile des Selbst, die das Trauma bewahren, getriggert werden. Dann kann das dissoziierte Material „durchsickern" und sich auf Handlungen, Emotionen, Kognitionen und Körperempfindungen des Kindes auswirken, die sich seiner Kontrolle entziehen. Wenn das Kind von klein auf chronisch traumatisiert wurde, kann das Dissoziieren zu einer gewohnheitsmäßigen, täglichen Überlebensstrategie werden. So kann ein Kind, wenn es plötzlich von einem Ich-Zustand in einen anderen rutscht, weil es getriggert wurde, extreme Stimmungs- und Verhaltensänderungen aufweisen und zerstörerisches und aggressives Verhalten zeigen, ohne sich dessen bewusst zu sein oder es steuern zu können. Selbstanteile können verschiedene Rollen einnehmen, wie z. B. die von HelferInnen, Heldengestalten oder wütenden Introjekten, die Gewalt anwenden, wenn ihre emotionale oder körperliche Sicherheit bedroht scheint. Es ist wichtig zu betonen, dass es sich immer noch um *ein und dasselbe Kind handelt, aber mit unterschiedlichen Bewusst-*

seinszuständen, die das traumatische Material enthalten und für den plötzlichen Wechsel zu extremen Stimmungen und Verhaltensweisen verantwortlich sind, über die das Kind keine Kontrolle hat und die ihm nicht bewusst sind. Dies kann den Betreuenden und Behandelnden helfen, Empathie und Mitgefühl für das dissoziative Kind zu entwickeln.

Der häufigste Grund, warum verschiedene Einrichtungen sich mit hochgradig traumatisierten, dissoziativen Kindern befassen müssen, sind die Täterintrojekte, die den eigenen Körper und andere angreifen und Eigentum zerstören können. Die Aufklärung über diese Introjekte ist von entscheidender Bedeutung, damit Fachkräfte sich mehr um die Hilfe für die Betroffenen kümmern können als sie zu bestrafen und zu kriminalisieren. Für das Fachpersonal ist es wichtig zu wissen, dass diese wütenden Anteile nicht in eine fürsorgliche Umgebung mit einer sicheren Bindung an ihre Bezugspersonen „hineingeboren" wurden, sondern dass sie geschaffen wurden, um das toxische traumatische Material aufzufangen und Abwehrreaktionen zu zeigen, um das Überleben zu sichern. Wie bereits erwähnt, identifizieren sie sich auf diese Weise mit dem jeweiligen Täter, um ein Gefühl der Macht zu haben und ihre Hilflosigkeit zu kompensieren. Es ist ein Schutzmechanismus, der auch tiefen Schmerz überdecken kann. Wenn man sie nicht als Täter betrachtet, sondern als wütende Anteile oder Träger des schlimmsten Teils des Traumas und/oder der Wut, dann kann eine Haltung des Mitgefühls und des Verständnisses entstehen, die eine Brücke zwischen ihnen und den Fachkräften schlägt. Diese Sichtweise wird die beteiligten Berufsgruppen dabei unterstützen, diese Anteile als Helfer zu begreifen, die konstruktive Auswege aus der Wut kennenlernen müssen, statt ihnen in einer kritischen, strafenden Herangehensweise zu begegnen. Sie werden sie dann als behandelbar ansehen, wenn ihnen wirksame, spezialisierte Methoden zur Behandlung der Dissoziation zur Verfügung gestellt werden, die es den Betroffenen ermöglichen, ein nützliches Mitglied der Gesellschaft zu werden.

Die primäre Behandlung dieser wütenden Anteile ist eine „bindungsorientierte" dissoziationsbezogene Behandlungsform. Es geht darum, den wütenden Anteilen zu helfen, sich aus ihrer Identifikation mit den Tätern oder Täterinnen zu lösen und eine positive Beziehung zu den Betreuenden, Behandelnden etc. aufzubauen, die auf die tiefliegende Angst der wütenden Ich-Zustände vor Verletzung eingehen und sie dabei unterstützen, ihre Rolle neu zu definieren, weg von Aggressoren, hin zu starken, gewaltfreien Beschützern. Ein einheitlicher Behandlungsansatz, der in verschiedenen Behandlungssettings (Bildungseinrichtungen, Wohngruppen, Rehakliniken, stationärer psychiatrischer Behandlung usw.) anwendbar ist, wählt einen Haupttherapeuten aus, der die Aufgabe hat, eine Beziehung zu den wütenden Anteilen aufzubauen und die therapeutischen Maßnahmen umzusetzen. Es wird eine wichtige gleichaltrige Vertrauensperson zugewiesen, die ein positives Vorbild ist und auf den oder die Jugendliche(n) zugeht, mit ihm (ihr) in Kontakt tritt und ihn (sie) dabei unterstützt, konstruktive Wege zur Problemlösung zu finden. Eine Familientherapie ist für die Heilung der Beziehungen in der Familie von entscheidender Bedeutung. Die Eltern werden über den Ursprung der wütenden Ich-Zustände aufgeklärt und lernen, sie zu akzeptieren und sich in sie einzufühlen, was einer positiven Übertragung förderlich ist. Die Eltern können dann die therapeutischen Strategien unterstützen, mit deren Hilfe die wütenden Anteile ihre Wut auf konstruktivem Wege abreagieren können, und sie können abgewandelte Strategien für zu Hause entwickeln. Geschwister müssen in die Familientherapie einbezogen werden, um etwaige verletzende Verhaltensweisen ihnen gegenüber zu beheben, damit auch sie die wütenden Ich-Zustände akzeptieren können und eine positive Beziehung zwischen den Geschwistern aufgebaut werden kann.

Durch kontinuierliche Zusammenarbeit und Beratung mit einem Teamansatz innerhalb des jeweiligen Systems/der Einrichtung können alle Herausforderungen, Interventionsstrategien und Möglichkeiten zur Verbesserung des dissoziationsbezogenen bindungsorientierten Behandlungsplans angesprochen werden, um den gewünschten Erfolg zu erzielen. Der auf Dissoziation spezialisierte Experte oder die Expertin kann dem Team formelle und informelle Weiterbildung anbieten, um ein ganzheitliches Verständnis des Kindes zu entwickeln und das Behandlungsprotokoll erfolgreich umzusetzen.

Der nächste wichtige Schritt konzentriert sich auf spezifische Anforderungen an das Personal, um die Voraussetzungen zu schaffen, die Bindung des Täterintrojekts an den Missbrauchenden aufzulösen und eine Bindung zwischen den wütenden Anteilen und den Behandelnden aufzubauen. Betreuendes Personal und TherapeutInnen dürfen nicht als Bedrohung empfunden werden. Sie werden zu Co-RegulatorInnen der Jugendlichen, indem sie ruhig bleiben, wenn die wütenden Anteile aufgebracht sind. Porges (2011) spricht von Stimmmodulation und weichem Blick, um eine erregte Person herabzuregulieren. Dies ist zwar oft eine Herausforderung, aber das ruhige Auftreten der MitarbeiterInnen, ihr Einfühlungsvermögen und der Wunsch zu verstehen, was die Wut ausgelöst hat, tragen dazu bei, dass sie nicht so sehr als Bedrohung angesehen werden. Diese Art des Handelns seitens der betreuenden Personen unterstützt dabei, die Erregung und Reaktivität des wütenden Anteils zu dämpfen, sodass die kortikalen Gehirnbereiche über sein Verhalten und seine Stimmung nachdenken und den negativen Affekt angemessen bewältigen können. (Strategien zur Regulation negativer Affekte werden weiter unten erörtert.) Wenn die wütenden Anteile sich sicher fühlen, wenn sie spüren, dass sie Anerkennung erhalten für alles, was sie für das Kind geleistet haben, und so eine positive Übertragung auf das Betreuungspersonal und Behandelnde entwickeln, versetzt sie das in die Lage, ihre Identifikation mit dem Misshandelnden aufzugeben.

Durch den Aufbau einer Bindung zu den Betreuenden und Behandelnden können die wütenden Anteile beginnen, ihr Trauma zu verarbeiten. Die Problematik des Macht- und Kontrollmissbrauchs durch den ursprünglichen Täter, die Tatsache, dass der Missbrauch nicht auf die Schuld oder Schwäche des Kindes zurückzuführen ist, sondern dass der Täter oder die Täterin die alleinige Verantwortung trägt, kann nun eingehend thematisiert werden. Dem wütenden Anteil dabei zu helfen, zu erkennen, wie klein und verletzlich das Kind war und wie der Täter das Kind zu seinem eigenen Vorteil ausgenutzt hat, ist ein entscheidender Schritt, um die Wahrnehmung des wütenden Anteils gegenüber dem ANP oder anderen Selbst-Anteilen zu verändern. Während dieses Prozesses würdigen der ANP und andere Selbstzustände den wütenden Anteil und danken ihm dafür, dass er ihnen geholfen hat, das Trauma zu überleben. Dies fördert die Teamarbeit und die Verbundenheit untereinander, so dass sich die Identität des wütenden Anteils vom Täter zum gesunden Beschützer wandelt.

Wenn eine positive Beziehung zwischen dem Täterintrojekt und dem Therapeuten oder der Therapeutin etabliert ist, besteht das nächste Ziel darin, Interventionen anzubieten, die dem Introjekt helfen, herauszufinden, wie es seine Emotionen regulieren und seine Stärke positiv nutzen kann. Solche Interventionen zielen darauf ab, die Emotionen zu untersuchen, die unter der Wut verborgen liegen (Ablehnung, tiefer Schmerz und Scham), die Wut auf ungefährliche Weise herauszulassen, Stärke neu zu definieren, das Toleranzfenster zu erweitern und Selbstreflexionsfähigkeit zu entwickeln.

Bei der Erkundung von Emotionen, die unter der Wut verborgen liegen, erörtere ich das Konzept der „Spitze des Eisbergs" mit einer Zeichnung eines Eisbergs, unter dem sich etwa 35 Emotionen befinden, die unter Wasser liegen. Die wütenden Anteile können nun beginnen, die Verbindung zwischen Wut und verborgenen, verletzlichen Gefühlen zu erkennen. Das Erkennen dieser Emotionen, die in ihnen oder anderen Teilen des Selbst enthalten sein können, und ihre Verarbeitung sind ein Schutz davor, die Wut auszuagieren, wenn sie getriggert werden. Techniken, die künstlerische Medien wie Zeichnungen und Sandschalen oder therapeutische Objekte (Vogt, 2006) nutzen, können zusammen mit kognitiver Verarbeitung hilfreich sein. Eine erfolgreiche Stabilisierungstechnik, die ich bei „Löwen-Zuständen" angewandt habe, damit sie ihre Wut auf sichere Weise abreagieren können, ist die Schaffung eines „inneren Wutraums" (Waters, 2016, S. 219–248), der „rundum schalldicht" ist, um die Wut auf sichere Weise abzubauen, ohne Waffen zu benutzen oder sich selbst zu verletzen. Zwischen TherapeutIn und dem wütenden Anteil wird besprochen und ausgehandelt, was dieser Zustand im Raum zur Verfügung haben möchte. Einige gesunde Hilfsmittel, um Wut zum Ausdruck zu bringen, können Bälle, Boxsäcke, Fitnessgeräte oder Kunstbedarf sein. Die Wände sind gepolstert, damit der wütende Ich-Zustand nicht verletzt wird, und der Raum ist schalldicht, damit die anderen

Ich-Zustände nicht durch den Lärm erschreckt werden. Ein männlicher Teenager, Alex, der Zeuge der Wutausbrüche seines Vaters wurde, bei denen dieser mit Möbeln warf, wünschte sich Stühle zum Werfen und Zerbrechen. Ich äußerte Alex gegenüber meine Besorgnis, dass er dieses Verhalten auch außerhalb des inneren Wutraums zeigen könnte, da er es bei seinem Vater erlebt hatte. Er sagte, dass er das nicht tun würde, und bestand darauf, Stühle im Zimmer zu haben. Er wollte auch keine Schutzausrüstung tragen. Wir haben uns dann geeinigt unter der Voraussetzung, dass er darauf achtete, sich nicht selbst zu verletzen. In Wirklichkeit hatte ich keine Kontrolle darüber, was er tat, aber ich wollte ihm deutlich machen, dass mir seine Sicherheit wichtig war.

Als Folgeintervention, nachdem die Wut freigesetzt wurde, bitte ich die wütenden Anteile, nebenan einen „inneren Trostraum" zu schaffen, in den sie danach gehen können, um sich zu entspannen. Da sie nur dafür geschaffen wurden, die Wut zu tragen, sind ihnen Gefühle von Trost und Freude fremd. Ich spreche mit ihnen darüber, dass sie nach dem, was sie ertragen mussten, einen Ort der Geborgenheit verdient haben, und finde gemeinsam mit ihnen heraus, was sie sich für ihr Zimmer wünschen. Sie können zum Beispiel gemütliche Möbel (wie Couch, Fernseher, Unterhaltungselektronik), Lieblingsessen und Snacks hineinstellen. Alex stimmte an dieser Stelle zu und richtete sein Zimmer mit gemütlichen Möbeln, Essen und lustigen Filmen ein. Ein Teenager baute einen Tanzsaal mit funkelnden Lichtern, während ein Jüngerer einen Swimmingpool mit Rutsche aufstellte. Das Ziel dieser Intervention besteht darin, den emotionalen Zustand der Wut mit positiven Gefühlen des Wohlbehagens und der Entspannung zu *vermischen*, was dabei hilft, die Wut zu reduzieren und zu regulieren. Einige KlientInnen waren bereit, Gesellschaft vom ANP und anderen Selbst-Zuständen zu bekommen, um gemeinsam zu entspannen und zu spielen, was ihre Bindung weiter stärkte.

Eine weitere wichtige Intervention ist die Neudefinition von Macht. Diese (wütenden) Anteile sind durch grausamen Machtmissbrauch entstanden und kennen nur diese Ausdrucksmöglichkeit von Stärke. Ich bespreche mit ihnen eine andere Form der Macht, die mehr Kraft und Willensstärke erfordert – die innere Macht, zu prüfen und zu bestimmen, wie man ohne körperliche Gewalt vorgehen kann. Ich habe zur Verdeutlichung das Akronym CAPS entwickelt, das für **Cooperation** (Kooperation), **Assertiveness** (Durchsetzungsvermögen/Selbstbehauptung), **Persistence** (Beharrlichkeit) und **Self-Control** (Selbstbeherrschung) steht. Siehe Abbildung 3.1.

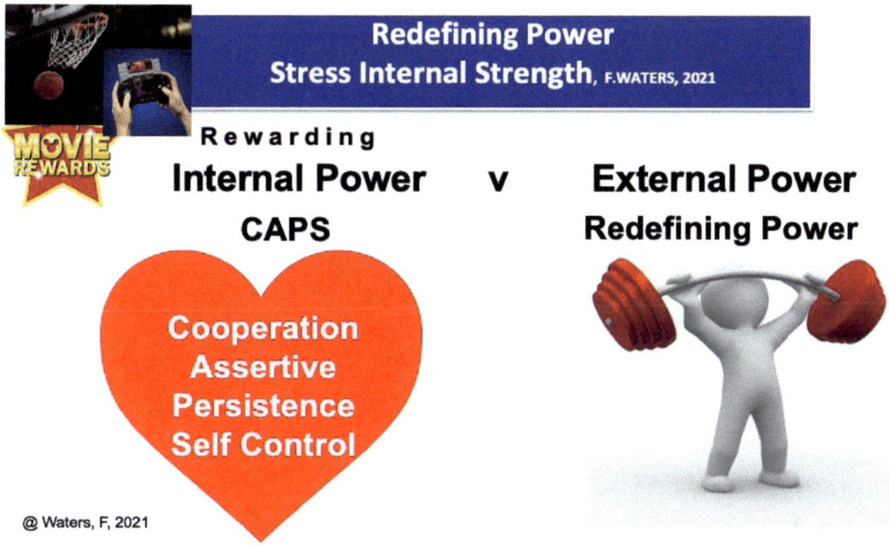

Abbildung 3.1: CAPS: Neudefinition von Macht und Betonung innerer Stärke

Ich erkläre, dass die innere Stärke, mit sich selbst und anderen zu kooperieren, durchsetzungsfähig zu sein und sich selbst zu beherrschen, wenn man wütend ist, mehr Kraft erfordert als eine „reflexartige" Reaktion, die zu körperlicher Gewalt führt. Die Entwicklung innerer Stärke wird anhand verschiedener Situationen geübt, die in der Vergangenheit zu Konflikten geführt haben, wobei Rollenspiele, EMDR, Spieltherapie usw. zum Einsatz kommen.

Der Aufbau eines internen Problembewusstseins und der Einheit/Einigkeit aller Anteile ist von zentraler Bedeutung für die Entwicklung einer inneren Zusammenarbeit und schließlich eines Selbstgefühls, das nicht mehr gespalten ist. Die Verwendung der 6 Ls (früher 4 Ls, vgl. Waters, 2016), die für Look (Schau!), Listen (Hör hin!), Learn (Lerne!), Love (Liebe!), Live (Lebe!) und Laugh (Lach!) stehen, bezieht sich darauf, dass alle Teile des Selbst zusammenarbeiten und sich ihrer Umgebung voll bewusst sind. Das Motto, das damit verbunden ist, lautet: „Wenn wir zusammenarbeiten, erreichen wir viel mehr." Das Bild, dass es viel schwieriger ist, einen Gegenstand mit einem Finger aufzuheben, als alle Finger koordiniert einzusetzen, ist ein wirkungsvolles Beispiel, um die innere Kooperation und Kommunikation zwischen den einzelnen Teilen des Kindes zu fördern. Es gibt viele weitere Beispiele für die interne Zusammenarbeit von Selbstanteilen, die in Silberg (2nd edition, 2021) und Waters (2016) beschrieben werden.

Eine weitere Intervention, die die Ausweitung des Toleranzfensters der Selbstzustände (Siegel, 1999) und Selbstreflexion miteinander verbindet, ist EARTH

(Waters, 2016), ein Akronym für: „Extra pair of Eyes looking back at Affect and Reflecting on Thoughts in the Here and Now" (deutsch: „Ein weiteres Augenpaar, das auf den Affekt zurückblickt und über die Gedanken im Hier und Jetzt reflektiert"). Der Name EARTH (ERDE) impliziert auch, geerdet zu sein, was bedeutet, präsent zu bleiben statt zu dissoziieren. Siehe Abbildung 3.2.

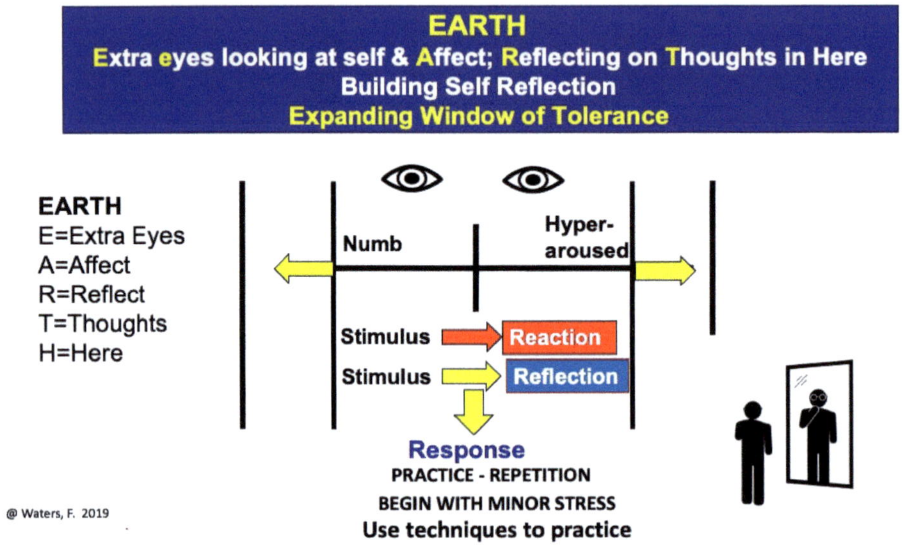

Abbildung 3.2: EARTH: Aufbau von Selbstreflexion und Ausbau des Toleranzfensters

Bei dieser Übung kann man das Bild eines Spiegels verwenden, um darüber nachzudenken, wie man gerade sieht, fühlt und denkt. Übungen mit Hilfe von EARTH, die mit leichten Stressoren beginnen und bis hin zu triggernden Ereignissen reichen, können Reflexion und angemessene Antworten fördern, anstatt unmittelbar auf ein triggerndes Ereignis zu reagieren. Ich verwende die Metapher des Blicks aus einem schmalen Fenster im Vergleich zu einem großen Panoramafenster oder sogar zum Ausblick von einem Wolkenkratzer, der eine Stadt überragt, um dem Kind zu helfen, eine umfassende Sichtweise auf eine Situation zu entwickeln und Gefahren richtig einzuschätzen. Diese Perspektive kann dazu beitragen, die Reaktionsbereitschaft des Kindes zu bremsen und eine *klarere und gegenwartsbezogene Sichtweise* auf eine Situation zu ermöglichen.

Das regelmäßige Erfassen der Fähigkeit eines Kindes, mit alltäglichen Stressfaktoren umzugehen und angemessen darauf zu reagieren, ist eine wichtige Stabilisierungsmaßnahme. Ein tägliches „Temperaturdiagramm", das das Konzept von EARTH verwendet, mit einer „Happy Zone", die das Toleranzfenster darstellt, unterstützt die Fähigkeit der Anteile des Kindes, über ihr Verhalten und ihre Affekte zu reflektieren, wobei Gefühlsaufkleber oder Zeichnungen von Gefühlen in bestimmten Situationen verwendet werden, vor allem auf solche Situationen bezogen, die als Trigger wirkten und eine Reaktion auslösten. Das Diagramm hat drei Abschnitte, in die das Kind etwas einträgt:

1. „Reflexion über mich selbst". Hier kann das Kind aufschreiben, was es an diesem Tag an seinem Verhalten und seinen Gefühlen bemerkt hat.
2. „Was ich tun muss" bezieht sich darauf, dass das Kind angemessene, alternative Reaktionsmöglichkeiten erkennt.
3. „Was andere tun können" zielt darauf ab, was Betreuende und andere tun können, um dem Kind zu helfen.

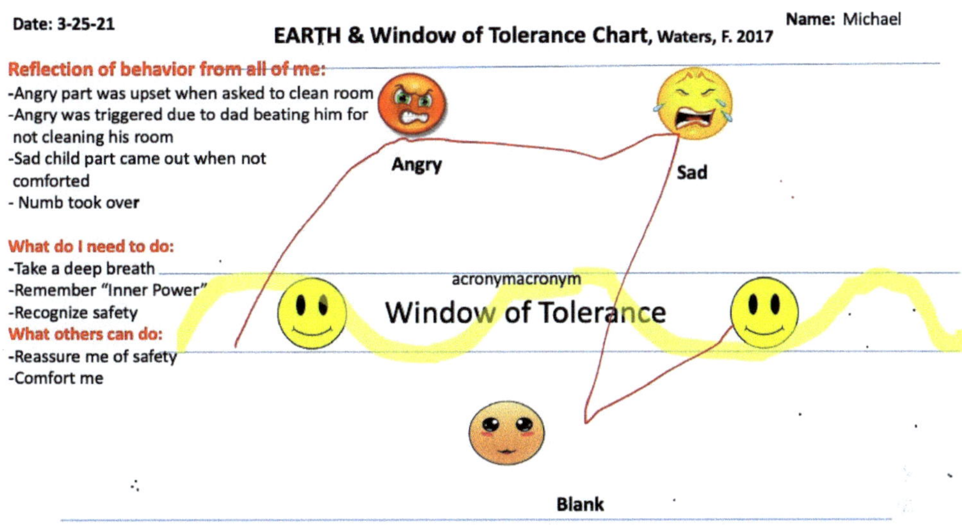

Abbildung 3.3: EARTH & Toleranzfenster Diagramm

Die Abbildung zeigt Michael, der früher von seinem biologischen Vater geschlagen wurde, wenn er sein Zimmer nicht aufgeräumt hatte, und den es triggerte, als seine frustrierte Adoptivmutter ihn daran erinnerte, sein Zimmer aufzuräumen. Anfangs übernahm sein wütender Anteil die Kontrolle; dann kam seine Traurigkeit zum Vorschein, weil seine leibliche Mutter ihn nicht getröstet hatte, und schließlich schaltete Michael ab und war wie betäubt. Michael erkannte, dass er tief durchatmen und die 6 Ls machen musste, um sich (in der Gegenwart) zu orientieren, und er erkannte ebenso, dass er seinem wütenden Anteil helfen musste, zu begreifen, dass es diesmal nicht um seinen biologischen Vater ging, sondern dass er sich dann daran erinnern musste, seine innere Stärke zu nutzen (wie oben beschrieben) und seiner Adoptivmutter zu sagen, dass er getriggert worden war. Seine Adoptivmutter erkannte, dass sie Michael das Gefühl geben musste, dass er in Sicherheit war und dass sie ihn trösten musste. Siehe Abbildung 3.3.

Ich lasse das Kind dieses Diagramm 10 Minuten vor dem Ende unserer Therapiesitzung ausfüllen, um das Kind und seine Selbst-Anteile dazu anzuregen, über ihr Verhalten während unserer Sitzung nachzudenken und darüber, wie sie verschiedene Strategien eingesetzt haben und wie ich sie unterstützen kann. Es bietet auch eine Möglichkeit, den Fortschritt zu Hause und in der Praxis sichtbar zu machen.

3.2.1 Zusammenfassung und Abschluss

Häufig werden traumatisierte Kinder mit Täterintrojekten aufgrund von aggressivem, gewalttätigem oder suizidalem Verhalten in psychiatrischen Kliniken, Jugendstrafanstalten, in Rehabilitationsmaßnahmen oder Einrichtungen der Jugendhilfe untergebracht. Ein Verständnis der Dynamik dieser Introjekte und die Entwicklung eines einheitlichen, auf Bindung ausgerichteten, dissoziativen Behandlungsansatzes mit dem betreuenden Personal, das spezielle Interventionen einsetzt, um Täterintrojekte in gesunde Beschützer umzuwandeln, kann den Kreislauf immer wieder scheiternder Unterbringungen beenden. Das Wissen, dass diese Introjekte sich ursprünglich gebildet haben, um das Kind zu schützen, indem sie das toxische traumatische Material aufgefangen haben, hilft den Betreuenden und Behandelnden, das Einfühlungsvermögen, die Geduld und Motivation zu entwickeln, die es braucht, um Strategien zu erlernen, die diesen wütenden Ich-Zuständen helfen, eine positive Übertragung auf sie zu entwickeln. Diese Einsichten helfen vor allem auch dabei, die betroffenen Kinder zu unterstützen in der Bereitschaft, Stärke neu zu definieren, indem sie innere Stärke statt äußerer Kraft einsetzen, um Auslöser und Konflikte zu bewältigen. Dieser Ansatz wird zu einer erfolgreichen Bewältigung des Traumas führen, sodass das Kind die Möglichkeit erhält, ein erfolgreiches Leben zu führen.

3.3 Täterintrojekte bei Dissoziativen Identitätsstörungen und die Problematik der Fallveröffentlichung: Eine Frage des Einverständnisses von Anteilen

Valerie Sinason

3.3.1 Einleitung

Im Artikel wird über einen besonders schwierigen Behandlungsfall einer DIS im Verschmelzungsstil (Amalgamstil) berichtet, indem Berichte von mehreren Fällen – zum Schutz der Daten und zur Sicherheit für die Patienten – zu einem Fall verschmolzen werden.

Grundsätzlich geht es bei diesem Erfahrungsbericht um die Schwierigkeit, einen Fachartikel über eine DIS-Behandlung mit dem gesicherten Einverständnis aller dissoziativen Persönlichkeitsanteile schreiben und juristisch korrekt publizieren zu können.

Die meisten TherapeutInnen lernen die Welt der DIS kennen, wenn sie mit Opfern/Überlebenden von sexualisierter Gewalt arbeiten und sich sowohl aus moralischen als auch aus beruflichen Gründen in deren Therapie engagieren. Ein kleiner Teil dieser TherapeutInnen arbeitet auch mit Tätern oder Opfer-Tätern. In Großbritannien ist es so, dass diejenigen, die mit Tätern arbeiten, einem anderen Behandlungsansatz folgen als es bei der Arbeit in forensischen Einrichtungen üblich ist. Oft erfolgt schon die Ausbildung völlig getrennt voneinander. Der *Tavistock and Portman Trust*, die größte psychiatrische Ausbildungs- und Behandlungseinrichtung in Großbritannien, verfügt über ein eigenes Gebäude, die *Portman Clinic*, für die Arbeit mit Tätern, und über ein Gebäude für die Behandlung der Opfer. Diese Spaltung und Trennung findet sich auch in vielen Besprechungen in der Klinik wieder.

3.3.2 Hauptteil

Zur Arbeit mit Kindern, die Opfer von Missbrauch sind, bin ich durch meine Arbeit mit Kindern mit Behinderungen gekommen, der ich zuvor nachging. Dabei fühlte ich mich bei meinen Supervisoren und meinem Psychoanalytiker gut aufgehoben und unterstützt. Ich musste jedoch sehr viel intensiver über einen geeigneten Supervisor nachdenken, als ein minderjähriges Opfer mit einer mittelschweren geistigen Behinderung, ausgelöst durch eine tragische Abfolge bestimmter Ereignisse in einem missbräuchlichen Umfeld im Alter von 14 Jahren, den Missbrauch zu reinszenieren schien. Das war der Augenblick, als ich begriff, was Opfer-Täter sind und dass ich einen Psychoanalytiker und Supervisor brauchte, der das auch verstand. Es war ein langwieriger Prozess, die Problematik erwachsener Straftäter zu verstehen, die aufgrund ihrer eigenen Traumatisierung und leichten Triggerbarkeit in diese missliche Lage gekommen waren.

Während meiner späteren Ausbildung zur Psychoanalytikerin für Erwachsene und kurz nachdem ich zum ersten Mal mit dem Thema des rituellen Missbrauchs in Berührung gekommen war, verspürte ich das dringende Bedürfnis, einen Psychoanalytiker zu finden, der keine Angst vor den Details solch verheerender Folterungen und Grausamkeiten hatte. Mein inzwischen verstorbener Psychoanalytiker, Dr. Mervin Glasser, ehemaliger Direktor der Portman Clinic und Leitender Oberarzt in der Psychiatrie, hatte ein tiefgreifendes Verständnis dafür. Bis ich ihn fand, stieß ich nur auf ungläubige oder pathologisierende Reaktionen. Die Tatsache, dass ich mit Dissoziativen Identitätsstörungen arbeitete und diese als Realität anerkannte, wurde pathologisiert. Mit anderen Worten: Ich war, wenn auch in geringerem Maße, mit dem konfrontiert, was auch meine PatientInnen durchmachten. Wegen des Umgangs mit Traumaopfern, die selbst zu Tätern geworden waren, oder mit Menschen mit DIS, von denen manche Täter-Introjekte hatten, wurde ich ebenso mit Beschämung und Unglauben überschüttet.

Dr. Glasser sagte mir, er habe stets sorgfältig darauf geachtet, allgemeine psychoanalytische Arbeiten zu verfassen, damit die Leute ihn nicht stereotypisieren und ausschließlich mit Kriminellen und Pädophilen in Verbindung bringen konnten. Für mich war das jedoch keine gangbare Lösung. Die in unserer Gesellschaft verbreitete Tendenz, Menschen als entweder kriminell oder aufrichtig einzustufen, erstreckt sich auch auf diejenigen, die mit ihnen arbeiten. Wir Menschen neigen in dieser Hinsicht, wie in so vielen anderen Bereichen, zu binärem Entweder-oder-Denken.

Die Arbeit mit durch Missbrauch traumatisierten PatientInnen, die eine geistige Behinderung hatten und ihre Verletzungen/Traumatisierungen nicht verarbeiten konnten, sondern sie weitergaben, löste bei mir eine Art Schock aus, aber ich erlebte nicht die falschen Erinnerungen und andere Belastungen, die sonst mit der Arbeit mit DIS einhergehen, also mit DIS-PatientInnen, die keine geistige Behinderung haben. Ich war emotional weder auf die Urgewalt der Täterintrojekte noch auf die Einzelheiten sadistischer Folter vorbereitet. Daher hoffe ich, dass dieses Kapitel FachkollegInnen zu dieser Arbeit ermutigt, sie dabei aber auch auf einige spezifisch andere und schwierige Probleme vorbereitet.

Nach meinem jetzigen Erkenntnisstand kann ich therapeutisch tätigen oder noch in Ausbildung befindlichen KollegInnen sagen, dass die DIS eine forensische Erkrankung ist. Sie wurde durch ein an einem Kind begangenes Verbrechen verursacht, egal ob dies vorsätzlich oder unbeabsichtigt geschah. Ein Elternteil, der einen psychischen Zusammenbruch erlebt und sein Kind dabei nicht schützen kann, mag nicht die Absicht gehabt haben, seinem Kind Schaden zuzufügen, aber es ist geschehen, und das ist ein Verbrechen gegen das Kind. Das heißt, auch wenn ein Patient inzwischen volljährig ist, werden wir früher oder später auch auf andere Handlungen einer Opfer-Täter-Kette stoßen. Dies kann ein beängstigender Prozess sein. Hinzu kommt, dass Angehörige therapeutischer Berufe sich unwohl fühlen mit Gerichtsverfahren, bei denen Trauma und seine Charakteristika vom Ansatz her nicht angemessen berücksichtigt werden. Zudem werden wir in der Therapie wahrscheinlich auf Persönlichkeitsanteile treffen, die sich naturgemäß mit ihren Missbrauchstätern, die meist aus dem familiären Umfeld stammen, identifizieren. Während einige Persönlichkeitsanteile verstehen können, wie sie betrogen und missbraucht wurden, sind andere stark der Täteridentität verhaftet. Unsere Vorstellung von Verbrechen wird sich darauf auswirken, wie wir den inneren Opfer-Täter ansprechen. Wie ich bereits angedeutet habe, wird diese klinische Arbeit für diejenigen, die eine binäre Sichtweise auf Verbrechen haben, schwieriger sein.

Wir können grundsätzlich davon ausgehen, dass sich ein komplexes Bindungsmuster entwickeln wird, da eine desorganisierte Bindung eine wesentliche Voraussetzung für die Entwicklung einer DIS ist.

Die im Folgenden beschriebenen Bindungsmuster gehen auf Mary Ainsworths Weiterentwicklung der Arbeit von John Bowlby und eine Ergänzung von Mary Main zurück. Unterschieden wird zunächst die sichere von den unsicheren Bindungsformen. Zu Letzteren zählen die unsicher-vermeidende Bindung, die unsichere ängstlich-ambivalente Bindung sowie die desorganisierte, desorientierte oder dissoziative Bindung.

Wir wissen, dass ein sicher gebundenes Baby bei einer Trennung von seiner primären Bezugsperson beunruhigt reagiert, bei der Rückkehr seiner Bezugsperson deren Nähe sucht und sich danach wieder dem Spiel zuwenden kann. Die Bezugsperson geht dabei feinfühlig auf die Bedürfnisse des Kindes ein.

Zu den beiden bekannteren Kategorien der unsicheren Bindung gehört erstens der unsicher-vermeidende Bindungsstil, bei dem das Baby trotz körperlicher Not bei der Trennung keine Not zeigt. Bei Rückkehr des Elternteils/der primären Bezugsperson wünscht das Kind keine Nähe zu ihm/ihr, was dieser Elternteil zum Teil nicht akzeptieren will. Zweitens gehört dazu der unsichere ängstlich-ambivalente Bindungsstil, bei dem das Baby bei der Trennung seine Not zeigt und bei der Rückkehr der primären Bezugsperson anhänglich und schwer zu trösten ist. Hier wird der Elternteil als uneinfühlsam und unberechenbar empfunden.

Wenn wir nun zur DIS kommen, gelangen wir zum vierten Bindungsmuster, das eine weitere Unterkategorie der unsicheren Bindung ist. Eine desorganisierte desorientierte Bindung liegt vor, wenn das Baby ein stark desorganisiertes Verhalten zeigt: Es ist ängstlich in der Gegenwart des Elternteils und erlebt ihn als beängstigend oder als eine angsterfüllte Person.

Der Sohn von John Bowlby, Sir Richard Bowlby, prägte nach der Aufnahme einiger Interviews für die *Clinic for Dissociative Disorders* (Klinik für dissoziative Störungen) den Begriff *„Double D babies"*, den wir äußerst hilfreich fanden, wobei die beiden „D" für desorganisiert und dissoziativ stehen (Richard Bowlby, 2006, persönliche Mitteilung). Schließlich fügten wir noch den Begriff der Infantiziden Bindung hinzu (Kahr, 2007; Sachs, A., 2017 u. 2018; Sinason, V., 2017). Am extremeren Ende der dissoziativen Identitätsstörung arbeiten wir also mit Menschen, die durch ihre Bezugspersonen kumulative Gewalt bis hin zu Nahtoderfahrungen erlebt haben. Darüber hinaus gibt es am extremen Ende das, was als „installierte" oder „implantierte" DIS bezeichnet wird. In dieser Gruppe handelt es sich bei den DIS-Persönlichkeitsanteilen nicht um spontan entstandene, kreative Abwehrmechanismen gegen Traumata, sondern um Zustände mit geplanten Funktionen und Verläufen, die von Tätern absichtlich, größtenteils durch Folter, installiert wurden.

3.3.3 Eine DIS-Fallstudie

Ich möchte die Komplexität dieser Arbeit anhand eines amalgamierten, d. h. aus verschiedenen Fällen konstruierten, Sammelbeispiels verdeutlichen. Da Details aus Beschwerde- und Gerichtsverfahren vertraulich behandelt werden müssen und noch Jahre nach dem toxischen Schaden, den sie verursacht haben, wirksam bleiben können, fand ich es hilfreich, Täteranteile und die Frage der Einwilligung zur Veröffentlichung auf diese Weise zu beleuchten.

Percival, 54 Jahre alt, war ein erfolgreicher Lehrer für Naturwissenschaften an einer angesehenen Schule. Er hatte einige engere Freunde, vermied aber aufgrund seiner Missbrauchsgeschichte bewusst sexuelle Beziehungen. Wie viele andere Menschen mit DIS hatte er ab dem Alter von 25 Jahren mehrere Therapien durchlaufen und mehrere Diagnosen erhalten, die alle für einzelne Anteile zutrafen, aber die DIS wurde bei ihm erst im Alter von 48 Jahren diagnostiziert.

Er hatte den Mut, anzuerkennen, dass er eine installierte DIS hatte, d. h. eine absichtlich hervorgerufene und aufrechterhaltene DIS. Da er nicht das ganze Ausmaß seiner Dissoziation kannte und auch nicht wusste, welche noch unentdeckten Bomben möglicherweise noch in seinem Inneren tickten, führte er ein eher zurückhaltendes Leben.

Anamnestisch war Missbrauch durch seine Familie und andere Personen bekannt, und obwohl in seiner Krankenakte Spuren analer Missbrauchshandlungen und Blutergüsse im Alter von sieben Jahren dokumentiert worden waren, lag der Polizei kein aktenkundiger Fall dazu vor. Durch eigene Recherchen im Internet und anderen Quellen war Percival bewusst, dass eine DIS oft als eine Methode genutzt wird, um die Identität des inzestuösen Familienmitglieds zu verschleiern. Er glaubte, seine Geschichte verstanden zu haben, als Teile seiner Persönlichkeit Hinweise auf Kindesmissbrauch lieferten. Die Erkenntnis, dass er von anderen missbraucht worden war und dass seine Mutter maßgeblich daran beteiligt gewesen war, erschütterte ihn jedoch zutiefst. Inzest in Verbindung mit Experimentieren und absichtlich implantierter DIS ist eine äußerst bösartige Kombination.

Eine besonders erschütternde Erinnerung, über die zu sprechen ihn zutiefst beschämte, da er nicht wirklich glauben konnte, dass sie sich tatsächlich so zugetragen hatte, während er aber zugleich das Gefühl hatte, es sei so gewesen, betraf ein Ritual, als er sieben Jahre alt war. Danach wurde er nachts in ein abgelegenes Waldgebiet gebracht und dort nackt und gefesselt abgelegt, umringt von einer Gruppe maskierter und vermummter Erwachsener, die sangen. Voller Scham und Panik beschrieb er einen Feuerkreis, aus dem Satan erschien und ihn anal vergewaltigte. Er zitterte vor Schmerz und sprang von seinem Stuhl auf, als er sich an die Szene erinnerte.

Percival war Lehrer für Naturwissenschaften und stolz darauf. Es war ihm gelungen, trotz des Switchens zwischen den Persönlichkeitsanteilen seiner Arbeit nachzugehen. Scheinbar hatte sein „System", wie er es nannte, nichts dagegen, dass er unterrichtete. Nach mehreren Jahren Psychotherapie kam ihm eine entscheidende Erkenntnis. Mitten in einem wissenschaftlichen Experiment, das er seiner Klasse vorführte, wurde ihm plötzlich klar, dass der „magische" Feuerkreis, der in Flammen aufgegangen war und ihn schließlich umgab und in dem dann Satan „erschienen" war, ursprünglich aus einer brennbaren Flüssigkeit gegossen worden sein musste. Er erkannte, dass es sich wohl um Paraffin gehandelt hatte, das angezündet worden war, um den Feuerkreis zu erzeugen.

Sobald er das wissenschaftlich verstanden hatte, schwanden seine Ängste vor der „Magie" der ihn missbrauchenden Gruppe. Er fühlte sich bereit, noch andere Aspekte seines Lebens anzupacken. Er war ungeheuer stolz auf seine Einsichten und wollte damit auch anderen Menschen helfen. In seinem Inneren gab es

Systeme von Persönlichkeitsanteilen mit miteinander verknüpften Nebenrollen, die er nun begriffen und integriert hatte. Jetzt, nach all den Jahren der Therapie, gab es außer Percival seine kindliche Persönlichkeit, Little Percy, und eine heranwachsende Mädchenpersönlichkeit, Pretty. Sie alle drängten darauf, ihre Erkenntnisse im Rahmen eines Vortrags auf einer Konferenz vorzustellen, wo sie in einer Bildschirmpräsentation gezeigt werden sollten. Percival, Percy und Pretty unterschrieben alle eine Einverständniserklärung.

Nach dem Vortrag fühlten sich Percival, Percy und Pretty bestätigt und gestärkt. Sie zeigten sich selbstbewusster in all ihren Handlungen. Percival erhielt die Mitteilung, dass er in seiner Schule zum Fachbereichsleiter befördert würde. Dies wäre mit einem höheren, der zusätzlichen Verantwortung angemessenen Einkommen einhergegangen, und Percival begann über Ideen nachzudenken, die ihm bis dahin noch nie gekommen waren. Könnte er eine Flug- oder Schiffsreise machen? Würde er sich trauen, Urlaub zu machen?

Die Gegenreaktion folgte auf den Fuß! Es erschien Priscilla, die Bestrafende, ein Persönlichkeitsanteil, der ihm noch nie zuvor begegnet war. Hier zeigt sich, wie wichtig es ist, stets zu bedenken: Selbst wenn KlientInnen sich sicher sind, jeden Anteil in ihrem System zu kennen, muss dies nicht immer zutreffen.

Priscilla, die Bestrafende, war 25 Jahre alt, weiblich, gewalttätig und tief im System versteckt gewesen. Offenbar war es die unverhohlene Beschreibung des „Initiationsritus" im Alter von sieben Jahren, die sie in eine kontrollierte Wut versetzt hatte. Percival und die anderen Persönlichkeitsanteile fanden anschließend Brandwunden von Zigaretten an Armen und Beinen sowie Botschaften mit den Worten „Feuerring" und „Verräter" an ihren Wänden und Spiegeln.

Nachdem Priscilla Körper und Geist von Percival, Percy und Pretty angegriffen hatte, suchte sie schließlich nach dem besten Weg, die Therapie zu torpedieren. Eine Beschwerde!

In einer SMS warnte sie die Therapeutin und Percival, dass sie Beschwerde eingereicht hatte. In der Therapie waren die üblichen Versuche unternommen worden, Priscilla in die Behandlung einzubeziehen, aber das blieb vergebens. Es gab keinen Zugang zu der Gruppe, die Percival in seiner Kindheit gefoltert hatte. Es war eine Programmierung tief im System, die Priscilla zum Vorschein brachte. Ihre einzige Aufgabe war es, Untreue und Verräter zu bestrafen und Geheimnisse zu bewahren, und sie tat, was ihr aufgetragen worden war.

Die Therapeutin erhielt von ihrer Berufsorganisation eine förmliche Mitteilung, dass eine Beschwerde darüber eingegangen sei, dass sie die Vertraulichkeit eines Patienten verletzt habe, indem sie ohne seine Erlaubnis Einzelheiten öffentlich preisgegeben habe. Die Therapeutin musste daraufhin ihre Versicherung benachrichtigen, sich mit einem Anwalt in Verbindung setzen und versuchen, sich sowohl mit den verstörten Percival, Percy und Pretty auseinanderzusetzen als auch mit Priscilla ins Gespräch zu kommen. In der Regel wird eine Therapie abgebrochen, wenn Patient oder Patientin eine Beschwerde einreichen. Aber hier lag eine DIS vor. Die Beschwerde war von Priscilla nicht im Namen und Auftrag der anderen Anteile eingereicht worden. Sie war ganz allein von ihr ausgegangen. Priscillas sadistisches Vergnügen als Beschwerdeführerin half uns, das Wesen der familiären MissbrauchstäterInnen zu erkennen, nach deren Vorbild sie geformt war. Ihr Auftritt in den sozialen Netzwerken, bei dem sie Percival, Percy und Pretty bloßstellte und den Namen der Therapeutin nannte, beeinträchtigte natürlich auch ihre eigene Sicherheit und Privatsphäre. Aber sie hatte noch nicht erkannt, dass sie im selben Körper wohnte wie die anderen drei Anteile.

Die Therapeutin, Percival, Percy und Pretty befanden sich alle in einer unübersichtlichen, vertrackten Lage, und die einzige Person, die sich ihrer Sache ganz sicher war, war vielleicht die am meisten verratene: Priscilla. Mein Anliegen in professioneller Hinsicht ist es, diese schwierige Lage zu durchdenken. Ab welcher Phase in der Therapie ist die Verwendung von klinischem Material in Veröffentlichungen sicher? Wenn TherapeutInnen glauben, alle Persönlichkeiten zu kennen und davon ausgehen, dass alle bekannten Persönlichkeiten ihr Einverständnis gegeben haben, wie ist dann die ethische Position gegenüber unbekannten Persönlichkeiten? Wie gut sind die Beschwerdeausschüsse über PatientInnen mit DIS informiert und im Umgang mit solchen Beschwerden geschult?

Die Therapeutin konnte nachweisen, dass die Einverständniserklärung aller bekannten Persönlichkeiten vorlag und dass Priscilla weder in der aktuellen Therapie noch in den vorangegangenen Therapiejahren jemals aufgetreten war. Percival und die anderen Anteile hatten sie noch nie gesehen oder ihren Namen gehört. Sie waren bereit, entsprechende Erklärungen zu verfassen.

Die Therapeutin konnte das Ausmaß der Bloßstellung und Vertraulichkeitsverletzung in den von Priscilla genutzten sozialen Netzwerken gegenüber ihren eigenen Mit-Anteilen aufzeigen. Die Klage gegen die Therapeutin wurde abgewiesen.

Es gab jedoch beträchtliche Folgeschäden. Percy und Pretty wechselten angesichts von Priscilla mit dem ihnen vertrauten Sadismus ihrer ursprünglichen Peiniger die Seiten und wurden Priscillas Sklaven.

Percival versuchte allein, seinen neuen Weg fortzusetzen, musste aber seine Beförderung ablehnen, da er sich nicht mehr darauf verlassen konnte, dass Percy und Pretty sich in seinem Inneren ruhig verhielten, während er sich auf seine Lehrtätigkeit vorbereitete.

3.3.4 Zusammenfassung

In diesem Artikel wurde beschrieben, wie kompliziert, schwierig und unzuverlässig sich das Arbeiten, die Herstellung einer tragfähigen Beziehung und die vertragliche Absicherung mit dissoziativen Persönlichkeitsanteilen gestaltet. Dies kann eine Veröffentlichung erschweren oder unmöglich machen, weil das dissoziative Switching zwischen den Persönlichkeitsanteilen der PatientInnen unberechenbar ist. Alle diese Anteile können während und nach den Sitzungen switchen und ohne jede Vorwarnung Absprachen zunichtemachen, in die sie Wochen zuvor noch eingewilligt haben.

Wenn Täteranteile wissen, wie sie einen verletzen können, dann tun sie dies auch oder sind bereit dazu. Sie stiften auch Verwirrung und verwickeln einen in Streit. Daher ist es besonders schwierig, rechtliche Vereinbarungen zu treffen, denn vor Gericht gilt als allgemeine Richtlinie, dass PatientInnen grundsätzlich Recht haben. Gerichte entscheiden in der Regel in Großbritannien zu ihren Gunsten, was bedeutet, dass eine Veröffentlichung unterbunden wird. Eine Lösungsmöglichkeit besteht darin, indirekt mit unspezifischen Angaben zu Fallbeispielen in einem zusammenfassenden Stil zu schreiben oder in Form einer Sammlung von Fallbeispielen, die zu einem einzigen Fall verschmolzen werden. Diese „Verschmelzung" dient dem Schutz unserer PatientInnen vor ihren TäterInnen im echten Leben, die nicht wissen – und aufgrund der verschmolzenen und vermischten Quellen auch nicht erkennen können – dass ihr Fall verwendet wurde. Darüber hinaus können TherapeutInnen so auch Schwierigkeiten vor Gericht vermeiden, da keine konkreten Informationen aus einer einzelnen Quelle verwendet wurden. Und, was vielleicht noch wichtiger ist, auch der innere Täteranteil kann diesen Fallbeispielen nicht folgen, sodass TherapeutIn und PatientIn weiterhin zusammenarbeiten können.

3.4 Wenn viele schwanger sind

Winja Buss

Vorwort

Mein Dank gilt meinen Patientinnen, die mich teilhaben ließen und mit denen ich eine steile Lernkurve beschreiten durfte, wie man so schön im Englischen sagt. Mein besonderer Dank gilt meiner Patientin A. R.

3.4.1 Einleitung

Im Verlauf eines Jahres hatte ich parallel vier DIS-Patientinnen, die schwanger wurden. Das Thema beschäftigte mich dementsprechend intensiv. Leider musste ich schnell feststellen, dass es praktisch keine Literatur zu diesem speziellen Thema gibt. Zum traumasensiblen Umgang mit schwangeren Frauen mit Posttraumatischer Belastungsstörung gibt es mittlerweile einiges (Montgomery, Seng, & Chang, 2021; Simkin & Klaus, 2015; Sperlich & Seng, 2018; Wright, Fopma-Loy & Oberle, 2012). Zum Thema Dissoziative Störungen liegt insbesondere Literatur zu der sogenannten verleugneten oder verdrängten Schwangerschaft vor (Barnes, 2021; Şar, et al., 2017; van der Hart, Faure, Van Gerven, & Goodwin, 1991), die von den AutorInnen als eine dissoziative Leistung betrachtet wird.

Meine vier DIS-Patientinnen kamen aus sehr unterschiedlichen Ausgangssituationen. Aus Gründen der Anonymisierung schildere ich nicht die Situationen der einzelnen Patientinnen, sondern nenne die Häufigkeit der unterschiedlichen Bedingungen:

- Zwei Patientinnen kamen aus organisierten Täterkreisen mit andauerndem Täterkontakt.
- Zwei waren alleinerziehende Mütter.
- Zwei befanden sich in Partnerschaften.
- Eine Patientin war schwanger mit ihrem 2. Kind.
- Eine Patientin war schwanger mit ihrem 1. Kind.
- Zwei Patientinnen waren schwanger mit dem 1. Kind, für das sie sich selbst entschieden, das sie bekommenen und behalten hatten.
- Eine Patientin war geplant schwanger.
- Eine Patientin war schwanger aufgrund einer Vergewaltigung.
- Zwei Patientinnen waren ungeplant schwanger.
- Zwei Patientinnen wussten nicht, wer der Erzeuger ist.

Von den vier Frauen hatte nur eine die Schwangerschaft bewusst geplant, diese hatte bereits ein Kind. Mit dem ersten Kind war die Schwangerschaft sehr schwierig verlaufen und die Bindung zum Kind war schwer gestört. Die anderen drei Patientinnen hatten ihre Schwangerschaften nicht geplant. Von diesen war eine in einer stützenden Partnerschaft, die anderen lebten allein und eine wurde durch eine Vergewaltigung im Rahmen organisierter Kriminalität schwanger.

3.4.2 Entscheidung Schwangerschaftsabbruch oder Kind

Meiner Erfahrung nach ist es besonders wichtig, proaktiv eine möglichst freie Entscheidung zu fördern. Beispielsweise konnte sich eine meiner Patientinnen eine Abtreibung unter keinen Umständen vorstellen. Hier war es wichtig die Möglichkeit eines Schwangerschaftsabbruchs zu normalisieren, damit die Patientin sich etwas freier für das Kind entscheiden konnte. Für diese Patientin war es wichtig sich damit auseinanderzusetzen, dass sie zuvor im Rahmen organisierter Kriminalität zu Abtreibungen gezwungen worden war. So konnte sie ihre innere Abwehr gegen einen Schwangerschaftsabbruch besser verstehen und sich dann aber auch offener den Zweifeln und Ängsten zuwenden, die verschiedene Innenpersonen bezüglich der Schwangerschaft und des Mutter-Seins hatten. Eine andere Patientin hatte einen Schwangerschaftsabbruch, zu dem sie sich erst nach intensiver Auseinandersetzung entschloss, mit dem es ihr allerdings hinterher sehr schlecht ging. Die folgende Schwangerschaft brach sie sehr bewusst und klar entschieden nicht ab. Die dritte Patientin wollte unbedingt ein Kind für sich „haben" und es fiel ihr auffallend schwer, echten Kontakt zum Baby im Bauch aufzubauen. Erst als ihr dies zunehmend gelang, war sie in der Lage, auch ihre ablehnenden inneren Impulse zuzulassen und offener zu besprechen. Die vierte Patientin hatte keine bewusste Wahrnehmung ihrer Schwangerschaft bis zum Ende des 5. Schwangerschaftsmonats, sodass ein Schwangerschaftsabbruch nicht mehr zur Debatte stand und die Patientin sich sehr überwältigend konfrontiert sah und sich in sehr kurzer Zeit mit der Realität eines Kindes auseinandersetzen musste. Hier versuchte ich Wahlmöglichkeiten in Form des Nachdenkens über die Freigabe zur Adoption nach der Geburt herzustellen.

Wenn wir Patientinnen psychotherapeutisch auf diesen unterschiedlichen Wegen gut begleiten möchten, dann müssen wir uns sehr genau mit unseren eigenen Prägungen und inneren Vorurteilen auseinandersetzen und unsere (un-) bewussten inneren Haltungen überprüfen. Welche Haltung haben wir generell gegenüber Kindern? Wie stehen wir zum allgemeinen Recht auf Abtreibung?

Und was denken wir über die Fähigkeit psychisch belasteter traumatisierter Menschen, Eltern sein zu können und zu dürfen?

3.4.3 Umgang mit Übertragung und Gegenübertragung

Unsere persönliche Geschichte prägt nicht nur unsere inneren Haltungen und möglichen Vorurteile, sondern natürlich auch die Übertragungs-Gegenübertragungsdynamik in der therapeutischen Arbeit. Einige Punkte, die diese Dynamik speziell beeinflussen können und in der Analyse berücksichtigt werden sollten:

- Hat die/der TherapeutIn eigene Kinder oder nicht?
- Wie sind die Erfahrungen mit den eigenen Eltern als Modell für das generelle Eltern-Sein (oder auch für das Eltern-Sein psychisch gestörter Eltern)?
- Hat die/der TherapeutIn eigene Erfahrungen mit Schwangerschaftsabbrüchen oder Fehlgeburten?
- Gibt es einen aktuellen oder vergangenen unerfüllten Kinderwunsch?
- Welche Zweifel und Schwierigkeiten und welche Glücksgefühle und Zufriedenheiten hat die/der TherapeutIn mit den eigenen Kindern erlebt?

Meine Gegenübertragungen mit den vier Patientinnen fielen sehr unterschiedlich aus. Eine Patientin begleitete ich durch eine Abtreibung und eine darauf folgende Schwangerschaft mit Geburt des Kindes, hier hatte ich in der Gegenübertragung von Anfang an sehr starke fürsorgliche, sogar Glücks- und Liebesgefühle bezüglich der Patientin und bezüglich ihres Kindes, obwohl die Patientin in einer denkbar schwierigen Situation lebte. Bei einer anderen Patientin spürte ich dagegen heftige Abwehr gegen ihre Entscheidung, das Kind zu bekommen, weil sie sehr egozentrisch darüber sprach, ein Kind haben zu wollen, ohne emotionale Bindung zum eigentlichen Kind in ihrem Bauch. Dies erinnerte mich an meine eigene Mutter und ich bearbeitete es in meiner Supervision und Selbsterfahrung. Im Verlauf schaffte die Patientin es, auch mithilfe einer sehr guten therapeutischen Kooperation zwischen mir und ihrer Hebamme, eine echte Bindung zu ihrem Baby aufzubauen. Bei einer dritten Patientin spürte ich große Skepsis, Genervtheit und akute Sorgen um das werdende Kind, weil ich das Gefühl hatte, dass die Patientin in Bezug auf ihre Fähigkeiten zur Innenkommunikation noch nicht in der Lage war, das Kind gut vor inneren und äußeren destruktiven Einflüssen zu schützen. Auch diesbezügliche Anforderungen von mir setzte sie nur mit sehr großen Schwierigkeiten um, während sie interdisziplinäre Unterstützung meinerseits oft ablehnte. Diese Patientin spürte meine Zweifel und phasenweise entstand eine Reinszenierung im Sinne einer projektiven Identifikation, bei der die Dynamik der Patientin mich dazu brachte, sie immer stärker unter Druck zu setzen und zu kontrollieren. Dies konnten wir erst mit einiger Mühe wieder auflösen. Bei der vierten Patientin spürte ich hilflose Verzweiflung und Überforderung, weil sie sehr allein und kaum in der Lage war, sich gute Hilfsstrukturen aufzubauen. Dies brachte mich phasenweise in große Notgefühle, die Patientin retten zu müssen, von denen ich mich nur mithilfe von Supervision wieder ausreichend distanzieren konnte, um so wieder eine echte Hilfe für die Patientin sein zu können.

Gerade in der Arbeit mit schwangeren DIS-Patientinnen kann die Wichtigkeit von paralleler Supervision und Selbsterfahrung oder eigener Therapie nicht überbetont werden. Da in den Patientinnen durch das Schwanger- und Mutter-Sein eine Bandbreite an heftigen und widerstreitenden Emotionen und Impulsen ausgelöst wird, gestaltet sich die Gegenübertragung dementsprechend oft chaotisch, dramatisch und drängend.

3.4.4 Schwanger und Täterkontakt

Bei DIS-PatientInnen handelt es sich nicht selten um die Problematik andauernden Täterkontakts, da der Prozentsatz an PatientInnen, die aus dem Bereich der organisierten Kriminalität kommen, bei diesen besonders hoch ist. Bei Patientinnen mit andauerndem Täterkontakt bringt eine Schwangerschaft noch einmal besondere Schwierigkeiten und Risiken mit sich. Grundsätzlich ist es wichtig, dass wir die Möglichkeit andauernden Täterkontakts immer auf dem Schirm haben und sie aktiv erfragen, im besten Fall lange bevor die Patientin schwanger wird. Gibt es noch Täterkontakt, so muss uns bewusst sein, dass es aus unterschiedlichen Gründen zu einer Schwangerschaft kommen kann. Die Patientin kann im Rahmen der Zwangsprostitution von den Tätern ungewollt schwanger werden, Schwangerschaften können aber auch von den Tätern gewollt sein und sogar gezielt hergestellt werden durch eine Vergewaltigung oder Insemination. Dies geschieht vor allem im Bereich der rituell geprägten Kriminalität, wenn Tätergruppen bestimmte Frauen zur Kinderzeugung vorsehen oder bestimmten Blutlinien einen besonderen Wert zuschreiben.

Grundsätzlich gilt: Je mehr Menschen außerhalb des Täterumfelds von dem Baby wissen, desto besser kann es geschützt werden. Der Schutz des Babys hat oberste Priorität und es gibt einige sehr praktische Möglichkeiten, das Baby besser zu schützen, auf die ich noch zurückkomme. Wir sollten uns klar machen, dass Patientinnen aus organisierter Kriminalität häufig bereits vielfältige Vorerfahrungen mit dem Thema Schwangerschaft haben. Sie haben beispielsweise (erzwungene) Schwangerschaften oder (erzwungene) Schwangerschaftsabbrüche erlebt. Auch (anonyme) Geburten mit gezielter Folter während der Schwangerschaft sowie der Verlust geborener Kinder im Rahmen der erlebten Gewalt sind mögliche Vorerfahrungen.

Eventuell sind einige dieser Erfahrungen bereits therapeutisch bekannt, sie werden aber durch die aktuelle Schwangerschaft mit Sicherheit wieder aktiviert und das sollte, soweit möglich, abgefangen werden. Dennoch muss der Fokus recht pragmatisch auf dem organisierten Schutz des Kindes liegen. Grundsätzlich ist es wichtig, dass (je nach Komplexität) so viele Innenpersonen oder Innensysteme wie möglich sich dazu bereit erklären, den Körper und das Kind zu schützen. Bei einer Patientin war diese Kooperation vor allem aufgrund einer vorangegangenen Abtreibung möglich, da diese von sehr vielen Innenpersonen als eine belastende und schwer zu verarbeitende Erfahrung erlebt worden war. Bei einer Patientin wusste ich beispielsweise bereits von Innenpersonen, die verschiedene Sprachen sprachen, und schrieb eine E-Mail mit demselben Text in allen Sprachen:

Hallo,

Der Körper ist schwanger und viele wollen die Schwangerschaft nicht abbrechen. Was denkt ihr dazu? Würdet ihr helfen den Körper während der Schwangerschaft und das Kind nach der Geburt zu schützen?

Viele Grüße,

W.Buss

Was wir bei aller realistischen Berücksichtigung der Risiken aber nicht übersehen sollten, ist, dass ein Baby auch große Kräfte in den Patientinnen mobilisieren kann, um den Ausstieg aus organisierten Täterstrukturen zu schaffen. Valerie Sinason formuliert es so: „Meiner Erfahrung nach ist ein Baby meist ein Zeichen großer Hoffnung und Innenpersonen werden kämpfen, um ein Baby zu retten, selbst wenn sie sich selbst nicht schützen konnten und können [...] wertfreie Unterstützung angeboten, um die bestmögliche demokratische Entscheidung zu treffen, aber natürlich bleibt ein Risiko."[18] (Sinason, persönliche Kommunikation)

Meiner Erfahrung nach spielen dafür die folgenden vier Prädiktoren eine tragende Rolle:

- Je länger die Patientinnen schon in Therapie sind,
- je mehr die therapeutische Beziehung schon gewachsen ist,

[18] Übersetzt durch die Autorin.

- je besser die Kommunikation im Innensystem funktioniert
- und je besser die Kommunikation möglichst vieler Innenpersonen mit uns bereits funktioniert,

  ... desto besser können wir helfen.

Alison Miller sagt dagegen: „Eine meiner ersten Patientinnen wurde geschwängert. Durch sie habe ich gelernt, dass solche Tätergruppen eine Überlebende gezielt schwanger machen und wollen, dass sie ihr Baby behält, um sie mithilfe von Drohungen gegenüber dem Baby zu kontrollieren. Ich denke, dass es ein großer Risikofaktor für weitere Gewalt ist, alleinerziehend ein Kind zu bekommen. Zuerst den Ausstieg [aus der Tätergruppe] zu schaffen, selbst in Sicherheit zu sein und erst dann Babys zu haben ist meiner Meinung nach sehr viel sicherer als ein Baby zu behalten, während es noch Täterkontakt gibt."[19] (Miller, persönliche Kommunikation)

Auf meine Frage an die Patientinnen, was meine KollegInnen wissen sollten, sagten meine Patientinnen: „Ich finde, dass Psychodoktoren wissen sollten, dass welche, die Viele sind, nicht mehr und nicht weniger gut geeignet sind, ein Kind zu haben als andere, solange es keinen Täterkontakt gibt! Und jemand, der Viele ist, ist zu allem fähig und gerade, wenn es um den Schutz von Kindern geht!!! Es ist nämlich auch was anderes, wenn man für sich kämpft, als wenn man für andere oder eigene Kinder kämpft." Und: „Ich glaube, das Schwanger-Sein auch eine Chance ist, weil es keinen besseren Grund gibt auszusteigen und auch kein besserer Grund kommen wird, weil, wenn alle (oder so viele wie möglich) auch dann nicht zusammenarbeiten und kämpfen, dann sollte man sich fragen, ob man wirklich aussteigen will oder zu viele Personen bei einem das noch nicht wollen."

3.4.5 Umgang mit der Schwangerschaft im Innen

Mit einer Schwangerschaft kommt auf jede Frau sowohl körperlich als auch psychisch (und psychosomatisch) einiges zu. Traumatisierte Frauen, vor allem nach sexuellen Traumatisierungen, sind während Schwangerschaft, Geburt und in der ersten Zeit mit dem Baby nach der Geburt besonderen Herausforderungen ausgesetzt. Hier passiert vieles, was stark triggern und im schlimmsten Falle retraumatisieren kann. Das wird nicht verbessert durch die mangelnde Traumasensibilität bei GeburtshelferInnen, ÄrztInnen und anderen HelferInnen. DIS-Patientinnen sind dazu in der speziellen Situation, dass sie nicht nur eine innere Ambivalenz erleben, sondern starke und zum Teil sogar amnestisch abgegrenzte Innenpersonen haben, die sehr unterschiedliche Ideen und Meinungen zu

[19] Übersetzt durch die Autorin.

einer Schwangerschaft haben können. Beispielsweise können männliche Innenpersonen oder innere Kinder von den Veränderungen des Körpers überfordert sein und eine Schwangerschaft und/oder das Baby ablehnen.

Für eine Patientin fühlte sich die Schwangerschaft wie ein „totaler Kontrollverlust" an, weil sie das Gefühl hatte, keine körperlichen Grenzen mehr zu haben. Kontrolle über den eigenen Körper und die „Fassade", die nach außen präsentiert wird, war für diese Patientin eine wichtige Stabilisierung. Aus diesem Grund mochte sie ihren schwangeren Bauch gar nicht und wollte ihn am liebsten verstecken. Hier war es wichtig, mithilfe von Psychoedukation zu vermitteln, welchen Einfluss eine solche Ablehnung der Schwangerschaft auf das Baby haben kann. Hilfreich war auch zu erklären, dass es nach außen (Fassade) sehr viel auffälliger ist, die Schwangerschaft abzulehnen als stolz den Bauch zu präsentieren.

Grundprämisse bei DIS-Patientinnen ist, dass alle oder möglichst viele Innenpersonen verstehen sollten, was es bedeutet schwanger zu sein. Das heißt praktisch, dass wir in der Psychotherapie ähnliche Gespräche zu dem Thema wiederholt führen müssen, angepasst an die verschiedenen Altersstufen und individuellen Ideen und Ängste verschiedener Innenpersonen. Des Weiteren muss geklärt werden, wer sich um das Baby kümmert, was auf keinen Fall gemacht werden darf, welche Personen sich wann zurückziehen. Bei solchen inneren Absprachen können wir unterstützen. So kann es beispielsweise sein, dass männlich identifizierte Innenpersonen sich während des Stillens zurückziehen möchten oder innere Kinder sich beim Windelwechseln ekeln oder aber, dass manche Kindanteile besonders gerne mit dem Baby spielen, während eine ältere Innenperson von innen mit aufpasst oder dass es eine Innenperson gibt, die die Geburt am ehesten gut bewältigen kann. Wichtig ist hier natürlich zu schauen, was es im jeweiligen Innensystem für Rückzugsmöglichkeiten gibt und diese gegebenenfalls mit der Patientin zu etablieren als eine Art inneren sicheren Ort. Dabei sollte darauf geachtet und abgeklärt werden, dass es keine Innenpersonen gibt, die ein Zurückziehen aus „Spaß" oder täterloyalen Bestrafungsgründen verhindern.

Im Fall von organisierter und/oder ritueller Kriminalität kann es generell wichtig sein, im Innensystem zu klären, dass es ein Unterschied ist, ob man innerhalb der Tätergruppe oder außerhalb schwanger ist. Es kann Innenpersonen geben, die gelernt haben, keine Bindung zum Baby aufzubauen (aus Selbstschutz) und es kann Innenpersonen geben, die gelernt haben, das Baby zu quälen. Es ist wichtig, dass diese Innenpersonen verstehen und akzeptieren, dass die Situation mit dem heutigen Baby eine andere ist und anderes Verhalten erfordert.

Die Diagnose einer Dissoziativen Identitätsstörung kann bei anderem medizinischen Personal auch zu Ablehnung, Skepsis und Entwertungen führen, indem eine Frau mit DIS als unfit und unfähig angesehen wird, eine ausreichend gute Mutter sein zu können. Betroffene selbst betonen die Wichtigkeit, sich vor der Entscheidung für eine Schwangerschaft gut im Innensystem abzusprechen (Mental Health & Me, 2019; Pregnancy and DID, 2021). Gerade bei ungeplanten Schwangerschaften haben nicht alle DIS-Patientinnen die Möglichkeit, dies zu tun. Aber auch in der Auseinandersetzung zu einem Schwangerschaftsabbruch kann eine solche Absprache noch stattfinden. In komplexeren Innensystemen bleibt dennoch das Risiko, dass nicht alle Innenpersonen beteiligt werden (können) und später durch die Veränderungen des Körpers, durch die Geburt, durch das Baby, durchs Stillen o. ä. getriggert und/oder überfordert reagieren können. Solche Situationen können beispielsweise durch andere Innenpersonen vorher durchgesprochen und dann abgefangen werden. Das wird mal mehr und mal weniger gut gelingen und es ist, wie bei allen Müttern, wichtig, dies auch unabhängig von der psychischen Störung zu normalisieren, um einem Perfektionsdruck (mit logisch folgendem Zusammenbruch) entgegenzuwirken.

Der Umgang mit der Schwangerschaft „in der Therapie" umfasst sowohl den Umgang „innen" als auch den Umgang „außen". Wir unterstützen unsere Patientinnen bei ihrem Umgang mit der Schwangerschaft im Innensystem, wir werfen Fragen auf, erarbeiten Lösungswege und achten auf ausreichende Stabilisierung. Dabei wird erfahrungsgemäß immer auch der Umgang im Außen wichtig werden. Zum einen, weil interdisziplinärer Austausch notwendig werden kann, um Patientinnen zu stabilisieren, zum anderen, weil die externen Hilfsangebote oft verwirrend und überfordernd für die Patientinnen sind und leider oftmals auch nicht ausreichen. Ich persönlich unterstütze meine Patientinnen immer wieder auch „sozialarbeiterisch". Bei den schwangeren DIS-Patientinnen war dies in besonderem Umfang nötig und wertvoll. Von gemeinsamer Recherche zu sozialrechtlichen Themen über den interdisziplinären Austausch mit anderen Fachärzten, die Anbindung an weitere Hilfsinstanzen bis hin zur Begleitung bei Terminen. Es ist zudem wichtig, den Hormonabfall in den Monaten nach der Geburt gut zu begleiten, weil es hier verstärkt zu Destabilisierungen kommen kann – dies ist ein zusätzlicher Grund, warum Therapietermine mit Mutter und Baby unter Umständen auch regelmäßig möglich sein sollten.

3.4.6 Umgang mit der Schwangerschaft im Außen

Über die Bandbreite meiner vier Patientinnen sind mir sehr viele Bereiche begegnet, in denen eine engere interdisziplinäre Vernetzung nötig wäre, mehr spezifisches Wissen und eine größere Sensibilität gebraucht würde und in denen die bestehenden Hilfsangebote nicht ausreichen. Eine kleine Auswahl an möglichen Themenbereichen war:

- Die Suche nach einem Schutzhaus für Mutter und Kind

  Das klassische Frauenhaus ist für Patientinnen aus organisierter Kriminalität aufgrund der geringen personellen Abdeckung nicht ausreichend geschützt. Es ist extrem schwierig, eine längerfristige Schutzunterkunft für DIS-Patientinnen zu finden, die aus dem Bereich der organisierten Kriminalität kommen. Es gibt ein paar Angebote für Frauen aus der klassischen Zwangsprostitution, aber speziell für DIS-Patientinnen, die in Deutschland Tätergruppen ausgeliefert waren, sieht das Angebot sehr dünn aus. Mit der zusätzlichen Komplikation einer Schwangerschaft und anschließender Unterkunft mit Kind wird es noch schwieriger. Hier besteht eine deutliche Versorgungslücke.

- Schwangerschaftsabbruch nach Vergewaltigung

  Hier besteht das Problem im §219a, dem Werbeverbot für Abtreibungen, sodass erst einmal eine Ärztin gefunden werden muss, die Abtreibungen vornimmt. Nach einer Vergewaltigung entfällt die Beratungspflicht gemäß §218a, Absatz (3) (Bundesamt für Justiz), dennoch war in einem meiner Fälle die Frauenärztin sehr unsicher und konnte nicht einmal von der Kassenärztlichen Vereinigung eine Rechtssicherheit bekommen, sodass ein von der Schwangeren nicht gewolltes, unnötiges und belastendes Beratungsgespräch doch noch geführt werden musste.

- Interdisziplinäre Gespräche mit der Frauenärztin

  In den Vorsorgeterminen während der Schwangerschaft gibt es viele potenziell triggernde Situationen. Vor allem ist der Ultraschall von innen für viele Patientinnen hochgradig triggernd und es kann hilfreich sein, dies als PsychotherapeutIn der Ärztin zu vermitteln. Es können aber auch unerwartete Situationen sein, so war beispielsweise das Gewogenwerden ein großes Problem für eine Patientin. Die Frauenärztin verzichtete dann darauf und kontrollierte die Gewichtszunahme über das Abtasten des Bauchs.

- Auskunftsverweigerung im Krankenhaus hinterlegen

  Gerade bei Patientinnen, die sich im Ausstieg aus organisierten Tätergruppen befinden, ist dies besonders wichtig und sollte empfehlenswerter Weise bereits vor der Geburt im Krankenhaus hinterlegt werden. Hier kann es sogar nötig sein, jeden Besuch auszuschließen.

- Testament aufsetzen

  Ein Testament kann ohne Notar rechtsgültig erstellt werden, wenn es handschriftlich verfasst und unterschrieben ist! In einem Testament sollte sehr klar formuliert werden, wer im Falle des eigenen Ablebens das Sorgerecht für die Kinder bekommen soll, aber auch, wer es auf keinen Fall bekommen darf, und dies gilt gleichermaßen für den Umgang mit dem Kind.

- Sorgerechtsverfügung

  Hier gilt das gleiche wie für das Testament. Die Sorgerechtsverfügung kann vorsorglich beim Jugendamt hinterlegt werden oder bei einem Anwalt/einer Anwältin bzw. über eine Rechtsschutzversicherung.

- Bei AnwältIn hinterlegter Schutzbrief

  Die Patientinnen müssen alle Fakten, an die sie sich erinnern können (Namen, Daten, Orte, Taten), und alle Beweisstücke, die sie u. U. haben, bei einer AnwältIn hinterlegen und ein Schriftstück verfassen, in dem sie genau spezifizieren, unter welchen Umständen (eigener Tod, Entmündigung, Koma etc.) die hinterlegten Daten an wen übergeben werden und was diese Person/en damit machen sollen (Übergabe an die Staatsanwaltschaft, an Journalisten o. ä.). Dieses Schriftstück setzt die AnwältIn auf und die Patientin kann es den Tätern präventiv oder im Akutfall geben. Der Hamburger Anwalt Herr von Bracken hat eine hilfreiche Anleitung veröffentlicht, wie dies von AnwältInnen juristisch zu handhaben ist (von Bracken, 2008).

- Adressenschutz beantragen

  Das Problem ist hier zum einen, dass ein Adressenschutz praktisch erst bewilligt wird, wenn das Kind schon in den Brunnen gefallen ist, also erst wenn eine Straftat begangen wurde. Zum anderen ist eine geschützte Adresse nur vor der Anfrage von Privatpersonen geschützt; sollte die Tätergruppe Personen in amtlichen Stellen haben, ist der Adressenschutz so gut wie hinfällig. Eine geschützte Adresse entspricht nicht einem Zeugenschutzprogramm.

- Namensänderung beantragen

  Eine Namensänderung, die zu einer neuen Geburtsurkunde führt, kann frei beantragt werden und wird mit entsprechender Begründung sowohl von der Patientin als auch von der TherapeutIn meist bewilligt. Die hieraus entstehenden Kosten können beispielsweise auch vom Fonds für sexuellen Missbrauch im familiären Bereich übernommen werden.

- Wichtig sind außerdem eine Vorsorgevollmacht, eine Betreuungsvollmacht sowie eine psychiatrische Patientenverfügung

  Problematisch kann es bei der Patientenverfügung sein, dass ein Facharzt unterschreiben muss, dass die Patientin zum Zeitpunkt einwilligungsfähig ist, also „keine psychopathologischen Störungen zeigt, die sie hindern würden, ihre Krankheit sowie deren Konsequenzen und Behandlungsmöglichkeiten realitätsgerecht wahrzunehmen, einzuschätzen und vernünftige Entscheidungen dazu zu treffen" (Netzwerk Psychiatrie München e.V., 2020).

- Absprachen mit den Hebammen im KH

  Auch hier kann die interdisziplinäre Vernetzung Gold wert sein. Gerade zu Corona-Bedingungen war es wichtig, dass ich die Notwendigkeit einer Vertrauensperson im Kreissaal unterstützte.

- Mehrstunden durch die Hebamme nach der Geburt

  Gerade bei alleinerziehenden Müttern kann es hilfreich sein, Mehrstunden zu beantragen, damit eine Hebamme (sofern die Patientin eine für sie gute Hebamme findet) öfter und länger mit Hausbesuchen unterstützen kann.

- Unterstützung bei der Suche nach einem Kinderarzt

  KinderärztInnen sind schwer zu finden, vor allem jene, die traumasensibel sind und vielleicht sogar DIS-Patientinnen nicht sofort abstempeln. Zudem ist der interdisziplinäre Austausch auch für den Schutz des Kindes sehr wertvoll.

- Schriftlich hinterlegen, dass niemand das Kind abholen darf (Kita u. ä.)

  Dies ist empfehlenswert, weil Kitas zwar ohne Vollmacht kein Kind abgeben dürfen und hier auch durchaus sensibilisierter und vorsichtiger geworden sind, aber nach dem Motto „sicher ist sicher" alle Eventualitäten abgedeckt werden sollten.

- Druck durch das Jugendamt bezüglich der Vaterschaftsanerkennung

  Dies ist besonders im Falle einer Vergewaltigung oder unbekannter Vaterschaft relevant. Der Staat, in Form des Jugendamtes, möchte verständlicherweise nicht auf den Unterhaltskosten sitzen bleiben, für die eigentlich der leibliche Vater verantwortlich ist. Leider ist es nach wie vor so, dass ein leiblicher Vater ein Umgangsrecht, sogar das Sorgerecht hat, selbst wenn er die Mutter des Kindes vergewaltigt hat. Wichtig zu wissen ist an dieser Stelle, dass die Patientin als Mutter (noch) einen Vaterschaftstest verweigern darf, dieser kann vom Vater dann allerdings eingeklagt werden.

- Alle Schriftstücke sollten bei verschiedenen guten FreundInnen, ggf. der AnwältIn und der PsychotherapeutIn, hinterlegt werden.

Es gab über den Verlauf der Schwangerschaften meiner PatientInnen und bis heute auch einige positive Erlebnisse und Sternstunden!

- Eine Hebamme, die mit meiner Patientin intensiv bindungsorientiert arbeitete.
- Eine Frauenärztin, die flexibel von ihrer Standardprozedur absah, weil diese für die Patientin triggernd war
- Eine Mitarbeiterin der Elterngeldstelle, die sich im Bereich Datenschutz kreativ für den Schutz meiner Patientin vor den Tätern einsetzte.
- Ein Arzt, der meiner Patientin mit einfühlsamem Humor die Angst vor dem Kaiserschnitt nahm.
- Ein Kinderarzt, der sich in einem Telefonat von mir überzeugen ließ, meine Patientin aufzunehmen.

3.4.7 Die Geburt

Die Geburten verliefen für meine Patientinnen sehr unterschiedlich. Eine Patientin hatte einen medizinisch notwendig geplanten Kaiserschnitt, zwei Patientinnen entbanden mit einer natürlichen Geburt im Krankenhaus, eine Patientin hatte einen Notkaiserschnitt.

Die Patientinnen, die aus organisierten Täterkreisen kamen, konnten die Geburt vergleichsweiser routinierter und angstfreier durchstehen, trotz der schwersten sexuellen Gewalt, die sie bis vor kurzem noch erlebt hatten. Sie hatten beide bereits vorher Kinder geboren und es gab Innenpersonen, die wussten, wie eine Geburt geht und die die Geburtsschmerzen nicht vollständig fühlten. Dennoch war die Geburtssituation im Ganzen auch für einige Innenpersonen bzw. für die Alltagsfrontperson zum Teil hoch traumatisch. Wobei hier auch die speziellen und zutiefst sinnlosen Bedingungen durch die Corona-Einschränkungen im Kreissaal die Situation massiv verschärften. So musste beispielsweise der Partner einer Patientin während der Wehen, vor der „eigentlichen" Geburt, das Zimmer verlassen, was dazu führte, dass die Patientin schwer dissoziierte. Für die dritte Patientin war die Geburt ein persönlicher Meilenstein, da sie sich zugunsten ihres Babys für eine natürliche Geburt entschied, obwohl sie davor große Angst gehabt hatte und ursprünglich einen medizinisch nicht notwendigen Wunschkaiserschnitt durchführen lassen wollte. Für meine vierte Patientin war die Geburt schwer retraumatisierend, da sie sich im Innensystem kaum mit der Schwangerschaft hatte arrangieren können und unter der Geburt Kindanteile nach Vorne geworfen wurden, die durch die Schmerzen schwer getriggert wurden, sodass sie nicht mehr pressen konnte.

3.4.8 Umgang mit dem Baby im Bauch

Zwei Patientinnen hatten anfangs große Schwierigkeiten, eine Bindung zu ihrem Baby im Bauch zu spüren. Eine erarbeitete sich diese Bindung durch intensive Arbeit in der Therapie, hier waren Psychoedukation, Imaginationsarbeit, aber vor allem auch die Auseinandersetzung mit den verinnerlichten Haltungen verschiedener Innenpersonen wichtig, von denen einige den intensiven Kinderhass zeigten, mit dem diese Patientin aufgewachsen war. Eine andere Patientin hatte große Probleme mit dem größer werdenden Bauch, sodass dieser bis in den 7. Monat kaum sichtbar war, sie wollte vor allem, dass die Schwangerschaft vorbei sein und das Baby *richtig da* sein sollte.

Eine beschrieb den inneren Kindanteilen das Baby als Schwester, die bald käme und erklärte, so wie man es mit einem tatsächlichen Geschwisterkind auch tun würde, was es bedeutet, wenn das neue Baby kommt, was Babys brauchen und wie man mit dem Baby umgehen muss. Zwei meiner Patientinnen waren sehr ängstlich, ob es dem Baby im Bauch gut ging. Eine hatte immer wieder starke Angstzustände, wenn sich das Baby in der späteren Schwangerschaft nicht regelmäßig bewegte. Hier half das Abhorchen mit einem Stethoskop, das ich in der Praxis hatte, der Patientin sehr, um das eigene Stresslevel immer wieder herunterzuregulieren.

Eine Patientin wurde von ihrer Schwangerschaft überrumpelt, da sie für die Zeugung amnestisch war und noch keinen ausreichenden Kontakt zu ihrem Innensystem aufgebaut hatte, sodass sie von verschiedenen inneren Impulsen verschiedener noch nicht co-bewusster Innenpersonen geflutet wurde und sehr stark in die Überforderung geriet. Die therapeutische Arbeit und Beziehung waren noch zu neu und zu wenig vertraut, was zur Folge hatte, dass ich ihr nur eingeschränkt helfen konnte. Die sozialpsychiatrische Anbindung war hier wichtig, so wie auch das Sprechen ins System, mit dem ich versuchte, die destruktiven Impulse abzumildern, indem ich allen Innenpersonen erklärte, welche Möglichkeiten sie hatten in Bezug auf das Baby.

3.4.9 Umgang mit dem Baby nach der Geburt

Alle meine Patientinnen machten sich besonders hohen Druck, mit ihren Babys möglichst gut umzugehen und litten unter starken Schuldgefühlen, wenn sie überfordert waren oder mal ungeduldig reagierten. Eine Patientin litt aufgrund der retraumatisierenden Geburt unter schwerer postpartaler Depression bzw. einer psychischen Dekompensation, sodass sie sich letztlich entschied, ihr Baby in eine Pflegefamilie zu geben. Für zwei meiner Patientinnen war das Stillen ihres Babys zum Teil eine große Herausforderung, die sie immer wieder triggerte. Zwei Patientinnen erlebten im Krankenhaus Schwestern und Hebammen, die ihnen und ihren Babys gegenüber sehr grenzüberschreitend waren, zum Beispiel wurde das Baby einer Patientin von den Hebammen im Krankenhaus ohne ihre Einwilligung das erste Mal gebadet, während sie duschen war. Zwei Patientinnen waren in Bezug auf ihre Babys sehr ängstlich und brauchten häufige beruhigende „(groß-)mütterliche" Rückmeldungen von mir, weil sie schnell das Schlimmste befürchteten. Im Innensystem gab es oft besonders starke Schützerpersonen, die mit aller Macht darauf achteten, dass dem Baby nichts Schlimmes passierte, sowohl von außen als auch von innen. Den Patientinnen in Partnerschaft fiel es dementsprechend schwer, Aufgaben an den Partner abzugeben bzw. das Baby aus den Augen zu lassen, sodass die Selbstfürsorge häufig sehr stark litt und die Patientinnen sich selbst stark überlasteten.

Der Umgang mit den Babys und den späteren Kindern ist natürlich ein unabgeschlossenes Kapitel und hier lässt sich sicherlich noch sehr viel mehr schreiben. Drei meiner vier Patientinnen haben es bis zu diesem Zeitpunkt ausreichend gut geschafft, ihre Babys zu schützen, sie zu versorgen und eine Bindung zu ihnen aufzubauen. Sie sind nach Winnicott ausreichend gute Mütter (Winnicott, 1953).

3.4.10 Zusammenfassung

O'Dougherty Wright, Fopma-Loy und Oberle (2012) beschreiben in ihrer Studie, in der sie Frauen mit komplexer PTBS zum Mutterwerden und Muttersein befragt haben, einen spiralförmigen Prozess, in dem die Frauen ein Mutter-Selbst entwickelten. In diesem Prozess entwickeln sich die Frauen von einer *selbst-Mutter*, in der sie noch wenig Bewusstsein haben und kaum differenzieren können zwischen den Bedürfnissen ihrer Kinder und ihren eigenen, über eine Identität als *Opfer-als-Mutter* und einer *Überlebenden-Mutter* hin zu einer *Selbst-Mutter*, in der sie ihre eigenen Einschränkungen anerkennen, aber gleichzeitig einen gesunden Selbstwert haben, sodass sie sowohl ihr Kind als auch sich selbst schützen und versorgen können. Dieser Weg ist für Frauen mit einer Dissoziativen Identitätsstörung einerseits um ein Vielfaches komplexer und aufwendiger, in anderen Bereichen wiederum einfacher und klarer. So gibt es beispielweise auf der einen Seite die vielen verschiedenen und zum Teil gegensätzlichen Impulse, Bedürfnisse und Haltungen verschiedener Innenpersonen, die nur schwer unter einen Hut zu bringen sind, vor allem in Kombination mit der Anstrengung, die die Versorgung eines Babys mit sich bringt. Zum anderen gibt es aber auch Innenpersonen, die spezifische Dinge besonders gut können und die sich bei gut entwickelter Innenkooperation auch gegenseitig entlasten können.

Abschließend möchte ich trotz aller Schwierigkeiten und Hürden Mut zu dieser Arbeit machen, sie lohnt sich. Es ist berührend und gewinnbringend, die Entwicklungen dieser Frauen zu begleiten. Um es in den Worten einer meiner Patientinnen zu sagen, die auf meine Frage, was hilfreich war, antwortete: „Dass Sie uns von Anfang an das Gefühl gegeben haben, dass es einen Weg geben wird, wenn wir das Baby behalten wollen, ohne uns in irgendeiner Weise Druck zu machen o. Ä. und uns dadurch Sicherheit gegeben haben... und dass Sie sich mit uns gefreut haben und uns das Gefühl gegeben haben, dass diese Freude sehr wichtig ist, trotz allem".

Die Arbeit mit schwangeren DIS-Patientinnen konfrontiert uns mit komplexen Herausforderungen, vorrangig deshalb, weil es in diesem Moment nicht mehr ausschließlich um die Person geht, die uns gegenübersitzt, sondern um einen potenziellen neuen Menschen auf dieser Welt, der oder die keinerlei Verantwortung für die Situation trägt, in die er oder sie hineingeboren wird. Und hier kann es natürlich auch zu schwer erträglichen Situationen mit realen Risiken kommen, in denen eine professionelle Distanz kaum noch praktikabel ist.

Umso wichtiger ist es, dass sich PsychotherapeutInnen dieser Arbeit annehmen, „weil", wie es eine meiner Patientinnen sagte, „wenn sich niemand verantwortlich fühlt, dann tut es keiner!"

3.5 Die Dissoziative Identitätsstörung in der Verwirrungsdynamik der verschiedenen Behandler

Irina Vogt

Ein zutiefst wichtiges und ausgesprochen umfangreiches Problemfeld in der Therapie mit komplextraumatisierten Menschen ist die Behandlung aller akuten und chronischen Erkrankungen. Aufgrund der extremen Gewalterlebnisse über einen sehr langen Zeitraum des Lebens wird auch der Körper stark geschädigt. Durch die Gewaltanwendung werden sämtliche Organe überstrapaziert, es kommt zu einem äußerst hohen Stresspegel und der gesamte Stoffwechsel ist außerordentlich gestört. Am Anfang der Therapie erleben wir bei den PatientInnen häufig schwere Verletzungen des Körpers in Form von Stich-, Schnitt- und Brandwunden, die entweder durch die Täter oder die Täterintrojekte aufgrund von Konditionierungen und Programmierungen gesetzt wurden. Die PatientInnen haben Suchtproblematiken jeglicher Art. Zusätzlich haben sie meist einen langen Klinik- und Therapeutenmarathon hinter sich, bis endlich die Diagnose einer DIS gestellt wurde oder wir sie stellen.

Ich möchte in meinem Bericht Ausschnitte aus dem therapeutischen Prozess beschreiben, der schon zu großen Teilen in der Integrationsphase ablief. Es geht im Wesentlichen darum, sensibel zu werden für die komplizierten interpersonellen Dynamiken in der Begegnung mit Ärzten und Schwestern und anderem medizinischen Fachpersonal. Dabei werde ich nur punktuell auf die von körperlicher, sexueller und psychischer Gewalt gekennzeichnete Lebensgeschichte der Patientin eingehen. Frau K. hat innerhalb einer Gemeinschaft einer Kleinstadt, in der ihr Vater die Führung hatte, ritualisierte Folterung und Programmierung erlebt, um der Kinderprostitution ausgesetzt zu werden.

Bevor ich diesen Bericht beginne, möchte ich kurz beschreiben, wie schwer sich der Beginn der Langzeittherapie gestaltete. Mein Umwandlungsantrag wurde von dem Gutachter der Krankenkasse nicht befürwortet. Ich leistete die Nacharbeit und wir stellten den Antrag an den Obergutachter. Dieser lehnte die Therapie ab, da er prinzipiell an der Diagnose einer Dissoziativen Identitätsstörung zweifelte und, wenn die bestehen würde, diese nicht ambulant behandelt werden könnte. Er bezog sich auf einen Artikel einer führenden wissenschaftlich tätigen Psychotraumatologin, den er falsch interpretierte. Ich schrieb der Professorin, die ich selbst persönlich aus der Fortbildung kannte. Natürlich bestätigte diese, dass eine DIS ambulant behandelt werden kann. Auf Anraten der Krankenkassensachbearbeiterin schrieb ich den Obergutachter noch einmal an und teilte ihm dies mit. Dieses Mal antwortete er, dass er keine traumatherapeutischen Methoden in meinem Bericht finden würde und er an der Diagnose zweifelte und lehnte nochmals ab. Frau K. hatte zwischenzeitlich ihren anderen Kampf mit der Krankenkasse gewonnen und konnte in die Fachklinik zur stationären Therapie. Die Klinik bestätigte dann die Notwendigkeit der Fortsetzung der ambulanten Therapie. Dies half im Gerichtsprozess, der mittlerweile von Frau K. eingeleitet worden war, damit der Richter die Therapie veranlasste.

Ich musste nochmals einen neuen Bericht an den Erstgutachter schreiben. Auf diesen Bericht antwortete dieser Gutachter, dass nunmehr eine therapeutische Arbeitsbeziehung und Bindung entstanden sei. Ich erlebte diesen Satz als zynisch, war aber froh, endlich weiterarbeiten zu können.

Als Frau K. zu mir in die Therapie kam, war sie seit einigen Jahren trocken und wusste um ihre Abhängigkeit von bestimmten Sedativa, die sie zu diesem Zeitpunkt ebenfalls schon abgesetzt hatte. Sie wusste von ihrer DIS und hatte bereits gute Erfahrungen aus einer Traumaklinik und einem psychiatrischen Krankenhaus. Allerdings gab es noch selbstverletzendes Verhalten in Form von Unfällen im Haushalt und bei Handwerksarbeiten in der Wohnung. Sie war mehrere Male mit Verletzungen, Verstauchungen, Zerrungen und Brüchen in der Notfallaufnahme. Nachdem sie eine Notfallaufnahme gefunden hatte, in der sie sich gut betreut fühlte, und durch unsere therapeutische Arbeit, ließen diese Verletzungen deutlich nach. Bei diesen Arzt- und Schwesternbegegnungen wurde sie von ihrer Partnerin begleitet und lernte langsam, ihre Probleme zu kommunizieren und Vertrauen bei Inanspruchnahme von medizinischen Hilfen zu finden.

Im Januar 2013 begann die Vorbereitung der seit drei Jahren geplanten Schilddrüsenoperation. Die Patientin ging gemeinsam mit ihrer Sozialarbeiterin zum Vorbereitungsgespräch mit dem Chefarzt, der auch die Operation durchführen würde, und erklärte ihm die Dissoziative Identitätsstörung. Dieser zeigte sich sehr freundlich, zugewandt und offen für die Problematik. Dann folgte das Gespräch mit dem Anästhesisten, der sich ebenfalls sehr entgegenkommend und verständnisvoll zeigte. Alle wichtigen Dinge, wie die Allergie auf bestimmte Stoffe, die Benzoabhängigkeit und dass nur im rechten Arm eine gute Vene sei, wurden abgeklärt und deutlich in die Akte geschrieben. Der Anästhesist erlaubte, dass Kaspar – der gute Geist (ein Plüschtier, welches sie schon ein Weilchen von mir hatte) – mit in den Operationssaal durfte. Er bedankte sich für die gute Vorbereitung bei der Patientin. Mit der Station wurde geklärt, dass sie ein Zimmer benötigte, welches sich weit weg vom Ausgang befand. Auf diese Weise konnten die Schwestern bemerken, wenn sie wegrennen würde.

Die Vorbereitung der Operation in der Psychotherapie stellte sich schwierig dar. Wichtigen Täterintrojekten war das Ganze völlig egal, da sie der Meinung waren, dass es ja wohl nicht ihre Schilddrüse sei. Sie hätten ja auch keine Beschwerden. Frau K's größte Angst bestand darin, dass Innenpersonen die Gunst der Stunde nutzen würden, um aus dem Krankenhaus abzuhauen und zu den Tätern zu fahren. Oder aber, dass andere Innenpersonen, wie zum Beispiel innere Wächter, bei unguter Behandlung wütend werden und noch aus dem Operationssaal weglaufen, um die Innenkinder zu schützen. Eine gewisse Einigung konnte stattfinden, sodass sich die Täteridentifizierten Strukturen ruhig verhielten. Die Innenkinder waren bereit, an ihre inneren sicheren Orte zu gehen.

Als die Patientin zwei Wochen nach der Operation wiederkam, berichtete sie sowohl von sehr guten Erfahrungen, als auch sehr bedrohlich erlebten Situationen. Sie habe die Stationsärztin, die Stationsschwester und die Narkoseschwester als sehr freundlich erlebt. Ihr Plüschtiergeist durfte tatsächlich mit in den Operationssaal und hatte jetzt ein Pflaster am Hals, welches ihm der Chefarzt angeklebt hatte. Ärger gab es mit einer Oberärztin, die harsch nach ihrem Betreuer fragte. Das erlebte Frau K. als Kränkung, Beleidigung und Abwertung, da sie ihre Geschäfte allein bewältigt und darauf sehr stolz ist. Die Krankenschwester habe sie verteidigt, aber sie selbst hatte nach der Operation das Gespräch ebenfalls noch einmal gesucht, um das zu klären. Enttäuscht sei sie gewesen, als sie sah, dass der Vorbereitungsanästhesist nicht ihr Zuständiger war. Die Anästhesistin wollte nicht, dass Kaspar mit rein kommt, fragte nach dem Arm und auf einmal war der Blutdruck links wie weg. Plötzlich sei doch der ihr bekannte Anästhesist gekommen und half kurz. Dann habe die Anästhesistin das Mittel spritzen wollen, auf das die Patientin allergisch ist. Sie wehrte sich lautstark. Der ihr vertraute Anästhesist schrie von hinten: „Wollt ihr sie umbringen!", und wechselte die Anästhesistin aus. Nun habe es eine Zeit gebraucht, das Innensystem wieder zu beruhigen, was mit der Schwester und dem neuen Anästhesisten gut gelang. Im Aufwachraum wollte „Jemand von hinten" los, doch die Schwester hatte sehr gut aufgepasst. Die Patientin zeigte sich noch ärgerlich über die ignorante Anästhesistin, die einfach nicht in die Akte geschaut hatte und sie mit diesem Verhalten hätte umbringen können.

Bei der Patientin, aber auch bei mir, kamen Gedanken, ob diese Frau direkt zu den Tätern gehört oder ob sie nur selbst ihre eigene Geschichte nicht klar hat. Solche Gedanken kamen und kommen fast wie automatisch nach allen Begegnungen, die stark bedrohlich auf die Patientin wirkten. Davon gab es noch eine ganze Reihe mehr im weiteren Verlauf.

Langsam näherte sich das Ende der Krankenkassentherapie und die Patientin begann, beim Kommunalen Sozialverband ihres ursprünglichen Wohnorts den Kampf aufzunehmen, damit ihr die Therapie weiterbezahlt wurde. Da sie über das Opferentschädigungsgesetz anerkannt ist, hätte dies kein Problem darstellen dürfen.

Aber es wurde ein sehr aufreibender, bisweilen zermürbender Kampf für die Patientin und auch für mich. Der Sozialverband lehnte die Therapie ab. Die Ärztin des Verbandes diffamierte mich. Frau K. suchte einen sehr engagierten Fachanwalt für Sozialrecht auf und klagte vor dem Sozialgericht für die Fortsetzung der Therapie. Zur Verhandlung wurde ich ebenfalls vorgeladen. Frau K. gewann die Gerichtsverhandlung und die Therapie konnte fortgesetzt werden. Obwohl fünfzig Sitzungen beantragt und sogar einhundert Stunden vom Gericht zugesagt waren, störte der Sozialverband mit Anfragen zu Zwischenberichten zum Zeitpunkt der 20. Sitzung und 38. Sitzung. Ich sendete kurze Stellungnahmen, der Verband wollte lange Berichte, wie es im anonymisierten Gutachterverfahren der Krankenkasse üblich ist. Ich grenzte mich deutlich ab und erklärte, dass ich das aus Gründen des Datenschutzes und wegen der Diffamierung durch diese Ärztin nicht schreiben werde. Der Sozialverband drohte dann der Patientin mit der Herabsetzung des Grades der Behinderung. Wiederum wurden Befunde notwendig. Der Patientin wurde die Einzelergotherapie gestrichen, durch die sie vieles in den Ausdruck bringen konnte. Sie wurde zur Gruppenergotherapie verpflichtet. In diesen Gruppen gab es sehr schwierige Dynamiken. Sie fühlte sich häufig unterlegen, durch das Verhalten anderer bekamen ihre Täterintrojekte Kraft. Sie musste und konnte lernen, wie sie ihre Bedürfnisse und Wünsche auf andere Art und Weise in den Ausdruck bringen konnte. Nach fünfzig Stunden Therapie hatte die Patientin die Zusage über weitere Therapiestunden durch den Fond für sexuellen Missbrauch. Wir konnten endlich in Ruhe auch ab und an einmal eine Doppelstunde durchführen und uns so ausführlicher den traumatischen Erinnerungen widmen.

Ich denke, dass ich mit meinen Abgrenzungen gegenüber dem Sozialverband mit seinen teilweise sehr unverschämten Forderungen und dem Herabwürdigen, und in dem ich mich einhundert Prozent auf die Seite der Patientin stellte, ein Vorbild für sie sein konnte. Mehrmals äußerte sie während der Therapie, dass sie keinerlei Unterstützung durch ihre Mutter bekommen habe. Ihre Mutter hatte ihr nicht geglaubt, was in der Gemeinschaft des Vaters ablief und hat sich nie für sie eingesetzt.

Im Außen kamen ihr Vater, Sohn, Schwester und Tante näher. Ein Bus, später mehrere Kleinbusse, die mit Matten belegt waren, standen in den Seitenstraßen. Sie ging zur Polizei und das nicht nur einmal. Die Polizei, insbesondere ein Polizist, zeigte sich ihr gegenüber durchaus sehr zugewandt. Dennoch erhielt sie immer wieder die stereotype Antwort, dass sie nichts machen können, wenn nicht ein direkter Angriff stattfinden würde. So musste Frau K. damit leben lernen, dass ihr Vater, ihr Sohn, die Tante und andere Kumpane auf der Straße herumlungerten. Ein erneuter Umzug kam für sie nicht in Frage, da sie sich im Haus mit den anderen Familien und der Hausbesitzerin sehr wohl fühlte. Im Außen brauchte sie weiterhin Begleitung, da noch immer starke Dissoziationen vorherrschten und Programme der Täter wirkten. Wenn sie doch einmal alleine einkaufen ging oder von der Ergotherapie ohne Begleitung nach Hause fuhr, so kam es leider immer wieder zu Übergriffen durch die Täter. Mittels Weihrauch- oder Patchoulidüften, die zu früherer Folter und Programmierung gehörten, wurde sie lahmgelegt, d. h. sie dissoziierte in entsprechende innere Personen, und wurde mit dem Kleinbus zu einem Wohnwagen oder in die Wohnung des Sohnes entführt. Dort wurde sie erneut gefoltert und die Programme wurden durch die Täter „nachjustiert". Die Alltagspersönlichkeit von Frau K. wurde zwar immer co-bewusster und konnte dadurch auch selbst davon berichten. Dadurch wuchsen aber die Scham-, Schuld- und die Versagensgefühle, dass es immer wieder geschehen könnte. Als Therapeutin verspürte auch ich Verzweiflung, Hilflosigkeit, Ohnmacht, Trauer und konnte häufig nur da sein und sie sozusagen als Zeugin mit halten. Die Tochter wurde schwanger und ihre Angst davor, dass die Täter sich ihren Enkel holten, wurde sehr groß. Sie wusste, dass die Täter Kinder wegnehmen, da ihr selbst zwei Kinder entzogen worden waren. Sie wusste auch darum, dass ihr erwachsener Sohn und ihr Vater weiter an der sogenannten „neuen Generation" interessiert waren. Der Sohn hatte mit ihr Kinder zeugen wollen, für diese „neue Inzestgeneration". Immer wieder lebte sie in der Angst, schwanger zu werden und natürlich kamen unendlich viele Erinnerungen an entsprechende Folterszenen.

Die Patientin bekam eine starke Nierenkolik. Um die Steine zu entfernen und eine Schiene zu legen, musste dringend operiert werden. Die Ärztin in der Notaufnahme wusste gut über PTBS und Dissoziative Identitätsstörungen Bescheid. Die Begegnung mit der vorbereitenden Anästhesistin erlebte die Patientin als sehr problematisch. Diese Ärztin habe bagatellisiert und Frau K. musste sehr große Kraft aufbringen, um ihr alle möglichen Probleme aufzuzeigen. Die Anästhesistin während der Operation sei sehr verständig und angenehm gewesen. Kaspar durfte wieder mit in den Operationssaal. Die Ärztin und Anästhesieschwester entdeckten auch sein Pflaster von der Schilddrüsenoperation. Die Ärztin erklärte laut, dass sie das 2. Nervensystem beruhige, in diesem Moment versuchte die Operationsschwester sie anzuschnallen. Die Ärztin schimpfte mit dieser Schwester, anschließend brauchten alle nochmals mehr Zeit zur Beruhigung.

Eine zweite Operation stand noch aus. Bis dahin gab es wiederum Angriffe durch die Täter. Zwei ältere Herren über 70 belästigten sie in der Straßenbahn. Als sie doch einmal mit ihrem, im Kinderwagen liegenden, Enkel unterwegs war, belästigten sie zwei Mädchen mit Riechfläschchen. Doch sie konnte ihr Bewusstsein behalten und hatte mittlerweile andere Geruchssteine bei sich, um sich zu stabilisieren. Täterintrojekte wollten die Operation verhindern und sprachen vom geilen Sex gegen die Schmerzen. Täterloyale äußerten Angst: „entweder wir kriegen noch ein Kind oder wir werden auf den Müll geschmissen."

Ihre beste Freundin war an Nierenkrebs erkrankt. Diese Freundin stellte eine große Ressource und einen riesigen Kraftquell für die Patientin dar, der nun langsam versiegte. Sie begleitete die Freundin sehr aufopferungsvoll bis zu deren Tod im August 2019. Der drohende Verlust und das zwangsweise Abschiednehmenmüssen von der Freundin hatten bei Frau K. viele traumatische Erinnerungen daran reaktiviert, wo sie Menschen durch Quälerei und Tötung bereits in ihrer Kindheit verloren hatte. Sie begann unter Scham- und Schuldgefühlen zu berichten, wie sie selbst Kinder hatte quälen und töten müssen. „Mein Körper hat kleine Kinder gequält." Für das Teilen dieser Erinnerungen räumten wir im therapeutischen Prozess zweimal Doppelstunden ein. Beim zweiten Mal musste ich, aufgrund zu starker Gefühle (Empathie, Trauer, Übelkeit, Ärger, Schmerzen), um eine kurze Pause bitten. Die Patientin hatte die Idee, einer ihrer hilfreichen Lieder für uns beide laut auf ihrem Gerät abzuspielen. Dies war ein sehr berührender, naher Moment in der therapeutischen Beziehung.

Zurück zur zweiten Nierenoperation. Dieses Mal berichtete die Patientin von sehr guten Gesprächen mit der Urologin und der Anästhesistin. Alles Wichtige sei rot unterstrichen worden und es wurde auch extra notiert, dass erst die Narkose eingeleitet und dann festgeschnallt wird. Kaspar durfte wiederum mit in den Operationsraum. Ein anderes, ihr sehr wichtiges, Plüschtier wartete im Aufwachraum und hatte einen liebevollen Verband mit einer Kanüle im Arm bekommen. Der Chefarzt selbst hatte mit ihr abgesprochen, dass sie die Erste oder Zweite sein werde, die operiert wird, damit die Wartezeit nicht zum zusätzlichen Stress wird.

Doch die Schwester auf der Station änderte den Zeitplan und so kam sie erst zwei Stunden später zur Operation. Diese Schwester bekam großen Ärger und sei strafversetzt worden.

Somit erlebte die Patientin insgesamt viel Entgegenkommen und Verständnis einerseits und menschliches Versagen, Bagatellisierung und Täterverhalten andererseits. In den Therapiesitzungen feierten wir sozusagen die Fortschritte und phantasierten die Idealvorstellungen, wenn einmal Alles klappen würde. Spaßig äußerten wir uns beide, dass sie das wohl gar nicht aushalten würde. Doch ihr Vertrauen in ihre eigene Kommunikation mit Ärzten und Schwestern wuchs. Sie hatte gute Erfahrungen mit ihrer Hausärztin, Neurologin, Orthopädin, Urologin und musste in der weiteren Therapie auch lernen, sich an eine neue Hausärztin und Fachärztin für Psychiatrie und Neurologie zu gewöhnen. Ihre langjährige Sozialarbeiterin verabschiedete sich. Nunmehr hat sie zwei weitere Sozialarbeiterinnen verabschieden müssen, die alle sehr viel bei und mit ihr über die DIS gelernt haben. Zurzeit hat sie erstmalig einen jungen männlichen Sozialarbeiter.

Frau K. äußerte lange Zeit in der Therapie kaum Schmerzen, da diese noch weitestgehend dissoziiert waren. Aber nach der Nierenkolik fing sie an, unter sehr starken Schmerzen zu leiden. Ihr Schmerztherapeut und Orthopäde meinte, dass diese Kolik möglicherweise ein Auslöser für das Schmerzgedächtnis darstellte. Eine Odyssee der Abklärung der Rückenschmerzen begann. Für manche Untersuchungen brauchte sie die Zustimmung der Krankenkasse, die diese wiederum an Bedingungen knüpfte. Der Orthopäde und der Neurochirurg diagnostizierten dann eine Zerstörung vieler Bandscheiben, eine Degeneration der Wirbel und Entzündungen der Nervenwurzeln. Deshalb wunderten sich beide über den aufrechten Gang der Patientin und lobten sie für ihre starken Muskeln. Die Physiotherapeutin arbeitete intensiv mit ihr und hielt die Schreie aus, die sich die Patientin zu äußern getraute. In der Psychotherapie arbeiteten wir an den Erinnerungen aus der Folterkammer. Eine Innenperson zeichnete zunächst als Skizze die Foltergeräte. In der nächsten Sitzung stellten verschiedene Innenpersonen mit Puppen verschiedene Szenen nach und berichteten über extreme Vergewaltigungsszenen.

Im therapeutischen Setting hatte sich zu diesem Zeitpunkt bereits etwas Grundlegendes verändert. Frau K. brachte schon seit Langem ein Teil ihrer Plüschtiere, die als Symbole, als Ausdrucksobjekte ihrer Kindanteile stehen, zur Therapie mit. Diese waren fast immer an der rechten Seite ihres Stuhls aufgebaut. Um die kleinen Tiere herum baute sie große Plüschtiere aus meinem Fundus auf (Tiger, Löwe, Husky). Ich sprach sie vor geraumer Zeit auf diese für mich erlebte Mauer zu mir hin an, da ich einen Veränderungswiderstand erlebte. Wahrscheinlich angeregt durch den Trauerprozess um die Freundin und in der Reflexion darüber, dass nicht alles über Wut, Ärger, Trotz und Aushalten zu bewältigen gehe, stellte sie dann eines Tages die kleinen Tiere an die rechte Seite etwas entfernt von meinem Stuhl und wickelte eine größere Decke um sie. Sie deutete es auch so, dass sie nunmehr versuche, mehr Vertrauen zu mir zu haben. Seit zwei Wochen reiche ich ihr zum Abschluss der Therapiestunde ihre Plüschtiere liebevoll zu, damit sie sie in ihrer Tasche verstauen kann. Bisher hatte ich sie damit allein gelassen. Die Problematik der Schmerzen und der Bewegungseinschränkung hilft uns offensichtlich zu einer größeren Nähe.

Ihr freundlicher und verständnisvoller Neurochirurg spritzte ihr – unter MRT-Bedingungen – etwas gegen die Entzündungen und sagte, dass dies nach ein paar Wochen auch auf der anderen Seite geschehen muss. Dann spritzte ein anderer Arzt und hielt sich weder mit der Dosis noch mit der Spritze an die Vorgaben und sprach auch noch davon, jetzt ein Experiment zu machen. Die Schwester versuchte, ihn daran zu hindern und klärte ihn auf, doch er hielt sich nicht daran. Die Patientin wünschte ihm zum Abschied den Tod. Diese Behandlung stellte einen herben Rückschlag dar. Ihre Physiotherapeutin reagierte sehr ungehalten, da ihre Arbeit sozusagen zunichte gemacht war. Schmerztherapeut und Orthopäde waren entsetzt. Ich dachte nur, oh, welch ein Sadist. In der starken Hoffnung auf Hilfe und möglicherweise, weil die Dissoziation nicht mehr so gut funktionierte, gelang es der Patientin dieses Mal nicht mehr, einfach wegzurennen. Frau K. sagte zum Abschluss des Jahres, dass es ein Scheißjahr 2019 gewesen sei und sie große Hoffnung für das Jahr 2020 habe.

Im März 2020 verstarb ihre Vermieterin, die als Hauseigentümerin ebenfalls in einer Wohnung im Haus wohnte. Sie war eine gute Seele und vielleicht eine Art Mutter für Frau K. Die Patientin engagierte sich schon viel im Haus, wie fast alle Mieter. Der Tod war ein sehr einschneidendes Erlebnis, trat er doch kurz nach dem Ableben ihrer Freundin ein.

Neben dem Schock kamen die Angst, dass das Haus verkauft werden würde und der erste Lockdown aufgrund der Covid-19-Pandemie. Die Beerdigung wurde lange verschoben. Die Patientin übernahm im Haus das Management. Die neue Besitzerin, die Tochter der ehemaligen Hauseigentümerin, verkaufte nicht und vertraute auf das Engagement der Mieter.

Ich fragte die Patientin über ihre Ängste bezüglich einer Erkrankung mit dem Coronavirus. Sie äußerte Ängste vor einer Haubenbeatmung. Ich spürte in der Gegenübertragung Kopfdruck und Schmerz. Frau K. berichtete von der Geburt mit Saugglocke und der doppelseitigen Lungenentzündung, die sie im Alter von drei Monaten erlitten hatte.

Wir konnten uns keiner weiteren Bearbeitung dieser Thematik widmen. Sie erfuhr, dass sie auf einem Auge fast blind sei und litt unter starken Zahnbeschwerden. Sie hatte eine gute Zahnärztin gefunden und es sollten vier Zähne unter Vollnarkose gezogen werden. Da die Patientin eine sehr hohe Dosis von Schmerzmedikamenten nahm und eine vorherige klinische Entzugsbehandlung abgelehnt worden war, wurde es nun notwendig, die Operation in der Krankenhausambulanz in der Nähe eines Intubiergerätes durchzuführen. Es würde die Gefahr eines Atemstillstands unter der Narkose bestehen, so die Erklärung der ambulant arbeitenden Anästhesistin. Die Patientin hatte die Aufgabe, dies nun der Anästhesistin bei der Operation in einem Telefonat zu erklären. Diese reagierte zunächst sehr widerständig und sagte wohl sinngemäß, die da drüben sollen mal nicht so ängstlich sein. Die Patientin verzweifelte fast und erklärte alles nochmals mit Nachdruck, bis die Ärztin endlich einlenkte und verstand. Vor der Operation sei diese Anästhesistin ziemlich hektisch gewesen und die Patientin erzählte, wie nun sie die Ärztin beruhigte. Nach der Operation spuckte die Patientin sehr viel Blut und erhielt Vorwürfe. Erst dann schauten die Schwestern in die Akten und sahen, dass die Medikamente Blutverdünner enthielten. Frau K. spürte einen Faden zu viel im Mund und erhielt die Antwort, dass da noch eine Verhärtung gewesen sei, Krebsverdacht bestand und dass sie das wohl gewusst hätte. Hatte sie aber nicht. Später bildete sich im Mund viel Narbengewebe, wie auch sonst im Körper, so z. B. am Rücken. Zwei Wochen später plagten sie extreme Schmerzen im Kiefer. Der Kieferchirurg renkte das Gelenk wieder ein, da nun Zähne fehlten. Die Zahnärztin wetterte auf den Kieferchirurgen, dass er das ja gleich hätte sagen müssen. Die Zähne erholten sich. Aber weitere organische Beschwerden, insbesondere der Rücken stehen noch auf der Tagesordnung der Behandlung.

Die Patientin erzählt nun schon selbstverständlich in den nur noch alle vier Wochen stattfindenden Gesprächen von den vielen Ärzten, die sie aufsuchen musste. Sie stellt den Vergleich zu früher her, wo natürlich keine Ärzte oder nur welche aus dem Täterkreis aufgesucht wurden, um z. B. illegale Entbindungen durchzuführen. Sehr froh und stolz berichtete sie vor kurzem davon, dass sie ihren 5-jährigen Enkelsohn schon zu ihrem Orthopäden und ihrer Physiotherapeutin mitgenommen habe. Dieser sagte, dass er gerne zu Omas Ärzten mitgehe und die ihm mit seinem Rücken gut geholfen hätten.

3.6 Fallvignetten mit dissoziativen Symptomatiken bei DESNOS/DDNOS-PatientInnen

Ralf Vogt

3.6.1 Vorbemerkung

Die drei hier angeführten Fallbeispiele stammen nicht von DIS-PatientInnen, sondern von komplextraumatisierten PatientInnen aller Art. Dissoziative Phänomene können bei PTBS- als auch bei DESNOS und DDNOS-PatientInnen vorkommen – dies stellt den gemeinsamen Bezugspunkt dieser Fallvignetten dar.

Damit soll auch verdeutlicht werden, dass Dissoziativität an sich ein allgemeiner Abwehrmechanismus des Psychischen bei jedem Menschen sein kann und nicht den Extremtraumatisierten – wie den DIS KlientInnen – vorbehalten ist.

Alle hier geschilderten Fallvignetten zeichnen sich außerdem dadurch aus, dass die hier angeführten PatientInnen zumindest in einer kurzfristigen Prägungszeit Psychotraumata von Implantatstärke erlitten haben. Das bedeutet, dass sie in späteren posttraumatischen Stresssituationen während des Ausführens ihrer Handlungsimpulse oder im Zuge des seelischen Überrolltwerdens von zerstörerisch-abgespaltenen Entwertungsmustern o. Ä. zunächst nicht in der Lage waren, diese auf Distanz zu bringen, zu kontrollieren oder andere geeignete Selbsthilfemaßnahmen einzuleiten. Insofern waren diese Symptommuster zwar teilweise rational bewusstseinsfähig, aber trotz aller erlebten Widersprüchlichkeiten nicht aus eigener Bewusstseinskraft abstellbar.

3.6.2 Fall Maren: Dissoziative Stimmen als Tinnitus

Maren hatte schon langjährige Vortherapieerfahrungen. Sie war bisher aber noch nicht mit der Diagnose Komplextraumatisierung behandelt, sondern in der Rubrik „zwanghaft-ängstliche Neurose“ eingestuft worden. In dieser klassischen Auffassung war auch ihr auditives Tinnitus-Syndrom organisch abgeklärt und als psychosomatische Stresserscheinung im Rahmen dieser Neurosestörung subsumiert worden.

Auffällig war für mich nach der Behandlungsübernahme, dass der allgemeine Gedankenstress, den Maren seit ewigen Zeiten beklagte, inhaltlich mit elterlichen Entwertungssätzen verbunden war.

Das Kind hat im Grunde unter beiden lieblosen Eltern gleichermaßen gelitten und war in der Entwicklung durch die neidische Missgunst von Vater und Mutter im Alltag schwer behindert worden. So wurde dem Kind kaum eine entspannte Ruhe in der Streitelternfamilie gegönnt. Irgendwer war mit dem Kind immer unzufrieden. Die intellektuelle Fortentwicklung des Mädchens wurde verbrämt, indem das spätere Ablegen des Abiturs in der Schule sowie ein Studium an sich als „unnützer Kram" abgetan wurden. Die Eltern sahen sich selbst als das Maß der echten „proletarischen Dinge", wo man keine „Sesselfurzer" in der Familie haben wollte.

Die Macht der elterlichen Worte war gewissermaßen zur dissoziativ-autonomen Gehirnwäsche geworden, da die Patientin zwar den egozentrisch-eitlen Unsinn der altvorderen Sätze erkannte, diese aber in keiner Weise auf Distanz bringen konnte. Um diese innerseelische Verbindung weiter zu untersuchen bzw. eventuell aufzulockern, schlug ich in einer Therapiestunde ein Gestaltrollenschema mit dem Tinnitus auf leerem Stuhl vor (vgl. Abb. 3.4):

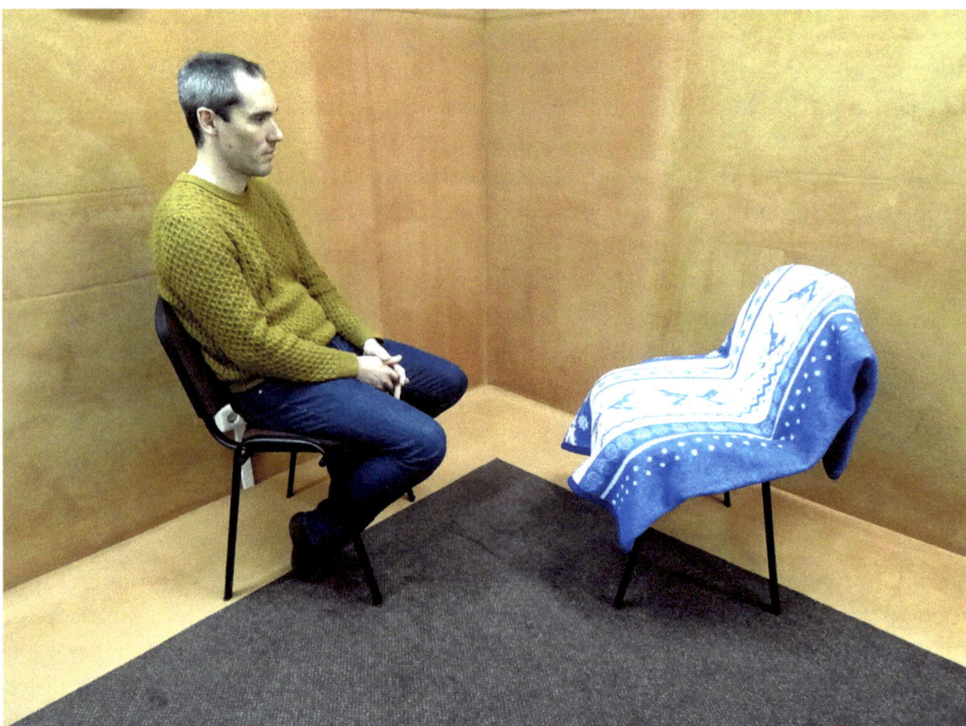

Abbildung 3.4: Marens Gestaltrollensetting mit dem Tinnitus

Zunächst saß die Klientin auf ihrem Stuhl und klagte dem Tinnitus (Stuhl mit Decke) ihr Symptomleid und ihren Symptomärger. Dann wechselte Maren und fühlte sich in den Tinnitus bzw. die Störerenergie der Geräuschsymptomtik ein. Die Aufgabe war es nun, spontane Sätze aus dieser Position an den Maren-Positionsstuhl zu richten. Kaum begonnen, flutschten der Sprecherin auf dieser Position sozusagen die Abwertersätze sehr locker und bösartig aus dem Ärmel, sodass ich das Lästergewitter von außen stoppen musste und zum abermaligen Positionswechsel aufforderte. Hier war Maren schwer getroffen von dem maschinengewehrartig vorgetragenen Bullshit der anderen Seite. Als ich sie hinsichtlich ihrer Betroffenheit befragte, äußerte die Klientin, dass sie gerade schockiert bemerke, der Großteil dieses Platzregens an Abwertungen seien ehemalige Originalaussagen des Vaters aus der früheren Zeit. Sie hätte nicht geahnt, dass dieses Gift so sehr in Verbindung mit dem Tinnitus verschmolzen war. Das war in diesen Minuten für Maren eine wichtige Selbsterfahrung, die wir im Nachgespräch mit Beispielen abrundeten. Wichtig war bei der Symptombeobachtung zuhause, dass der Tinnitus kurz nach dieser Therapiestunde zunächst völlig verschwand, was diagnostisch deutlich für die Körper-Seele-Einheit – also den psychosomatischen Zusammenhang – spricht. Leider schlugen die Symptome nach Tagen wieder an die Tür, wenn auch nicht mehr so stark wie vor dieser Gestalttherapiestunde. Diese Zähigkeit des abgespaltenen Vaterimplantats als Täterstimme im Ohr konnten wir in der Psychotraumatherapie als Beleg für den größeren dissoziativen Schweregrad begreifen und fortan zielgerichteter als bisher therapeutisch verfolgen und abschwächen. Dazu mussten noch eine Reihe von psychotraumatologischen Ohnmachtsszenen des Kindes mit dem Vater bearbeitet werden, was jetzt aber inhaltlich klar war. Eine Ablenkung durch die „objektive Krankheit“ gab es jetzt nicht mehr. Außerdem bedurfte es noch einer Reihe von Vater-Implantatssettings in der Anteile-Ringe-Methodik von SPIM 30, um die psychodynamischen Einflüsse des gewalttätigen Erzeugers zu reduzieren. Das war natürlich auch anstrengend, aber der Türöffner war grundsätzlich gefunden.

Therapeutisches Fazit

Im Rahmen der neurosepsychologischen Vortherapie war das Tinnitus-Symptom ganz allgemein als Stressbelastung angesehen worden. Diese Psychosomatik konnte in der traumaorientierten Psychotherapie jetzt stärker auf den psychodynamischen Sinn hin untersucht werden. Durch das psychodramatische Gestaltrollenschema kam die Dissoziativität des Symptomzusammenhanges klar zum Vorschein. Die verwirrende Dissoziativität gegenüber dem Symptom bestand darin, dass die Patientin zwar generell die toxische Schwere der Elternprägung kannte, sich aber KONKRET nicht vorstellen konnte, dass vergiftete Sätze tatsächlich eine solche somatische Spur (Tinnitus) und psychische Tiefe (Dauerschleifen der Elternsätze im Kopf) hinterlassen können. Nach dieser

Sinnerhellung konnten zielgerichtet die interaktiven Prägungsszenen aufgesucht und bearbeitet werden, wodurch sich das dissoziativ verankerte Tinnitus-Symptom als somatische Vaterstimme – d. h. als zu Körper gewordene Gewalt – abbauen ließ.

3.6.3 Fall Hubert: Dissoziatives Warten auf das Belohnungswunder

Hubert litt an einer allgemeinen Entwicklungsstörung, die bisher als Verweigerungsneurose eingestuft worden war. Ab und an versuchten wir über eine Fokussierte Szenenarbeit (FSA-SPIM 30, vgl. Vogt, 2020 u. a.) chronifizierte Modellszenen zu bearbeiten.

So stellten wir an einem Therapietag eine leidige Geschirrabwaschszene aus dem Grundschulalter nach. Die Mutter hatte Hubert nämlich immer mit Strafabwaschen belegt, wenn sie mit irgendetwas Konkretem oder Fingiertem im Einzelkind-Haushalt mit ihrem Sohn nicht zufrieden war. Hier hatte Hubert zunächst das infantile Herumbocken gelernt, mit dem er auch heute als Erwachsener viele Menschen wegen Nichtigkeiten nervte. Insofern war das bremsende Nachtragendsein ein Teil seiner neurotischen Deckneurose, mit dem er sich an allen Menschen für als kränkend erlebte Gemeinheiten rächte.

Auffällig war in diesem Zusammenhang, über den der Klient ja bereits genügend reflektieren konnte, für mich als Behandler aber die paradox-anhaltende Zähigkeit seiner Mutterbindung. Der bloße Begriff Täterbindung war Hubert bereits theoretisch geläufig (vgl. Vogt, 2016). Wichtig ist in diesem paradoxen Bindungsverhältnis jedoch, dass die Gewaltopferperson, also in diesem Falle Hubert, von der reflektierten Täterperson, also der Mutter, in einem automatisierten Verhältnis schwer bindungsabhängig blieb und die rationalen Einsichten nicht zur emotionalen Ablösung führten.

Hier helfen mitunter gefühlsechte Settings der Szenendurcharbeitung (FSA s. o.), weil dadurch evtl. dissoziative Prägungsszenen wiedergefunden werden können, was dann die Täterbindungskraft spürbar lockert.

Deshalb organisierten wir in dieser Problemkonstellation auch das szenische Nachstellen der Abwaschszene, um neue Prägungsdetails aufzuspüren.

In dieser besagten Szenenarbeit (vgl. Abb. 3.5) ist zunächst alles wie sonst. Die Mutter hat wieder keifend irgendeinen Grund zum Geschirrabwaschen gefunden und Hubert wäscht wütend, aber gehorsam ab. Das geht einige Minuten so.

Hubert wird von mir nun zur wachsamen Innen- und Außenbeobachtung angehalten. Plötzlich erinnert Hubert, dass es bei der Mutter einen abrupten dissoziativen Stimmungswechsel gibt – ohne für ihn äußerlich sichtbaren Grund. Sie lobt Hubert paradoxerweise über den grünen Klee für seinen qualitativ guten Abwasch, die extrem wichtige Hilfe für sie als alleinstehende Mutter und prophezeit Hubert und sich noch goldene Zeiten in der Zukunft, als würde gerade ein ganz anderes, neues Leben beginnen. Darüber hinaus entschuldigt sie sich für die vorangegangenen Zerwürfnisse in der Interaktion. Hubert schildert diese Wandlung so mit leuchtenden Augen, als ob ihm ein Engel erschienen wäre und alle bösen Quälereien der Mutter in dieser Minute völlig von ihm abgefallen wären. Dieses warme Gefühl entschädigt ihn jetzt für viele Jahre voller Gemeinheiten. Im ganzen Körper rieselt es warm. Ein verkapseltes, isoliertes Glücksgefühl prägt fortan seine kindliche Seelenwelt (Abb. 3.5).

Jede kritische Skepsis gegenüber solchen infantilen Versprechungen der desorganisierten Mutter war in Huberts Gemüt in diesem Augenblick völlig verflogen. Er selbst ist in diesem Moment der FSA-Szene nämlich sehr dissoziativinfantil – ebenso wie seine switchende Mutter – und hat nur dankbare warme Tränen in den Augen.

Der zentrale psychodynamische Dreh für den – auch durch die negativen Gewalterfahrungen dissoziativ strukturierten – Jungen war nun, dass dieses Eintagsfliegenwunder nie wieder vergessen, aber auch nicht adäquat in Relation zu den üblichen Interaktionen mit der Mutter in den anderen 364 Tagen gesetzt werden konnte.

Hubert war nun in der Lage, durch den in dieser FSA-Szene erfahrenen Zustand seinen kindlichen Dissoziations-State neu zu erfassen. Dadurch gelang ihm eine reifere Reflexionsstufe und er verstand, dass diese „Wunderszenen" nach seiner kindlichen Gesamterinnerung wohl ca. 3 Mal in 10 Jahren vorgekommen sind, während er in seiner dominierenden Erinnerung immer weiter wütend den Strafabwasch tätigte. Dabei blieb Hubert in seiner traurigen Muttersehnsucht gefangen und wartete immer wieder auf den nächsten Wundertag, weil er ja erlebt hatte, dass sich das treue Weitermachen lohnte! Erst durch diese späte fokussierte Szenenarbeit wurde der dissoziative Wunderjungenanteil gefunden. Diese emotional starke Macht hatte der rational-integrativen Nachreifung bis dato entgegengestanden; der rational organisierte Alltagsmanageranteil hatte bisher nie die dissoziativ-verwirrende Quelle der abgespaltenen Bremskraft des Ausharrenwollens erfassen können.

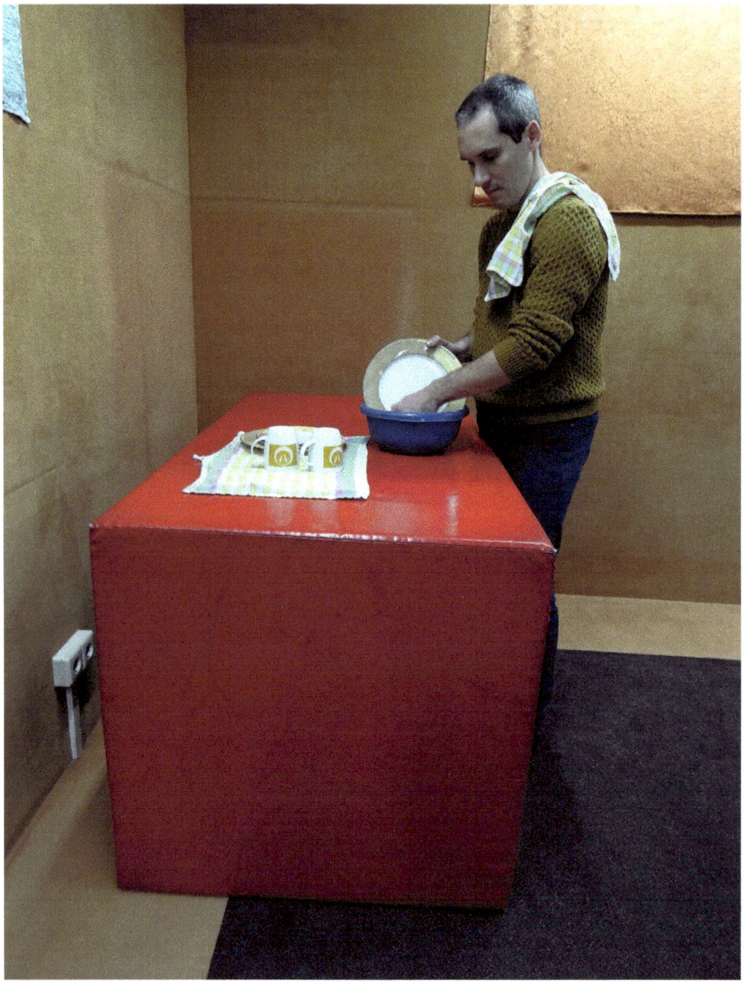

Abbildung 3.5: Abwaschszene von Hubert im FSA-Setting

Therapeutisches Fazit

Es ist erstaunlich, dass einzelne positive Beziehungserfahrungen eines seelisch und körperlich schwer misshandelten Kindes zu so rigiden Wiederholungserwartungen führen können. Das absolute Bindungsgefühl des Jungen zur Mutter erzeugte eine eiserne Loyalität in der Alltagsbeziehung, aus der sich der Junge nicht wegbewegen konnte. Die Spaltung in die vereinfachte Auffassung „manchmal ist Mutter schlecht – manchmal gut" wurde für Hubert innerlich quasi zu einer 50:50-Gleichung, obwohl das Verhältnis in der Realität wohl eher 1:500 gewesen sein dürfte. Die ohnmächtige Bindungsliebe kommt einer dissoziativ verwirrenden Wundererwartung gleich und ist somit leichter zu ertragen als das Für-immer-allein-sein-Nichts der 364 anderen Tage des Jahres. Durch diese verwirrende Dissoziativität war eine pathologische Ausdauerhoffnung möglich geworden, welche infolge der Abspaltung rational nicht mehr zugänglich war.

Ein kindlicher State in dissoziativer Konservierung war also in diesem Falle ein wichtiger Aspekt der fixierten Störung. Diese Konservierung verhinderte mit ihrer Abwehr eine altersadäquate Fortentwicklung des kindlichen Gemüts. Die Bindung zur natürlichen Mutter war zur Falle geworden, weil das Kind in seiner treuherzigen Bezogenheit auf die Leitfigur an deren versteckte Zuwendung glaubte und glauben musste. Der Junge konnte sich die Störung der Mutter – inklusive deren abgespaltener Hassgefühle – in seiner kindlichen Begriffskapazität offensichtlich nicht vorstellen und spaltete widersprüchliche Erfahrungen demzufolge unbewusst weg. Insofern war die kindliche Verwirrung eine Entlastung, das Desorientierte der Mutter nicht sehen zu müssen.

3.6.4 Fall Undine: Dissoziative Flucht vor Schlangenmonstern

Undine litt lange Zeit unter diversen Albträumen, in denen Panik und Katastrophen aller Art vorkamen. In Vogt (2018, S. 51–62) sind Fallbeispiele solcher Träume zu lesen, die wir im SPIM 30-Modell beispielsweise als atmosphärische posttraumatische Verarbeitungszustände von nicht bewältigten Gewalttraumaerfahrungen einstufen. Während diese generelle Einstufung eine theoretische Rahmengebung unserer Quellenanalyse darstellt, muss dennoch in jedem Einzelfall genau danach geforscht werden, ob und inwieweit die dissoziativen Hintergründe konkret zutreffen. Der aufdeckend-aufklärende Schritt in unserer SPIM 30-Methodik besteht nun darin, diese symbolisch-metaphorischen Bilder in einer Psychotraumaexposition zu aktivieren und so eine faktische Rückverwandlung in ursprüngliche Sachverhalte von unerträglicher Angst zu ermöglichen (vgl. Vogt, ebd.). Undine war neurosepsychologisch klar, dass sie aus einem gestörten Elternhaus mit emotional übergriffigen Eltern stammte. Dabei erpresste die Mutter mit ihren depressiven Zuständen häufig Undines Mitleid und emotionale Anteilnahme. Der Vater trat dagegen mehr durch seine Daueranweisungen mit häuslichen und schulischen Aufgaben in Erscheinung – als grenzüberschreitende Nervensäge über den Tag verteilt.

Obwohl diese generellen Bezüge Undine bekannt waren, mussten in der therapeutischen Arbeit auch ihre dissoziativen Symptomabspaltungen immer wieder mit Blick auf den Zusammenhang von Symptom und Bedeutung konkret bewusst gemacht werden, da sie sich nur dadurch langfristig auflösen lassen. Ein

Überschwappen von allgemeinem Theoriewissen (Cortexniveau der Informationsverarbeitung) auf das implizite Speicherwissen (Thalamusniveau der Informationsverarbeitung) ist von selbst kaum bis gar nicht möglich. Daher sind FSA-Settings zur fokussierten, emotional erlebnisorientierten Informationsverarbeitung im Zuge der subjektiv-evidenten Bearbeitung solcher Angstbilder so notwendig und hilfreich (vgl. Porges, S. 124–145 in Vogt, 2016 sowie Vogt, 2018, S. 51–62).

Also haben wir bei Undine ein entsprechendes FSA-Setting eingerichtet (vgl. Abb. 3.6).

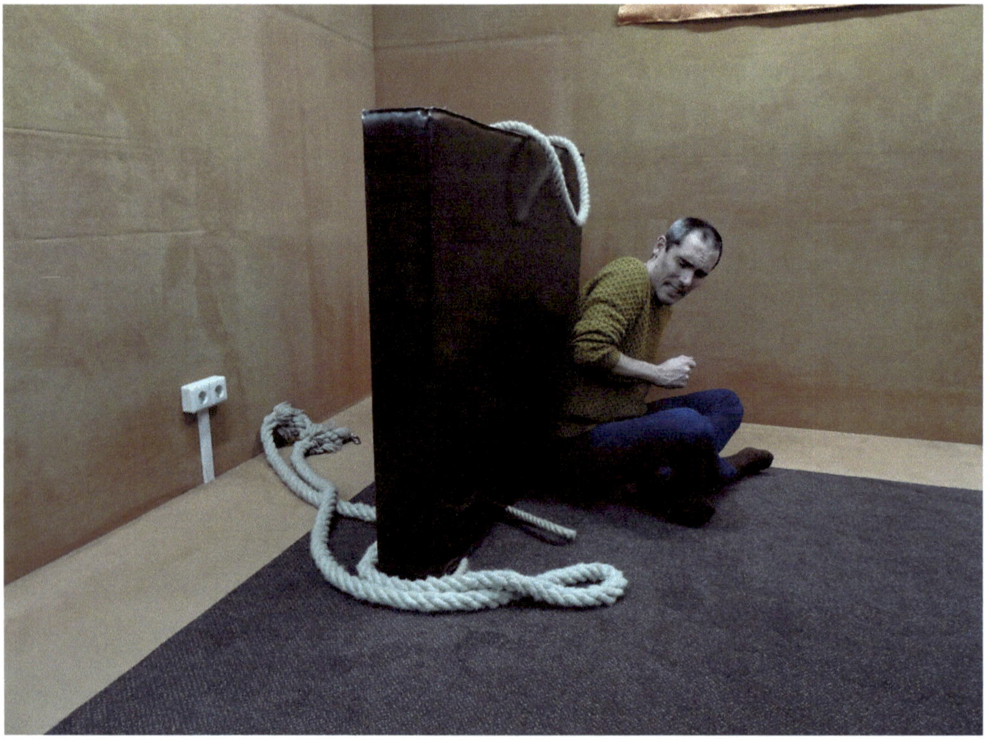

Abbildung 3.6: FSA-Setting bei Undine zur Bearbeitung des Schlangenhorrortraumes

Das Prinzip dieser Expositionsinszenierung bestand darin, das Erleben in langsame Wahrnehmungsstufen zu zerlegen, um die bekannten Panikgefühle dosiert bearbeitbar zu machen. Hierzu wendeten wir vorrangig körperorientierte Parallelisierungs- und Reorientierungstechniken an, damit sowohl eine Unterbrechung der Panik gelingen als auch der emotionale Bogen der erlebnisaktiven Szenenarbeit erhalten bleiben konnte.

Undine saß also mit dem Rücken zur braunen Schaumgummimatte, weil sie im Paniktraum oft eine Tür nach einer Fluchtetappe vor den Schlangen schloss –

bevor sich die Schlangen doch wieder durch die Türritzen hindurchdrückten usw.

Jetzt war in der Traumaexposition diese Tür nach erfolgreicher Flucht wieder einmal zugedrückt worden. Da die FSA-Methodik mit konsequent co-bewusster Selbstwahrnehmung und therapeutischer Außenregie arbeitet, forderte ich Undine auf, eine Kamera in den verschlossenen Raum zu schicken, um die zu Wachsfiguren erstarrten Schlangen einmal genauer zu betrachten. Mithilfe dieser Forschungskamera konnte Undine erstmals in relativer Ruhe erkennen, dass es sich nicht um unzählige „1000 Schlangen", sondern hauptsächlich um 3 konkrete Schlangen handelte, im Hintergrund nur Wasserwellen brandeten und keine weitere Schlange sichtbar war – was schon eine kleine Minderung der globalen Total-Angst bewirkte. Trotz der co-bewussten Selbstwahrnehmung war das Niveau der dissoziativen Ängste noch groß, sodass die Klientin trotz Kamerahilfe längere Zeit brauchte (in der FSA-Regie ca. 8 Minuten), um den zu Wachs erstarrten Schlangen in die Gesichter zu schauen. Nun konnte Undine in dem zerfurchten Gesicht der dicken älteren Schlange Merkmale ihrer Oma mütterlicherseits erkennen. Die mittlere Schlange war lang und robust und besaß Gesichtszüge des Vaters. Die kleinste Schlange im rechten Betrachtungsfeld wiederum schaute insistierend, so wie auch die Mutter bei großer Wut dreinschauen konnte. Mit dieser Zuordnung der Schlangenkörper sank der Stresspegel abermals erheblich. Die Schlangen waren also keine sexuellen Symbole nach Freud (1920), sondern Ausdruck der emotional übergriffigen, stark kontrollierenden Familienoberhäupter von Undine. Anstatt der üblichen Fluchtangst stieg in Undine jetzt erstmals eine ärgerliche Wut auf, weil sie sich als Kind – als Einzelkind im ohnmächtigen 1:3-Verhältnis – niemals gegen diese Übermacht der Erwachsenen hatte wehren können. Es folgte diesem Expositionssetting nun ein Anklagesetting mit Sack und Keule, wobei diesen alles bestimmenden Erziehungsträgern große Beseelbare Therapiemedien zugeordnet wurden (Roter Riesenklotz, Orange Riesentonne und Schwarzer Riesensack – vgl. Therapiefotos im Anhang). Durch dieses Umschwenken von panisch-verwirrter Flucht in erwachsenere Abgrenzungsfokussierung waren die Schlangenträume für Undine Geschichte. Die echte Auseinandersetzung mit den Entwicklungsverhinderern konnte eingeleitet werden. Hierzu wurden vorbereitende SPIM 30-Rollenspiele genutzt.

Therapeutisches Fazit

Die verwirrend-dissoziative Symptomatik entstand in diesem Behandlungsbeispiel offensichtlich durch die panische Angst und Ohnmacht gegenüber den mächtigen Beziehungsbestimmern. Die Monsterschlangenverfolgung symbolisierte das abgespaltene Tabu, diese Kräfte nicht infrage stellen zu dürfen. In der Traumatherapie war es zunächst wichtig, den chronifizierten Schlangentraum sozusagen zu entmystifizieren – indem ihm eine eher gewöhnliche Bühne in Form der FSA-Szene gegeben wurde, ließ sich dieser hektische Fluchtmodus auf ein beobachtbares Maß verlangsamen. Hierzu war die Wachsfigurentechnik der SPIM 30-Expositionsarbeit ein günstiges Regieelement. Durch eskortierte therapeutische Ruhe in der Auseinandersetzung mit den Paniksymboltieren gelang eine hinreichend klare Zuordnung der verschlüsselten Furchtobjekte. Das führte im selben Moment zu einer Beendigung der infantilen Regressionshaltung, die das Kind in der Zeit der frühen Ohnmacht als Einzelkind gegenüber den o. g. Erziehungspeinigern wohl erlebt hatte. Mit dem Auflösen der verwirrenden Schlangensymbole war der Klientin eine erste natürliche Besinnung möglich. Das Symptom als dissoziative Panik vermochte das Kind nun nicht mehr zu jagen. Dadurch wiederum konnte in einem kurzen Progressionsschwenk zum größeren bzw. pubertären Mädchen das abgrenzende Aggressionsgefühl erweckt werden, welches wohl die Jahre zuvor keine Chance auf Äußerung gehabt haben dürfte, da die mächtigen Erziehungsgestalter diese Konfrontation offensichtlich nicht zugelassen hatten.

Nach dieser nachgeholten Abgrenzung im therapeutischen Proberaum mit Sack und Keule vor den symbolisierten, beseelbaren Erziehungsträgern konnte der Spuk des dauerhaften Horrortraumes beendet werden. Das Mädchen hatte in normalerer, pubertärer Kraft gezeigt, dass es dem Überrollkommando etwas entgegensetzen konnte. Dadurch entfernte sich die Klientin aus dem ständigen Kontrollbereich von Oma, Vater und Mutter, so wie es im Rahmen einer normalen Pubertät vonstattengegangen wäre, wenn das Mädchen die Chance gehabt hätte, dieses Bestimmertrio (Schlangenmonster) zu stoppen.

3.7 Fallvignetten mit dissoziativen Symptomatiken bei DIS-PatientInnen

Ralf Vogt

3.7.1 Vorbemerkung

Obwohl in diesem Buch und in den Veröffentlichungen zum SPIM 30-Modell schon mehrfach erläutert, sei an dieser Stelle noch einmal darauf verwiesen, dass die Arbeit mit Beseelbaren Therapieobjekten nur mit den KlientInnen vorgenommen wird, die mit dieser methodischen Erweiterung gut zurechtkommen, d. h. in diese Gestaltarbeit eintauchen und sich wieder gut davon distanzieren können. Neben dieser trainierbaren Reorientierungs-Arbeitsfähigkeit, die jedoch bei einzelnen schwierigen DIS-KlientInnen nicht erreicht werden kann, ist natürlich auch die Eingangsindikation für die FSA-Settingwahl entscheidend. Das bedeutet beispielsweise, dass wir therapeutisch fragen müssen, ob es bei den KlientInnen größere dissoziative Gedächtnislücken gibt, die durch die Nutzung von analogen Triggermaterialien in Resonanz mit der abgespaltenen Innenwelt gebracht werden können – oder sollten? Die Verwendung und der passagere Einsatz von Beseelbaren Therapiemedien muss von speziell geschulten SPIM 30-TherapeutInnen betreut und im Prozess begleitet werden. Die Evidenz der Deutungsaussagen kommt immer von den PatientInnen selbst. Somit soll KlientInnen nichts suggeriert werden, was nicht ihrem Inneren entspricht – ebenso aber soll auch nichts vorschnell verworfen, also Deutungen oder Interpretationen ausgeschlossen werden, die zu einem bestimmten Zeitpunkt noch nicht sehr klar, sondern nur fragmentiert oder nebulös formuliert werden können.

Was die Frequenz und Inhalte der psychotherapeutischen Arbeitsstunden angeht, stehen bei DIS-KlientInnen eindeutig stabilisierende und alltagsregulierende Behandlungsaufgaben im Vordergrund. Danach kommen Therapiesettings zur Anteilearbeit, in welchen destruktive Täterimplantate (Alter Egos) gebremst und reorientiert werden müssen. Die Psychotraumaexpositionsarbeit – wie in den unten angefügten Fallvignetten dargestellt – ist zwar eine sehr wünschenswerte Behandlungsstrategie, kann jedoch bei einer stärkeren Persönlichkeitszersplitterung weniger geplant umgesetzt werden. Generell kann man bei DIS-PatientInnen bei voller Ausprägung des Schweregrades kaum mit angekündigten Planungen in die Psychotherapiestunden einsteigen, da alles – sozusagen – „Beabsichtigte" von der Verwirrungsdynamik dieser KlientInnen (vgl. Artikel dazu in diesem Band) ausgehebelt wird. Die Ursachen dafür sind schwere

Täterübertragungen auf die PsychotherapeutInnen, weil die Traumakindanteile panische Furcht vor allen „geplanten Maßnahmen" haben; schließlich hatten die realen TäterInnen ihre Zerstörungsmacht in vorsätzlich geplanter Weise ausgeübt (vgl. Aussagen zu Traumatyp III in Vogt, 2016, S. 63–65). Der andere Hauptgrund für die Verwirrungsdynamik der DIS sind täterloyale, tätergebundene Anteile, welche die paradoxe Nähe zu den äußeren Täterpersonen – ob am Leben oder gestorben – aufrechterhalten (vgl. Täterbindungstypen in Vogt, 2016, S. 51–59). Die stärkste Gegenkraft gegen alle aufdeckende Psychotraumaarbeit sind konditionierte und programmierte Zerstöreranteile, die bei Traumaexpositionsarbeit Selbstbestrafungs- und Suizidprogramme auslösen können oder psychotische Entgleisungen einleiten, wodurch DIS-PatientInnen in der Öffentlichkeit abnorm auffallen und beispielsweise mit einem schizoaffektiven Syndrom in die Psychiatrie eingewiesen oder wegen chaotischer Handlungen auch vorübergehend in Polizeigewahrsam genommen werden können.

Es gilt für die diesbezüglich ausgebildeten PsychotherapeutInnen also, diese Indikationen genauestens gegeneinander abzuwägen, um nicht durch Schnellschüsse Rückfallschleifen auszulösen, die die psychotherapeutische Gesamtbehandlung letztlich immer wieder gefährden können.

Wenn also in den nachfolgenden Fallvignetten von DIS-KlientInnen FSA-Settings in den Mittelpunkt gerückt werden, so heißt das nicht, dass diese Settings in diesem Stil rasch eingerichtet und spontan umgesetzt werden konnten. Voraussetzung war immer eine monatelange – positiv einschwenkende – Beziehungsarbeit mit den dafür geeigneten KlientInnen. Die o. g. Hierarchie der Frequenz und Inhalte der Therapiestundenstruktur galt in jedem Falle – auch bei diesen unten folgenden fünf Behandlungsbeispielen.

Die Stundenvignetten wurden allein deswegen ausgewählt, weil die körperorientierte, begrenzt psychodramatische Gestaltarbeit der FSA-Settings im SPIM 30-Verfahren vielen KollegInnen noch wenig bekannt ist und durch diese Veröffentlichung Anregungen gegeben werden sollen, was man in kreativer Hinsicht einrichten könnte, um wirksam mit KlientInnen dieser Störungsmuster zu arbeiten.

Analoge, fragmentierte Gedächtnisinhalte können zur Resonanz gebracht und gleichzeitig lösungsorientierte Wachstumsressourcen der schwer traumatisierten PatientInnen dosiert zur Überwindung der paralysierten Opferohnmachts- oder Unterwerfungszustände angeregt werden. Kann man als PsychotherapeutIn diese Herangehensweise in der SPIM 30-Struktur gut nachvollziehen, so ist es nur eine Frage von Ausbildung und Selbsterfahrung, diese FSA-Konzeption schrittweise zur Anwendung zu bringen.

3.7.2 Fall Marlene: Dissoziativer Nebel durch die Ehrenwortfamilie

Hintergrund und Behandlungsverlauf

Marlene hatte eine leichte bis mittelgradige Dissoziative Identitätsstörung aufgrund jahrelanger sexueller Gewalt im Elternhaus durch Vater und Großvater (väterlicherseits) ausgeformt. Das Kind wurde schon als Säugling mit oralen sexuellen Vergewaltigungen durch Penisse in den Mund gesteckt bekommen traumatisiert und ca. ab dem 2. Lebensjahr auch durch vaginale Penis-Penetrationen geschädigt. Alles fand in einem sogenannten behüteten Elternhaus fern von jeder Öffentlichkeit statt. Die Mutter wusste davon und hat die sexuellen Übergriffe nach außen gedeckt. Zum Kinderarzt ging man nur, wenn „untenrum" nichts auffällig war oder es wurde gelogen, dass das Mädchen auf dem Spielplatz beim Klettergerät – tollpatschig, wie Kinder eben sind – mit voller Wucht bei einem Sturz auf den Schambereich gestürzt wäre, wodurch eben diese Blutungsverletzungen gekommen wären. Marlene log natürlich mit und bejahte jede von den Eltern gewünschte Unfallversion. Sie hatte in den ersten sexuellen Konditionierungsjahren schon stärkere Täterimplantate ausgebildet, welche es obendrein offenbar selbst als gewieft empfunden, den Ärzten Märchen zu erzählen und eine Art „Mafia-Ehre" empfanden, nach außen NIEMANDEN VON DER HEILIGEN FAMILIE zu verpfeifen. Ehrenwort war Ehrenwort! Dass sie – als kleines Kind – diese Art „Ehrenwort" unter schmerzlicher sexueller Folter konditioniert bekommen hatte, war abgespalten und dissoziativ vergessen. Verwirrend war für Marlene, dass man in der Familie immer von den schönen und zuverlässigen Familienbeziehungen sprach und das Kind nach außen hin als Mittelpunkt der Familie adelte. Das stimmte in der konkret-heimischen Realität absolut nicht. Beispielsweise wurde Marlene auch als Folge häuslicher oder schulischer „Delikte" jeder Art mit demütigenden Strafen versehen. Drohungen wurden von der Mutter auch gezielt zur Disziplinierung Marlenes eingesetzt, wenn die Mutter etwa anmahnte, dass dem Kind bestimmt heute Nacht wieder „ganz doll wehgetan" werden würde (womit auch sexuelle Übergriffe gemeint waren) – und sie sich das selbst eingebrockt hätte, wenn sie ... dieses oder jenes, was verlangt wurde, nicht tue.

Marlene war später eine strukturierte DIS, ging zur Arbeit und führte mit einem sehr neurotischen Mann ein unauffälliges Familienleben. Die Beziehung zu Vater und Großvater blieb bis zum Tod des Großvaters erhalten. Als der Vater danach wegen übermäßigen Alkoholkonsums körperlich abbaute, ließ auch hier die „verpflichtende Beziehung" nach. Trotz aller körperlichen Pein – oder in paradoxer Weise gerade durch die dissoziativen Täterbindungen – empfand Marlene bei den dahinsiechenden Tätern immer noch Mitgefühl sowie Angst vor deren immerwährender Rache, wenn sie nicht auch noch im Erwachsenenalter bestimmte Loyalitätsbekundungen machte. Geburtstags- und Weihnachtsbesuche mit großen Geschenken waren Pflicht – alles Unnormale war normal, wenn es die HEILIGE FAMILIE seit Jahrzehnten verlangte. Wer anders dachte (wie ich – später als Psychotherapeut), mochte oder verstand sie (im State des dominierenden Täteranteils) einfach nicht, hatte wohl selbst keine RICHTIGE Familie und war deswegen wohl nur neidisch auf die engen Sonderbeziehungen in der Familie X. Es war absolut verwirrend, wie abgespalten eigene Gewalterfahrungen neben dem huldigenden Familienkult ohne Widerspruch bestehen konnten.

Andererseits sagte Marlene später, dass innere Kindanteile meine therapeutischen Infragestellungen der Familie parallel stets mitgehört und sich über den revolutionären Geist meiner Reden gefreut hätten, wenn ich mich als Psychotherapeut durch Propagandareden der Täterimplantate nicht ablenken ließ und weiter skeptische Fragen stellte.

Nach und nach kamen wir den Psychotraumaexpositionen immer näher. Anfangs durch Screentechniken und SPIM-30-LMDR. Als Stabilisierung hatte Marlene besonders Atemtechniken und Fotoscannen mit Gedächtnis-Memory als hilfreich ausgemacht und gegen ihre Flashback- und Intrusionszustände erfolgreich einzusetzen gelernt. Die Anteilsarbeit sowie innere Anteilskonferenzen und das Strukturierte Tagebuch (aus dem SPIM 30-Manual) waren häufig erfolgreich gegen starke Verwirrungszustände von Täterimplantaten eingesetzt worden. Nun ging es mehr und mehr um die Arbeit mit den fragmentierten Gedächtnisinhalten mit Körpersymptomkopplungen.

Wichtige FSA-Settings von Marlene

In Screen- und LMDR-Expositionssettings war einige Male aufgefallen, dass bei den Vergewaltigungsszenen sofortiger starker Psychonebel einsetzte, der in der Screenarbeit zum Wegfliegen führte oder in der LMDR-Arbeit ein taumelndes Gehen auslöste, was beinahe zu Stürzen im Kreisgang führte. Daher beschlossen wir einen Settingwechsel mit Objektnutzungen, um diese Settingplateaus der psychodynamischen Schutzabwehr umgehen zu können. Dabei genügte es im ersten FSA-Setting (s. unten), eine Therapiepuppe anstelle von Marlene in die Vergewaltigungsposition mit dem Großvater- und Vatersymbol Tonne zu platzieren, um den ganz großen Nebel zu lichten (vgl. Abb. 3.7).

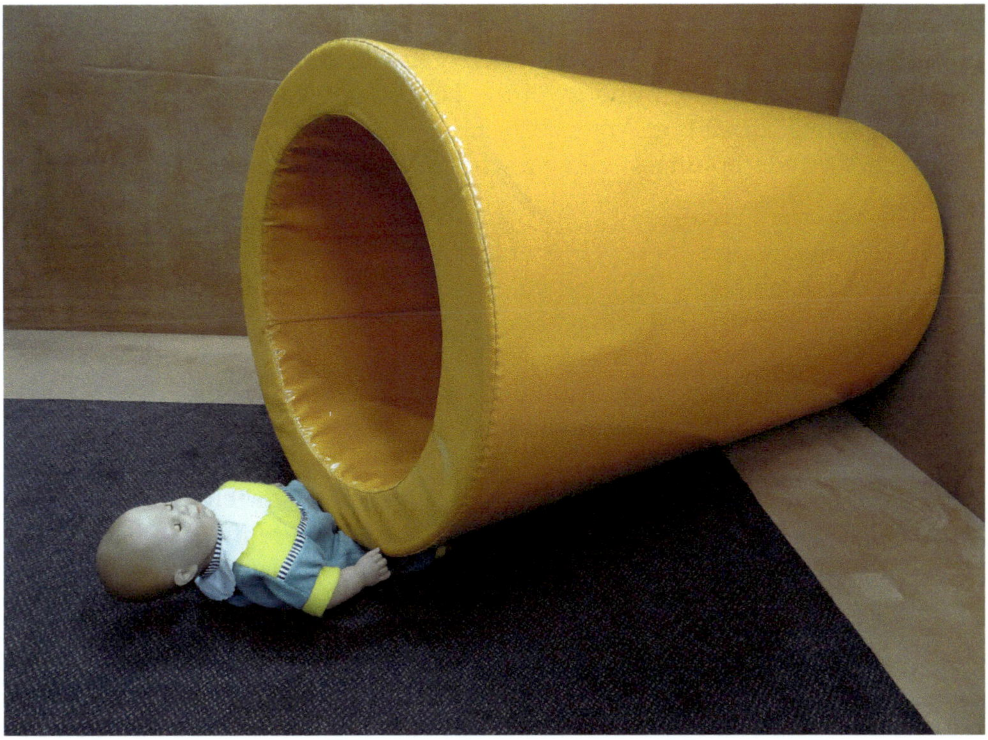

Abbildung 3.7: In der FSA von Marlene nachgestellte sexuelle Vergewaltigungsszene mit Hilfe der Tonne als Tätersymbol – Teil 1

Marlene saß auf einem Sitzkissen an eine Schaumgummiwand gelehnt. Sie sah dann die von ihr mit der Puppe und Tonne nachgestellte Vergewaltigungsszene. Sie erlebte dies abwechselnd als Beobachterin von außen – zur Wahrung der psychophysischen Distanz – als auch sekundenweise in der imaginativen Klein-Marlene-Position durch Einfühlen in die Puppe unter dem symbolisierten Täterkörper der Tonne. Interessant bei der Gedächtnistraumaarbeit mit der Beobachtungsposition war, dass durch den bloßen optischen Widerspruch, dass trotz des Nebels ein Kind wirklich sichtbar blieb und mental nicht durch den Körperschmerz wieder verschwand, die Kraft der Nebelwand zerschmolz. Die Tat war jetzt quasi „objektiv" – die Nebelabwehr wirkte nicht mehr, und so war eine durchgehende Beobachtungsfixation auf das Mädchen in der Vergewaltigungsszene möglich geworden. Jetzt war in diesem konkreten Fall erstmals eine vollständig enttraumatisierende Beobachtersituation eingerichtet, in welcher die traumaphobischen Kindanteile ihr Ohnmachtserleben über die analoge Übertragungsmethodik seelisch erfassen und körperlich spüren konnten. Die Gegenkräfte hatten psychodynamisch nicht mehr die Kraft, die Vorfälle – wie von den früheren äußeren Täterpersonen gewünscht – im Nebel verschwinden zu lassen. Durch die Konkretisierung der damaligen Vergewaltigungsszene im Kern der ohnmächtigen Unterlegenheit (gegenüber dem Tonnentätersymbol) zwischen dem ca. zweiten und zwölften Lebensjahr war die entwirrende Enttraumatisierungsarbeit (vgl. Vogt, 2020, S. 149–160) ganzheitlich möglich und in mehrfachen Wiederholungssitzungen schließlich ausreichend gut durchgearbeitet.

In der nächsten Etappe der psychotherapeutischen Bearbeitung, in der die Stunden erneut in zahlreiche Alltagsstrukturstunden, Stabilisierungssettings und dialogische Anteilearbeiten eingebettet wurden, ging es um die Aktivierung der Wachstumsressourcen für Marlene. Durch die Psychotraumaarbeit an sich war es zwar zur verbesserten Erinnerung und Selbstbestätigung der traumatischen Hintergründe für die dissoziative Persönlichkeitszersplitterung gekommen, aber leider noch nicht zum selbsttragenden, eigenständigen Kraft- und Entwicklungszuwachs. Marlene hatte demnach zwar einen Teil der Dissoziativität auch für andere Menschen sichtbar im Arbeits- und Freundeskreis abgebaut und war so im Alltagsleben prägnanter geworden. Sie trug aber noch zu starke depressive Züge und seelische Hoffnungslosigkeit in sich und brauchte so noch umfangreiche Lebensmotivationsunterstützung durch andere. Irgendwie waren also noch immer verwirrende psychodynamische Täteranteile am Werk, die das eigenständige Losgehen und seelische Wachsen verhinderten.

In einer gemeinsamen Problemdiskussion mit der inzwischen schon therapeutisch fortgeschrittenen Klientin Marlene gelangten wir zu dem experimentellen FSA-Bild (vgl. Abb. 3.8), welches Marlene in ihrer traumaphobisch-mentalen Ohnmacht erlebte. Jetzt wollte sie aber im Körper studieren, wie konkret die allgemeine Opferparalyse eintritt und wenn möglich dagegen ankämpfen. Gesagt – getan. Marlene wählte als Tätersymbol jetzt den großen Schwarzen Riesensack – anstatt der leicht wegrollenden Tonne –, um das Simulationsexperiment umzusetzen. Seelisch-mental war sie nämlich so erstarkt, dass sie nicht mehr das Puppensymbol für den traumatisierten Kinderkörper brauchte, um die FSA-Szene zu ertragen. Auch in Veröffentlichungen von Peter Levine (1998) ist im Konzept des Somatic Experiencing postuliert, dass durch ein Psychotrauma die normalen Kampf- und Fluchtreflexe festgefroren werden. Diese starren oder gelähmten posttraumatischen Endzustände müssen wieder in Fluss gebracht, müssen in der Behandlung als normal-gesunde Fähigkeiten zur Selbstverteidigung und Befreiung psychophysisch wiederentdeckt und geöffnet werden. Dazu wurde nun, wie oben beschrieben, das nachfolgende Setting eingerichtet (vgl. Abb. 3.8).

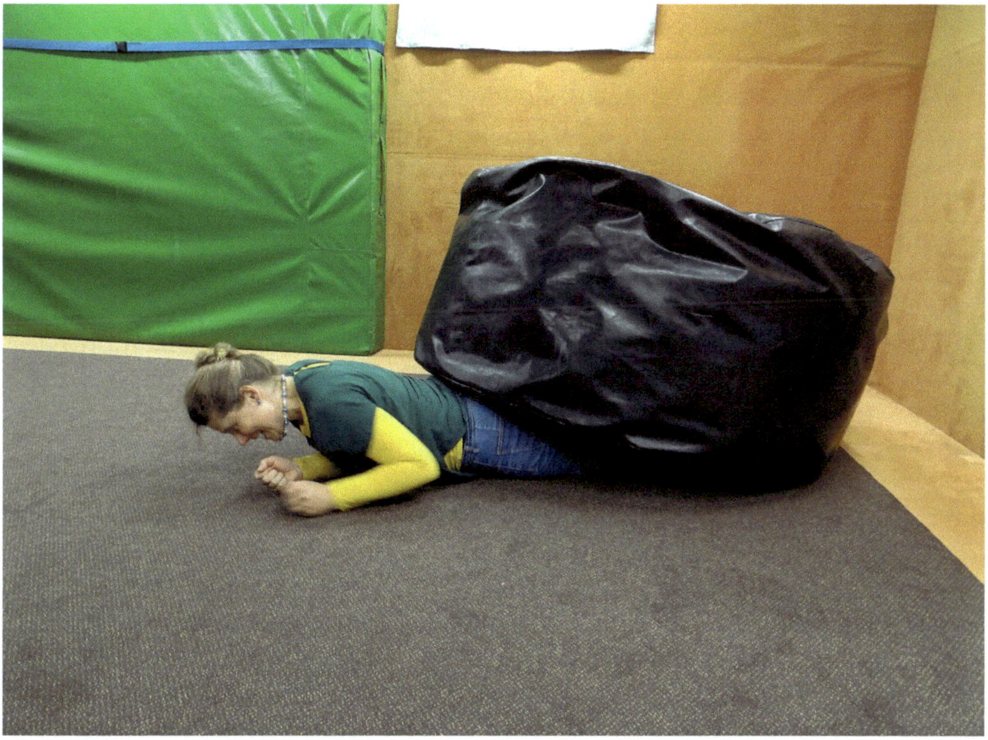

Abbildung 3.8: FSA-Szene von Marlene mit nachgestellter neuer Kampf-Fluchtszene unter Verwendung des Schwarzen Sackes als Tätersymbol – Teil 2

Die entscheidende Sitzung begann mit der inzwischen zur einfachen Reizdistanzierung fähigen Marlene so, dass die Klientin mit offenen Augen auf dem Rücken liegend unter dem Tätersymbolsack intendiert ca. 30–40 % der alten Ohnmachtsangst des kleinen Kindes wieder gefühlt aufsteigen ließ. Die Selbstbeschreibung sah psychophysisch so aus, dass die teilweise (kontrolliert) regredierte Marlene intrusiv die Körpermasse der Täterfiguren A/B wieder spürte und großen Ekel wie Angst empfand. Im Moment dieser Wahrnehmung waren die sensiblen Verbindungen zum Unterleib sowie zu den Beinen plötzlich unterbrochen – quasi wie bei einer Querschnittslähmung. Ab dem Brustkorb aufwärts waren die Wahrnehmungen weiter intakt und nicht dissoziativ abgespalten. So fragte ich Marlene in dieser Teil-Regression und Teil-Dissoziation, was in dieser Szene nun anders gemacht werden könnte, um diese ekelhafte Ohnmacht zu beenden? Das hieß, wie können die noch intakten Körperregionen Lösungen finden, um diese chronifizierte Situation zu meistern?

Marlenes erste Idee war, so lange geduldig abzuwarten, bis die Kräfte im Unterleib wieder zurückkämen. Die zweite Idee war, dem Täter A zu zeigen, dass er ein ekelhaftes Vieh-Monster war. Ich ließ sie gewähren, meinte jedoch, dass wir solange nach Lösungen suchen würden, bis etwas HIER und JETZT funktionierte, während das Einfach-nur-Schimpfen vielleicht keine Rettung ermögliche. Daraufhin hatte sie (endlich) die Idee, sich auf den Oberkörper und seine Kraft zu verlassen und sich einfach – ohne explizite Zustimmung des Täters – wegzudrehen und davonzurobben. Plötzlich versagten die Hände im Fluchtreflex und Marlene stoppte. Ich fragte nach, was vom Oberkörper noch funktionieren würde? Marlene antwortete, dass die Oberarme bis zu den Ellenbogen noch funktionieren würden. Also ermunterte ich sie, doch mit Unterstützung der Ellenbogen zu robben, was schließlich gelang – bis der Körper total im Freien lag. Als sie sich von dem Tätersack symbolisch freigekämpft hatte, kam auch ihre Beinkraft wieder zurück, sodass sie noch im Liegen dem Sack einige Wuttritte versetzte und diesen so noch weiter auf Abstand brachte. Im nächsten Moment fragte ich Marlene, ob sie nicht aufstehen möge, was sie dann tat. Noch einige Tritte im Stehen an den Symbolsack und Marlene strahlte – in meiner Wahrnehmung – tatsächlich wie eine pubertierende Jugendliche. Später konnte Marlene in den Nachfolgestunden in geordneter Weise – gemäß unseren SPIM 30-Konzept zur Affektdifferenzierung – Anklagen mit Ausdruckssack und Keule vor dem Tätersymbol (Tonne etc.) umsetzen und so ihre (verständlichen) kurzfristigen mörderischen Rachegefühle an den Tätern auf Abstand bringen. Den Abschluss dieser dreifachen Traumaverarbeitung bildete für Marlene eine Gerichtsverhandlung. Dieses SPIM 30-Setting ist die anspruchsvolle Traumaexpositions-Nachfolgestruktur, in welcher die wahren Traumaverursacher und deren HelferInnen symbolisch verurteilt werden (vgl. Vogt, 2020, S. 210).

Therapeutisches Fazit

Mithilfe der FSA-Arbeiten war es für eine DIS-Patientin möglich, zunächst eine psychodynamisch-dissoziativ verbaute Gedächtnisspur wieder freizulegen. Hier konnte durch analoge Triggersituationen mit Symbolisierungsmedien eine assoziative Atmosphäre gefördert werden, in welcher Traumaszenenmaterial wiedergefunden und emotional verknüpft werden konnte. Gleichermaßen war eine expositionelle Verarbeitung der kumulativen und chronifizierten Traumavorfälle möglich, da mentale, emotionale und körperliche Erlebensaspekte der Klientin in FSA-Strukturen schrittweise wieder synthetisch verknüpft werden konnten und nicht mehr fragmentiert abgespalten blieben. Später traten dissoziative Verwirrungen bei der Überwindung von seelischen Entwicklungsblockaden auf, weil offenbar das Loslassen der Täterbindung verboten war. Die Wiederbelebung der natürlichen Selbsthilfe- und Wachstumsressourcen gelang, weil im Inszenierungsrahmen des nachmodellierten Traumaparalysegeschehens die Restimpulse der unterdrückten Gegenwehr des Opfers aufgespürt und in eine nachträgliche natürliche Handlungsfolge überführt werden konnten. Das hat letztlich auch die Restabhängigkeit des Opfers von den Tätern beenden helfen können.

3.7.3 Fall Martin: Dissoziative Psychosomatik beim Goldjungen

Hintergrund und Behandlungsverlauf

Martin war ein DIS-Patient, der erst spät im Erwachsenenalter in die Traumapsychotherapiebehandlung kam. Zuvor war er bei psychotherapeutisch tätigen Ärzten in der Grundversorgung viele Jahre als komplizierter psychosomatischer Klient mit multiplen Körperbeschwerden behandelt worden – über ca. 20 Jahre. Dass die Persönlichkeit von Martin multipel war, ist dem psychotherapeutischen Allgemeinpraktiker und anderen Fachärzten nicht aufgefallen, da Martin einen relativ intakten Alltagsmanageranteil aufwies und einer geregelten Arbeit im Techniksektor nachging, wo man IT-Freaks wie Martin häufig als vielleicht etwas sonderbare Nerds einstufte.

Die Palette der Arztbesuche war dabei groß: Viele internistische Untersuchungsprozeduren wegen Magenproblemen, Verdauungsbeschwerden, Nierenkoliken, Darmreizungen. Außerdem Besuche bei KollegInnen für Haut- und Geschlechtskrankheiten wegen Neurodermitis, diversen Allergien und angegebenen Potenzschwierigkeiten. Beim Orthopäden ließ Martin eine Hüftschiefstellung untersuchen und überlegte, ob er sich wegen eines Bandscheibenvorfalls die Wirbelsäule versteifen lassen solle (was der Orthopäde glücklicherweise ablehnte). Beim Zahnarzt war Martin auch oft zu Gast, weil er extrem unter Zähneknirschen, Kiefermuskelproblemen und Zahnfleischentzündungen litt. Eigentlich war wohl kaum ein Monat frei von irgendeinem Arztbesuch – trotz guter Arbeitsleistungen im Betrieb und relativ wenig Krankschreibungen. Arbeiten stabilisierte Martin und er liebte sogar den Stress mit kontinuierlicher Überforderung, da er eine Selbstwertbestätigung aus dem Gebrauchtwerden zog und zum Teil auch heimlich von Arbeitskollegen bewundert (und belächelt) wurde. Trotz aller Arztbesuche setzte Martin seine Arbeitsaufgaben ziemlich fristgemäß um und ertrug eine Untersuchung oder medikamentöse Maßnahme nach der anderen stoisch. Als scheinbar „angeschossener Cowboy" fiel er nie vom Pferd. Ein Kauz und Kerl in einem eben, den man sehr verschieden erleben konnte und mit dem niemand richtig (außerhalb der Arbeit) befreundet war. Einladungen aller Art sagte er gegenüber Männern und Frauen ab. Spätestens kurz vor dem Einladungstermin war bei Martin aufgrund PLÖTZLICH eintretender körperlicher Probleme Schluss.

Die Überweisung zur Psychotherapie nach ca. 20 Jahren Hochleistungsmedizin empfand Martin zunächst als intrigante Gemeinheit, weil er doch nicht „blöde im Kopf sei" und immer die Ratschläge der Ärzte befolgt hätte. Jetzt wollten die ihn wohl als Simulanten abschieben?

Er war extrem misstrauisch gegenüber das Psychische betreffenden Nachfragen und vermutete ständig, dass Aufzeichnungen weitergegeben und eines Tages gegen ihn verwendet werden würden. Einzig die mögliche Bearbeitung bzw. Untersuchung von Albträumen war eine kleine Brücke in Form eines psychotherapeutischen Experiments. Das war das Äußerste, was wir in 10 Therapiestunden anfangs aushandeln konnten, Stunden, an deren Ende Martin wieder zurück in die Hochleistungsmedizin wollte, wenn (wie er vorauszusehen meinte) ihn die Psychotherapie nicht überzeugen würde. Gleich in der Anfangszeit wurde Martin jedoch, ganz entgegen seiner robusten Nehmerart, krank und wollte zu Hause bleiben. Fast ausschließlich aufgrund des drohenden Ausfallhonorars sah er sich „gedemütigt und gezwungen auch mit einem totalen Krankheitsgefühl" zu den psychotherapeutischen Sitzungen zu kommen. Der Einstieg war dabei zunächst Goethes poetisches Faustwort von den „ZWEI SEELEN IN DER BRUST" eines allseits gebildeten Menschen. Nachdem wir zuerst mit zwei Stühlen, später mit zwei Reifen, diese Zerrissenheit ins Dialogbild gebracht hatten, kamen schnell drei, vier, fünf, sechs, sieben andere Stimmen hinzu. Dabei erläuterte er jede neue Stimme und Teilstruktur der Persönlichkeit als selbstverständlich und beschrieb sie mit Nachdruck so plastisch, als wenn wir alle solche Phänomene kennen müssten. Das Introjekt-Übertragungsschema für dissoziative Traumafolgestörungen aus SPIM 30 empfand Martin als zu kleines Bild für die von ihm erlebbaren Wechselwirkungen. Besonders bei den Mutter- und Omastimmen fächerte er viele Akzente auf. Nach der DESNOS-Diagnose gelangte ich nach einem Jahr zur DDNOS-Diagnose, weil immer mehr multiple, aber noch co-bewusste Seiten mit gespaltenen Kindanteilen sehr nüchtern sichtbar wurden. Nach ca. 1,5 Jahren waren wir bei einer bestätigten DIS-Diagnose und der Arbeit an sexuellen Traumathemen – mühsam, mit vielen Verwirrungsmanövern, aber hoch motiviert – angekommen. Zu diesem Zeitpunkt war es Martin möglich, seine dissoziativen Switche auch in der Therapiestunde – und nicht nur zu Hause – zu zeigen. Die Arztbesuche waren jetzt auf einen Bruchteil reduziert. Martin konnte plötzlich auch einmal mit einem ganz normalen Infekt – oft nach einer belastenden Traumaarbeit – eine Woche krank sein, weil er Zusatzstunden in der Psychotherapie – quasi als intensivere Durcharbeitung – brauchte. Seine Arbeitsfähigkeit blieb aber grundsätzlich erhalten. Es entwickelten sich neue, echte, dezente Freundschaften zu Männern aus der Arbeitswelt. Ausschlaggebend für den Therapiemotivationswandel waren die plötzlich auftretenden Erinnerungen an frühkindliche sexuelle Belastungsszenen mit der Mutter und zum Teil mit der Oma (mütterlicherseits). Beide Frauen lebten alleinstehend und Martin war ihr GOLDJUNGE, der nicht zur ekelhaften Männerwelt draußen gehörte.

Die Übergriffe begannen schon im Kleinstkindalter mit ausgiebiger Penispflege, Hodenstreicheln, „Kusseln" am ganzen Körper, ewig langem Stillen, Einlagerung des kleinen Buben in Brustfalten der Frauen beim Schlafen zu verschiedenen Tagesanlässen u. v. a. m. Die extremsten Übergriffe als vaginale Vergewaltigungen erfolgten durch ein Gesicht-Nase-Mund-Reiben des Kleinkindkopfes zwischen den Schamlippen der Frauen. Das Mundzusammenbeißen, Zähneknirschen, die Allergien mit Hautausschlag – alles hing mit diesen abgespaltenen Ekelgefühlen zusammen. Das alles war in einem Zeitraum von drei Jahren zusammengetragen worden.

Wichtige FSA-Settings von Martin

Die Psychotraumaarbeit im engeren, eindeutigen Sinne konnte, wie oben beschrieben, erst nach ca. 1,5 Jahren Psychotherapie beginnen. Zu groß waren die psychodynamischen Täterübertragungen von Martin auf mich. Ebenso stark waren Täterbindungen an die mütterlichen Verursacherinnen sowie die Täterintrojekte, die SPIM 30-Settings abwerteten, weil sie nicht von der „Enquetekommission für Psychotherapie als anerkannte Behandlungsmethoden verifiziert" worden seien (arrogante akademische Mutterseiten).

Es war ein hartes Brot bzw. eine ausdauernde Beziehungsarbeit, um die assoziative Gedächtnisarbeit einleiten zu können. Martin lag auf einer Schaumgummimatte häufig wie auf einer Eisscholle und hatte viele lähmende wie lächerlich machende Täterstimmen im Kopf, die ihn maßlos verwirrten und als Idiot verachteten.

Hier waren FSA-Settings sehr hilfreich, weil sie Aufmerksamkeit konkretisierend an ein Objekt banden und über die Objekte relativ zeitnah Gesichter von Oma und Mutter hervortraten. Das nachfolgende Setting mit dem Riesenei und dem Drachen zeigt eine Schlüsselszene für Martins Traumaexpositionseinstieg in die schlimmere Klasse von sexuellen Ekelgeschichten mit den beiden Frauen (vgl. Abb. 3.9).

Die Szene modelliert ein wiederholtes Geschehen zwischen dem 3. bis 6. Lebensjahr. Martin liegt im Bett verkehrt herum mit Mutter (original damals ursprünglich nackt) so positioniert, dass er den Kopf im Vagina-Bereich der Mutter hat und die „liebe Drachenmutter" mit dem Kopf in der Höhe seines Unterleibes. Gefordert waren damals Liebkosungen an den Genitalien, was in diesen symbolisierten Andeutungen schon vielfach genügte, um reale Intrusions- und Flashbackbilder aufzurufen und in der parallelisierenden Expositionsarbeit von

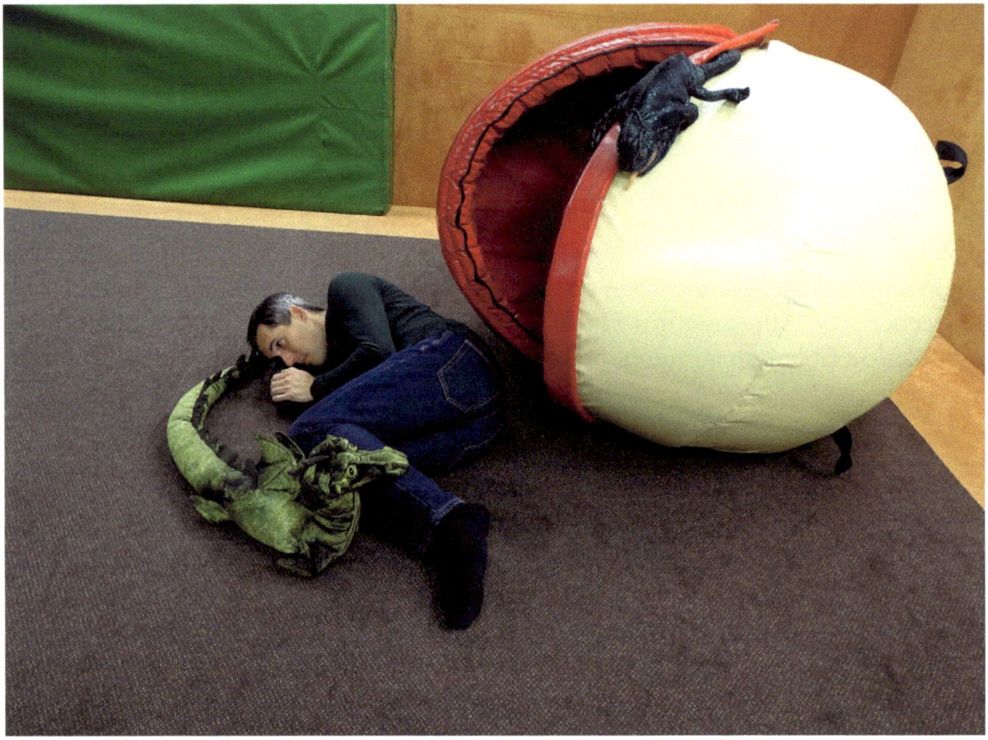

Abbildung 3.9: FSA-Szene von Martin mit der als Schlange symbolisierten Mutter und dem Vagina-Chamäleon-Ei als Omasymbol

SPIM 30 stufenweise zu neutralisieren. Die Oma war zwar nicht bei den Übergriffen der Mutter dabei, aber immer in den Panikgefühlen von Martin gegenwärtig. Insofern lag sie hier häufig parallel im nachgestellten Angst-Stress-Bild als großes Kopf-Vaginasymbol mit gruseligem Chamäleon (vgl. Foto). Die Oma war eher mit vaginalem Sex aktiv an Martin interessiert und vergewaltigte den Jungen auch sonst, wo immer es möglich war, zunächst mit „Kusseln" – daher die zweite Bedeutung als überdimensionaler Mund. Alles lief in relativ freundlicher aufgegeilter Atmosphäre ab, sodass Martin das Gefühl empfangen sollte, ein ganz toller Hecht zu sein und eben 1000 mal besser als die echten Männerschweine, die Frauen nur verraten und missbrauchen. Diese Verwirrung in Form der Suggestion von schlechtem Moralverhalten der anderen und gutem, echt am Menschen interessierten Verhalten in der Frauenfamilie konnte die Kinderseele nur mit Spaltung und Dissoziation überleben. Schon früh war Martin dadurch in kleinere Jungenanteile zerfallen, die in irgendein Universum flogen und weder Schmerz noch Ekel empfanden. Seine Täteranteile ließen ihm auch als Jungen schon sonderlinghaft werden, weil er sich als verwunschenen Prinz, Tausendsassa und größten Charmeur des Universums sah, der einen Heidenspaß darin empfinden konnte, das NIEMAND seine geheimen und genialen Fähigkeiten ahnte. Martin empfand in der Täterinnenidentifikation Wut auf Männer, die den Frauen nicht freundlich zu Diensten sein wollten, und sah sich dann als heimlicher König.

In einem zweiten wichtigen FSA-Bild baute Martin die erst unter den Rahmenbedingungen der Traumapsychotherapie wiederbelebte besonders ekelhafte genitale Vergewaltigungsszene durch die Großmutter nach (vgl. Abb. 3.10).

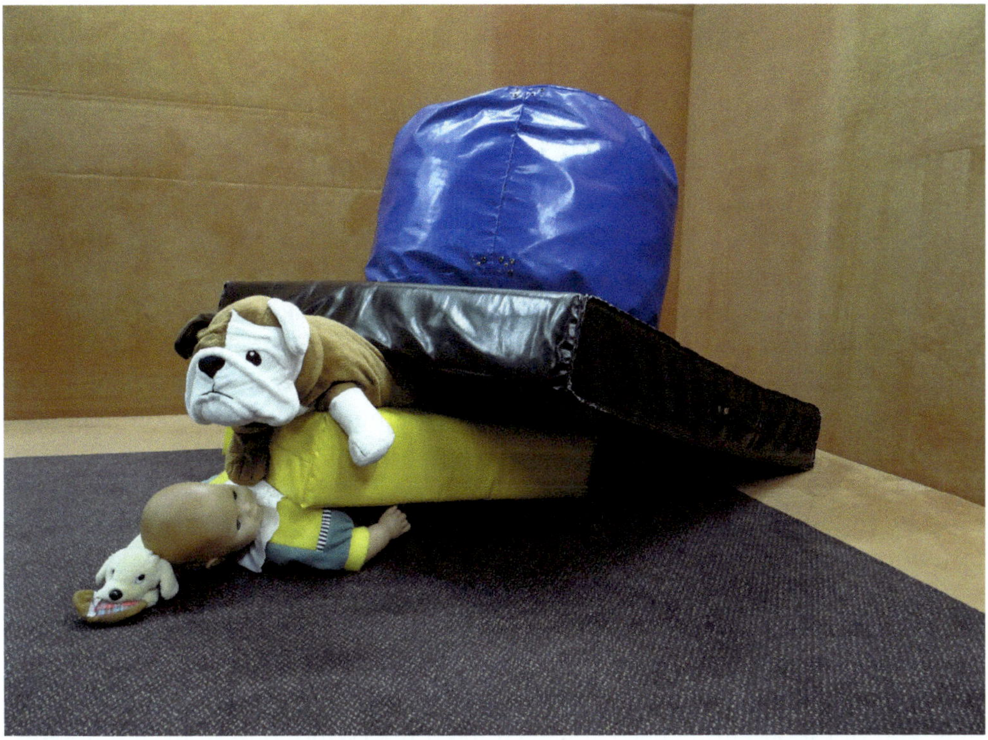

Abbildung 3.10: Von Martin nachgestellte FSA-Szene der seelischen Zersplitterung durch die sexuellen Übergriffe der Großmutter

In dieser Szene entspricht der symbolisierte Hund dem Gesicht der Großmutter, die Matte mit Sack stehen für die unausweichliche Kraft, Macht und das Körpergewicht dieser alten Frau über Martin, der hier als Puppe dargestellt ist. Interessant in dieser Abbildung ist das Zerfallssymbol des kleinen Pantoffelhundes unter der Puppe Martin. Dieser Aspekt zeigt das von Martin erlebte Abspalten eines unschuldigen, engelhaften Jungenanteils „Little Martin" in eine göttliche Welt des Wohlwollens. Psychodynamisch bemerkenswert ist, dass dieser göttliche Welpe ungesehen von der Oma entkommt und schmerzfrei unsterblich ist – ein Engel eben. Zugleich ist dieser Pantoffelhund ein unbewusst idealer Repräsentant für die Entstehung eines psychotraumatologischen Täterabdrucks am Abschaltpunkt – das Täterimplantat eben (vgl. Vogt, 2020, S. 161–172).

Therapeutisches Fazit

Die Verwirrungsaktionen orientieren sich beim o. g. Patienten zunächst mehr auf den medizinisch-ärztlichen Bereich. Der Klient hatte mit den Argumenten seines durchaus glaubwürdigen Alltagsmanageranteils sowie starker (Täter-) Energie seiner Störerintrojekte dort viel Untersuchungsinitiativen in alle möglichen Richtungen durchgedrückt und so Völkerstämme von Medizinern in Bewegung gesetzt. Erst durch Symptomaktivitäten der Traumakindanteile in vehementer Form mittels schweißtreibender Albträume waren die traumapsychotherapeutischen Initiativen spät möglich geworden. Der Klient hatte aufgrund fragmentiert-dissoziativer Gedächtnislücken zunächst keinen rechten Zugang zu den eigentlichen vielfältigen Symptomursachen. Verdächtig waren bis dato der als neurotisch anmutende Familienkontext mit der überaus engen Beziehung zu Mutter und Oma sowie die kauzige Partnerlosigkeit des Nerd-Klienten. Der Umstieg auf FSA-Settings ermöglichte schließlich, dass der sexuelle Missbrauchspatient erstmals seine dissoziativen Seiten mittels Assoziationsdurchbrüchen in FSA-Szenen kennenlernte und in der Analyse körperorientierter Informationen motiviert weiterforschte. Als sehr nützlich erwies es sich in dieser Selbsterforschungsstrategie, dass der Klient seine abnorm wirkenden Gefühlsintrusionen wie Ekel und Abscheu ernst nahm und diese Körper-Seele-Wechselwirkungen nachhaltig verfolgte. Durch die gewachsene psychophysische Belastbarkeit konnte der Klient seine phobische Vermeidungshaltung mithilfe von SPIM 30-Parallelisierungstechniken überwinden bzw. in den notwendigen Verzögerungen aufmerksam wachhalten. Diese Fähigkeit sowie das unterstützend selbst gewählte Symbolisierungsmaterial waren offensichtlich die psychotraumatologisch-therapeutische Grundlage für das überfällige Öffnen und Verstehen der Ursprungsszenen. In Vogt (2018, S. 51–62) wurde an anderer Stelle bereits hervorgehoben, dass im Zuge der Desymbolisierung von psychodynamisch dissoziiertem Traumamaterial – unter der Bedingung einer therapeutisch wachsenden seelischen Belastbarkeit eines Individuums – auch eine emotional ungeheuerliche Wahrheit schrittweise psychodynamisch in faktische Ursprungsdaten zurücktransformiert werden kann. Methodisch ist es dann möglich, durch das analoge Anreichern von Triggerpotenzialen in der Traumaexpositionsarbeit eine erfolgreiche Desymbolisierung von versunkenem dissoziativen Gedächtnismaterial zu bewirken.

3.7.4 Fall Udo: Die göttliche Bestimmung

Hintergrund und Behandlungsverlauf

Udo war ein mittel- bis schwergradiger DIS-Patient ohne feste Arbeitsrechtsverhältnisse. Schulisch und ausbildungsseitig hatten immer wieder lange körperlich-seelische Krankheitsphasen einen normalen Entwicklungsverlauf verhindert. So hatte Udo weder den Abschluss der 10. Klasse noch irgendeine Lehrausbildung geschafft. Kurz vor der möglichen Vollendung einer Prüfungs- oder Fortbildungsmaßnahme passierte Udo immer ein Missgeschick mit Unfall, Krankheit oder Prüfungsblackout, was auch im Nachgang die Wiederholungen dieser Maßnahmen betraf. Äußerlich hielt man Udo von psychiatrischer Seite am ehesten für einen Borderlinepatienten, weil er so unstetig war und oft mit großem Abwehrgelaber Menschen verprellen konnte. Im Allgemeinen vertrat man die Ansicht, dass dieser Junge einfach die Pubertät niemals beendet und alles hirnlos boykottieren muss – ohne Weitsicht und wohl wegen unzureichender Intelligenz.

Mir stellte sich Udo als hochmotivierter, aber arroganter Anforderungsverweigerer vor, was jedoch aufgrund seiner kindlichen Gesichtszüge suspekt wirkte. Bereits in der zweiten Sitzung zeigte er Anzeichen von starken Stimmungsbrüchen und partiellen Persönlichkeitsswitchen, die aber noch kein Vollbild eines solchen Symptoms darstellten. Udo versuchte sich immer wieder krampfhaft zu steuern, ohne dies kompetent durchzuhalten. Seine Witze wirkten linkisch, seine heroisch anmutenden Verweigerungsstories ergaben keinen rechten Sinn. Sein Versagensmythos wirkte eher aufgebauscht auf den Zuhörer ausgerichtet, um nicht in Beziehung treten zu müssen. Als ich mich nach den vermuteten Hintergründen seiner Not erkundete, schaute er mich erstmals stumm und verwirrt an. Das Gesicht konnte dann schnell ins fahle Elend abstürzen und man hätte in dieser Momentaufnahme Udo auch als endogene Depression durchwinken können, weil er minutenlang nicht aufhellbar war und auf einer Frage festsaß. Da er aber multiple Brüche hatte, konnte er Sekunden später arrogant feixen, sodass es auch erfahrenen PsychotherapeutInnen die Ohren anlegte, so frech und vulgär konnte geschossen werden. Danach war Udo oft nichts mehr bewusst, was er da so rausgehauen hatte. Wenn ich Beleidigungen der „sachlichen Form“ halber einen Tag später wiederholte, war bei Udo nichts mehr da. Es wirkte auf mich nicht gespielt-dissoziativ vergessen. Jedes Nachfragen löste bei Udo misstrauisches Gegenfragen aus, weil er glaubte, man wolle ihm einen primitiven Scheißkram anhängen, um ihn fertigzumachen. Oder er nahm an, dass man wohl als Therapeut frühdementielle Erscheinungen hätte und mit einem Alzheimer-Dialog Leute verrückt machen wolle. So löste Udo Verwirrung und Ohnmacht aus – ohne dass man darüber wirklich reden konnte, da jede zweite

Erklärung nur sein triumphales Misstrauen schürte. Diesen Stil kannte ich von Täterintrojekten – bzw. Täterimplantaten der Konditionierungs- und Programmstufe – allzu gut. Reden konnte man wie gesagt über die irren Phänomene nicht, weil der irrende Zustand des Dialogpartners einen sonst in vorhersehbarer Weise für irre hielt. Einen Durchbruch in der psychotherapeutischen Ursachenanalyse konnte ich erst mit SPIM 30-Sitzungen zur Familienkonstellation einleiten. Das Familienstellen mit Beseelbaren Therapieobjekten (vgl. Fotos im Anhang von Vogt, 2018 und 2020) ermöglichte, dass Udo seine Familiengeschichte zunächst von außen nach innen darstellen und in symbolischen Gestalten erspüren konnte. Dadurch stellte sich heraus, dass die leiblichen Eltern selbst viele dissoziative Symptome mit affektiver Minussymptomatik aufwiesen. Als die eigentlichen Drahtzieher mit aggressiv-dominanten Qualitäten wurden die Großeltern mütterlicherseits in den Beseelten Objekten sichtbar. Relativ schnell konnten in den Therapiestunden danach Indizien für eine satanisch-rituelle Gruppe gefunden werden, die sich um die Großeltern rankte.

FSA-Settings bei Udo

Nachdem die grundsätzlichen Muster der gestörten Familie von Udo im Schutz der Psychotherapieatmosphäre – trotz Tabus und Verboten – genannt werden konnten, war eine längere Phase von SPIM 30-Ringesettings zur Anteilearbeit ohne großes Getöse möglich und zur Gewinnung von Störungshypothesen nützlich (vgl. Abb. 3.11).

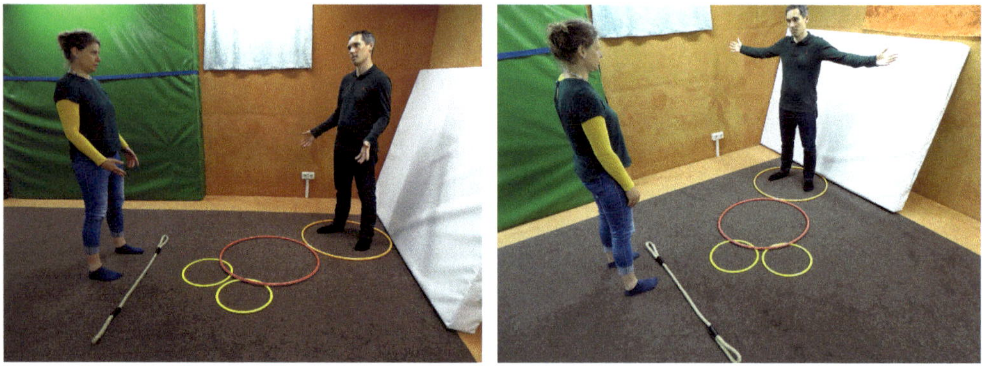

(a) (b)

Abbildung 3.11: Zwei Bilder aus der späteren Anteilearbeit von Udo. Links die bagatellisierende – rechts die allmächtige Variante des Täterprogramms der Großmutter bei Udo.

Die obigen Ringesettings zeigen in der nachgestellten Erfahrung, dass der sich inzwischen zur DIS-Diagnose bekennende Udo psychodynamisch schwere Täteranteile als Hauptkraftquelle seiner Störung aufwies. Die Alltagsmanageranteile und Traumaopferanteile ließ er bei einer Reihe von Anfangsarbeiten weg, weil sie im Kräfteverhältnis der anderen auch keine Rolle spielten. Sie kamen erst später zur Geltung. Auf den obigen Fotos sind in Bezug zur Außengrenze im Dialog mit der (hier weiblichen) Therapeutin zwei kleine Plastringe zu sehen. Diese waren gesteuerte depressive und suizidale infantil auftretende Täteranteile, die von konkreten Folterprozeduren absolut nichts wussten, aber in der dialogischen Dynamik mit der Außenwelt für eine sofortige therapeutische Beschäftigung mit einem fingierten depressiven Absturzverhalten sorgen – und so u. a. eine unmittelbare Klinikeinweisung bewirken konnten. Ausschlaggebend war, ob die Haupttäteranteile im Hintergrund eine Gefahr der Traumaprogrammaufdeckung wahrnahmen. Wurde also psychotherapeutisch zu detektivisch nach „bösen Eigenschaften" von Oma und Opa gesucht, ging dieses depressive Absturzprogramm mit sofortigen Forderungen nach Tabletten los. Ein außenstehender Arzt – z. B. ein Notarzt am Wochenende – hatte da keine Chance. Alles wirkte sehr echt – Zusammenhänge waren völlig unkommunizierbar. Die Kriterien einer endogenen Depression mit Frühjahrs- und Herbstschwankungen wurden exakt referiert (und später als Quatsch und hysterisch-manipulative Behauptung der BehandlerInnen wieder verworfen). Hinter diesen Täterkindsoldaten gab es den größeren Plastreifen als Symbol für den Großvateranteil als Vergewaltigungstäter. Dieser Mann hat in der rituellen Gruppe die Kinder sexuell gefügig gemacht, bis die Abschaltzustände eintraten. Zur Schmerzanreicherung wurden auch Gegenstände in die Geschlechts- und Ausscheidungsöffnungen bei Mädchen und Jungen eingeführt. Der eigentliche Boss war die Großmutter als Programmiererin. Im psychischen Anteilekarussell von Udo war sie ein Befehlsanteil (im Bild zusätzlich durch die große weiße Matte symbolisiert), welcher nur über das reibungslose Funktionieren des sexuell-rituellen Unterwerfungsprogramms wachte und die Außenwelt in der Beziehung zu Udo kontrollierte. In der Psychotraumagenese hatte diese Großmutter die eigentlichen Folterprogrammierungen an den Kindern durchgeführt. Die rituellen Zeremonien überwachte sie. Sie bestimmte auch, wie viel sexuelle Triebhaftigkeit ihr Mann ausleben durfte oder sollte bzw. wo Schluss war.

In der rechten Abbildung ist dieser Täterinnenanteil mit offenen Armen zu sehen. Das entsprach einer häufig gezeigten Geste der ideologischen Allmacht während der Gehirnwäsche-Reden gegenüber ihrem „gläubigen Volk". Diese Reden waren gespickt mit mystischen Metaphern der elitären Überlegenheit gegenüber anderen, dem Beschwören von Verschwiegenheit und Treue im Geheimbund sowie der donnernden Ankündigung von martialischen Folter- und Todesstrafen bei Verrat der Gruppe bzw. bei etwaigen Widersetzungen der Sektengefolgskinder gegenüber den erwarteten sexuellen Diensten. Die Chefin selbst war an Sex gar nicht interessiert, sondern auf die Macht der Bewegung konzentriert.

Auf den folgenden Fotos (Abb. 3.12 sind SPIM 30-Anteile-Inszenierungs-Varianten zu sehen, durch die fruchtbare therapeutische Dialoge ins aktive Erleben von Udo gerufen werden konnten. Die weiße Matte symbolisierte bereits in den Ringesettings den Herrschaftsmachtanspruch der Sektenführerin. Erst nachdem diese oben beschriebene konditionierte/programmierte dissoziative Macht in Udo sichtbar und gelockert war, konnten konkretere Psychotraumaexpositionen zu seinem eigenen Leid stattfinden. Hierzu richtete der Klient die folgende FSA-Konstellation ein (vgl. Abb. 3.12).

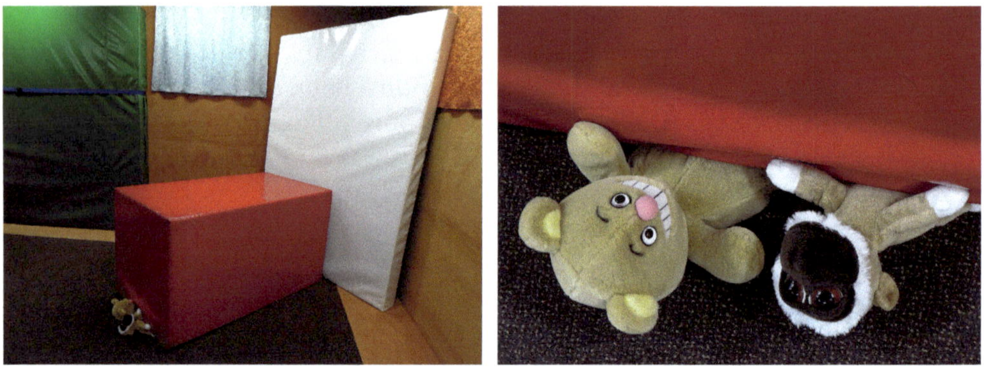

(a) (b)

Abbildung 3.12: Das zentrale FSA-Setting zur Psychotraumaexposition von Udo

In Abbildung 3.12 a) ist zu sehen, mit welcher sexuellen Wucht und ausweglosen Übermachtkonstellation die rituellen Vergewaltigungen bei Udo stattgefunden haben. Der rote Riesenklotz, der die Stofftierkinder zerquetscht, ist das erlebte Symbol für den Sexualvergewaltiger vom Dienst, den Großvater. Dahinter steht die weiße Riesenmatte als beaufsichtigende und bestimmende Zentralmacht – als Großmeisterin des Rituals: die Großmutter. Bei den Vergewaltigungen entstanden im zersplitterten Gefühl des Kindes Udo zwei posttraumatische, dissoziative Kindanteile: das abgedrehte verrückte Kind – hier der irre Teddybär sowie das depressive Schockkind mit den großen leeren Augen – hier in Form des Glubschaugenaffens (vgl. Abb. 3.12 b). Für beide extremen Abschaltzustände mussten wir eine Reihe von Traumaexpositionssitzungen durchführen – bis die wahnsinnig machenden Schmerzen des Kleinkindes integriert waren. Gerade in den Minuten dieser zu bearbeitenden Abschaltzustände waren, ganz nach „Programmierungslehrbuch" der Sektenführerin, viele rituelle Sklaveninstruktionen als Programmierungsformeln gesetzt worden. Diese Herrschersätze gingen in die Richtung, dass es ganz edel sei, solcherart Sexprozeduren zu erleben, um später eine göttliche Lebensform zu erreichen. Dem Kind wurde suggestiv auch versprochen, später – zu gegebener Zeit und bei Erfüllung aller Pflichten – in der Sektenhierarchie aufzusteigen in die nächste Riege der Zeugen und später der Macher und Anführer.

Erst nachdem diese – durch Beobachterkindanteile mitgehörten – Prozeduren und Weisungen wieder erinnert werden konnten, ließen die starken dissoziativen Gegenkräfte bei Udo nach. Er hatte sich aufgrund seiner dissoziativen Programmverwirrungsinstruktionen nicht wirklich vorstellen können, dass so viele Stimmungs- und Motivationssätze in seiner Psyche tatsächlich durch äußere Personen gesetzt worden waren. Weil diese Sätze ohne Herleitungswissen in seinem Kopf waren, hielt er sie – wie jeder normale Mensch sonst auch – für seine eigenen (ICH-syntonen) Sätze.

Therapeutisches Fazit

In diesem Fallbeispiel ist zu sehen, wie die FSA-Methodik immer eng mit der aktuellen Psychagogik einer Fallbearbeitung verflochten ist und sich von der äußeren Familiendynamik über die innere Anteilesymptomatik hinsichtlich der Bezugsmenschen in die dissoziative intrapsychische Selbstregulationsstruktur hineinarbeitet. Beim o. g. Klienten sind zunächst viele Anteilearbeiten notwendig gewesen, bevor überhaupt eine Psychotraumaexposition mit viel Furcht und Selbstüberwindung begonnen werden konnte. Da die Alltagsmanagerstrukturen nur in sehr geringem Maße in der Lage waren, das programmierte rituelle System anzutasten und auch die anfängliche Abspaltung und Leugnung jeglicher Kleinkindtraumatisierung kaum zugänglich war, musste der Therapeut zeitweise dialogische Regiearbeit übernehmen. Nach erfolgreichen Dialogkämpfen mit der zentralen Programmmacht begann die hoffnungsvollere Traumabearbeitung, die dann zunehmend vom Klienten selbst eingeleitet werden konnte.

Der Klient verstand, dass die anfängliche Regressivität seiner depressiv-suizidalen Einbrüche von gewalttätig langer Hand eingerichtet und mit bösartiger Präzision fixiert worden war, um jegliches Aufdecken zu verhindern. Das systemische Erfassen der internen Anteile-Macht-Dynamik war somit die zu ergreifende Chance für deren Auflösung. Verwirrung, Spaltung und Dissoziativität waren bei diesem DIS-Klienten tatsächlich, wie der Therapieverlauf in der heutigen Rückschau zeigte, zu ca. 80–90 % in Formen von seelischer Gehirnwäsche sowie körperlicher und sexueller Gewaltfolter durch Täter grausam installiert worden. Die Verwirrungsdynamik mit borderlinigem Touch war in diesem Falle also das vom Klienten nahezu ICH-synton „verkaufte" Ablenkungsprogramm der TäterInnen.

3.7.5 Fall Elke: Das verstrickte Opfer im Kinderpornoring

Hintergrund und Behandlungsverlauf

Elke war anfangs eine komplizierte DIS-Patientin mit einem sehr kindlichen und impulsiven Affektverhalten. Sie ging zwar einer angestellten Tätigkeit nach, hatte dort aber immer unzählige Konflikte von KollegInnen zu ertragen oder Spannungen zu bewältigen, die sie durch ihr häufig verwirrendes Verhalten im Arbeitsteam selbst verursacht hatte. In der Turbulenz hätte man sozialarbeiterisch ständig eingreifen können, um zu klären: Wer ist eigentlich Ursache für was? Wer hat den Konflikt vom Zaun gebrochen? Wer hat überhaupt ein Interesse an Lösungen? usw. In der Langzeitbehandlung von Dissoziativen Identitätsstörungen ist uns aus vielen Fallbeispielen klar, dass dissoziative KlientInnen schwer zur Ruhe kommen können, einen Radar für Probleme aller Art haben und diese seelisch mit nach Hause nehmen. Auch können DIS multiple Übertragungen im Arbeitsteam auslösen, weil sich sogenannte „NORMALOS" durch die Empfindsamkeiten unserer KlientInnen schnell angesprochen und belastet fühlen; auch wenn traumatisierte Menschen manchmal nur traurig ausschauen, ist es anderen Personen aufgrund eigener Trigger zuweilen einfach zu viel. Psychophysiologisch scheint man eine Art elektromagnetische Spannung zu spüren, die natürlich unterhalb der Bewusstseinsschranke eine unruhige Aura ausstrahlt, welche natürlich auch auf Menschen trifft, die – wie gesagt – selbst ein seelisches Opfer- oder Täterproblem aus ihrer Lebenswelt mitbringen und ihre eigenen, nicht reflektierten Spannungen selbstgerecht auf unsere DIS-KlientInnen projizieren usw. Im Grunde gibt es dafür keine Lösung, weil in einer Wechselwirkung niemand wirklich schuld ist. Und wenn jemand mit der Schuldfrage beim anderen anfängt, ist er oder sie meist selbst der/die aktuelle SpannungsverursacherIn.

Elke war eine solche begnadete Stressmacherin und Daueropfer von betrieblichen Schikanen. Im Grunde konnte die Traumapsychotherapie im engeren Sinne erst mit einer Kündigung des Arbeitsverhältnisses beginnen, da es sonst keine Beziehungssicherheit in der Therapiestunde gab. Hilfreich waren für Elke zu Stundenbeginn häufig das Klammerpferd und das Liegen auf einer ziemlich harten Fußbodenmatte (vgl. Abb. 3.13).

Das Klammerpferd ermöglicht wie bei einem Kleinkind eine erhöhte hormonelle Oxytocin-Produktion (nach persönlichen Aussagen von Prof. Gerald Hüther, Neurobiologe). Das Schaukeln, Klammern und positive Begleiten durch TherapeutInnen eröffnet für die DIS-KlientInnen oft eine positive mütterliche Atmosphäre, sodass sie bereits innerhalb von 3 bis 8 Minuten – ohne irgendwelche Medikamente – gut herunterfahren können. Obendrein erleben sie eine Art

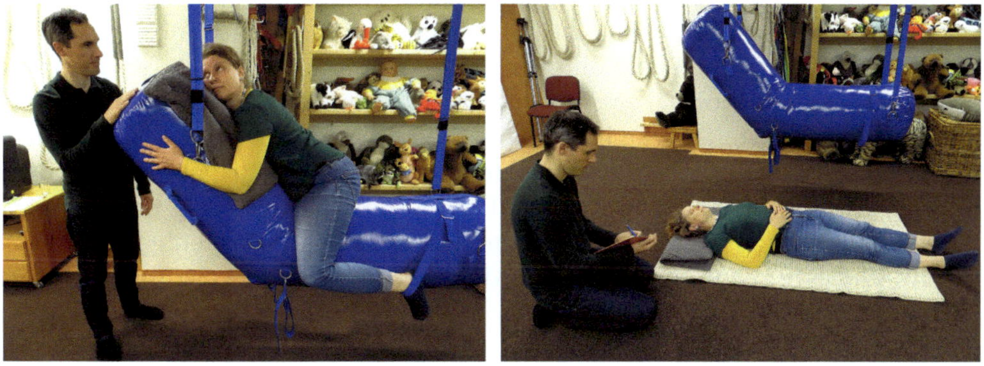

(a) (b)

Abbildung 3.13: Zwei Bilder aus der Stabilisierungsphase von Elke: Klammern und Schaukeln sowie Atmen auf der Matte

säuglingsgemäßen Trost, wenn die Beziehung zur Behandlerperson halbwegs gut ist. Das Atmen auf der harten Fußbodenmatte ist ebenfalls ein Stück mütterlicher Halt (Sinnbild: Mutter Erde) und Sicherheit. Atmen auf der beruhigenden sicheren Erde wirkt durch eine stimmliche angemessene Begleitung – wie für ein Kleinkind – schnell wohltuend.

Die Traumatisierungen von Elke waren auf den Vater und eine unter dem Label von Gymnastik-Sport verdeckt organisierte Kinderpornogruppe zurückzuführen, die unter dem Deckmantel von gefördertem Breitensport offiziell Wettkampffahrten mit den Kindern machte. Dazu gehörte auch das Übernachten in zweifelhaften Herbergen, wo „bestimmte Feiern" für einzelne Personen und ausgewählte Kinder bis in die Morgenstunden gingen. Hierbei waren dann auch 4–6 Personen „anwesend", die zum Teil gar nicht zur eigentlichen Sportgruppe gehörten (oder schon lange nicht mehr aktiv Sport betrieben) und welche dann pornografische Handlungen vollzogen. Die Gelage wurden von Elkes Vater mit ins Leben gerufen und maßgeblich strukturiert. Seine Tochter und ein anderes „geeignetes Mädchen" wurden Männern auch für Geld und KURZFILM-Drehs ausgeliehen. Dazu hatte der Vater Elke als Kleinkind auf sexuelle Dienste verschiedener Couleur „eingestimmt". Bevorzugt wurden oral sexuelle Vergewaltigungen und sexuelles Herumreichen als Gruppenorgie. Das Kind hatte bis zur mittleren Schulzeit keine Chance, irgendwie dieser Tätergruppe zu entkommen. Alles war mit Lob/Belohnung einerseits und strengen Vernichtungsstrafprozeduren andererseits konditioniert. Wenn ein Mädchen beispielsweise drei orale Prostitutionen mit Herunterschlucken hintereinander schaffte, bekam sie unter dem Gejohle der Täter feinste Schokolade und lobenden Applaus. Wurde einem Kind schlecht, weinte es oder erbrach es Sperma auf den Fußboden, so wurde laut geschimpft und das Kind kam in eine dunkle Kiste zum Willenbrechen, wo es Ewigkeiten verbringen musste und aufgrund der Luftknappheit bald ohnmächtig wurde. Man hatte also zu gehorchen und konnte sich nur formal entscheiden, ob man im Guten oder Bösen miteinander auskommen wollte. Durch diese psychopathisch-sadistischen Machtspiele ist bei Elke eine Vielzahl von verstrickten Verwirrungen entstanden, die unten im Text genauer beschrieben werden. Die meisten Traumaexpositionsarbeiten fanden mit der SPIM 30-Fußbodenmattentechnik und der Screentechnikvariante statt. Wichtige Schlüsselstunden wurden aber auch mit FSA-Settings realisiert (s. u.).

FSA-Arbeiten bei Elke

Fokussierte Szenenarbeit war bei Elke mitunter sehr wichtig, weil der Grad ihrer mentalen Zerrissenheit und seelischen Dauerambivalenz sehr hoch war. Das begann, wie schon bei anderen o. g. DIS-Fallvignetten, zunächst mit Erläuterungen durch Familienaufstellungen mit Beseelbaren Therapieobjekten, weil ein normaler Lebenslauf-Bericht gar nicht möglich war. Die FSA-Aufstellungen machten es immer konkret und somit handlungsseitig umsetzbar – sie waren auch für fokussierte Sonderfragestellungen aus der Sicht verschiedener Familienmitglieder einzurichten. Danach kamen biografische Ableitungen für die innere Anteilearbeit, was gewissermaßen die generelle SPIM 30-Herangehensweise zur Darstellung der psychodynamischen Innenkräfte in Form von Introjekt-Übertragungswechselwirkungen bei DIS-PatientInnen ist. Aus den beseelbaren Außendarstellungen der Herkunftsfamilie und prägenden Tätergruppe werden hinter einer Seilgrenze Anteile für das Innensystem des Klienten/der Klientin, also der komplex traumatisierten (dissoziativen) Person, abgeleitet, platziert und im wahrgenommenen Sinne der aktuellen innerpsychischen Dynamik als verschieden große Farbringe symbolisiert. Die entsprechenden Therapiefotos finden sich in Vogt (2018, 2020) als auch in diesem Buch. Bei Elke mussten Durchgänge für diese aufklärenden Settings mehrfach wiederholt als auch in stimmungs-, d .h. anteilsbezogenen Situationen diagnostisch zur Anwendung gebracht werden. Der Grund dafür war, dass manchmal Täteranteile sofort eine aufdeckende Szenenarbeit boykottierten, sobald sie deren Sinn erkannten. Dann fiel Elke eben gar nichts mehr ein oder gar nichts mehr leicht oder es wurde hoch verwirrender „Unsinn" gelegt, um mich zu veräppeln usw. Außerdem bremsten Traumakindanteile strukturaufdeckende FSA-Arbeit aus, weil sie wie immer befürchteten, dass alles Wissen über seelische Zusammenhänge eines Tages gegen sie verwendet wird – die immerwährende negative Täterübertragung auf die Psychotherapeuten eben. Dieser generalisierte chronische Selbstschutz wirkte auch bei Elke über lange Zeit – was allgemein auch als Grund dafür zu nennen ist, dass Psychotherapien bei Komplextrauma lange Zeiträume beanspruchen.

Die psychodynamische Irritierbarkeit war bei Elke ebenfalls besonders groß. Kleinste Veränderungen von Terminabsprachen, Korrekturen der Vorabsprachen zu möglichen Therapiesettings in der aktuellen Anwendung oder ein unaufmerksames Gesicht bei der Begrüßung an der Tür – alles konnte eine halbstündige Diskussion auslösen. Für psychotherapeutische Behandlungsstarter sind solche Mühen der Ebene verwirrend, schuldbeladen, anstrengend; ich habe mich im Laufe der Jahrzehnte daran gewöhnt. Diese Schleifen können durch kognitive Dialogführungen alleine nicht verkürzt oder aufgeklärt werden. Man kommt hier nur mit gezügelter Gegenübertragung und analytischen Systemdeutungen der mütterlichen Art weiter – und das dauert auch mal etwas länger, wie bei einem Kleinkind. Gewalttraumata fixieren Menschen auf die Zeiträume der zerstörten Entwicklung – und dort muss im Verstehen und Behandeln wieder angesetzt werden. Bei Elke jedoch waren Verstrickungsemotionen besonders umfangreich chronifiziert, weil ihre sadistischen Bindungstraumatisierungen genau dort komplex durch die Täter angelegt worden waren. Das hing mit der Rekrutierung von Nachschub-Kindern für den kriminellen Gebrauch der Kerngruppe der Vergewaltigungs-Pornoringtäter zusammen. Elke wurde durch Einzel-Sonderbehandlungen von zwei Haupttätern (kleiner Kreis mit Programmierungserfahrung) nämlich gezwungen, andere Kinder zu schädigen.

Diese Verstrickungsrituale bzw. Folterszenen spielten sich vom Grundmuster her so ab, dass Elke die Aufgabe bekam, ein anderes kleines Mädchen mit einem Gegenstand zu penetrieren. Die barbarische Auflage wurde so verkauft, dass Elke jetzt in der Gruppe aufgestiegen sei und andere nun mit heranziehen und lenken dürfe, wenn sie sich dieser Ehre gewachsen zeige. Im Klartext hieß das, dass Elke sich überwinden musste, eigenen Traumaerinnerungsschmerz wegzudrücken und auch den Schmerz des gefolterten anderen Mädchens abzuspalten: Panikschmerzschreie, wenn das kleine Mädchen Gegenstände in Vagina und Mund eingeführt bekam. Konnte Elke durch Mitleid mit dem anderen Folterkind diese Gewalthandlungen nicht ausüben oder nur mäßig umsetzen, bekam sie Schläge, zynische Vorwürfe des Versagens, und wurde selbst mit Gegenständen oder Sexualhandlungen vergewaltigt. Das traumatisierte Kind Elke musste also ständig abwägen, ob sie selbst bestialischen Schmerz aushalten oder einem anderen Vergewaltigungsobjekt zufügen „wollte". Quälte sie ein fremdes Kind, bekam sie Lob und gehörte zum besseren Staff der Gruppe. Wirkliches Aussteigen gab es so nicht. Elke wurde systematisch in Mitschuld verstrickt. Eine Mafiamethode und Gehirnwäschestrategie. Die zynischen Worte „Du kannst dich entscheiden, ob du die Aufgabe lösen willst oder nicht" waren der reine wahnsinnigmachende sadistische Hohn. Elke kam erst aus der kriminellen Pornoringgruppe heraus, als sie für die Haupttäter körperlich uninteressant geworden war, weil sie „kein Frischfleisch" mehr war, und als es ihr gelungen war, Nachfolgerinnen von kleinen Mädchen für den Sex-Dienst abzurichten. Durch diese erzwungene Mittäterschaft war Elke selbst kriminell geworden. Diese Verstrickung war von der Haupttätergruppe bewusst genau so inszeniert worden, um alle Opfer zum Schweigen zu bringen, ihnen alternativlose Schuld aufzuladen und potenzielle „Verräter" von vornherein konsequent einzuschüchtern. Beeindruckend war in diesem Zusammenhang ein FSA-Bild von Elke (s. Abb. 3.14).

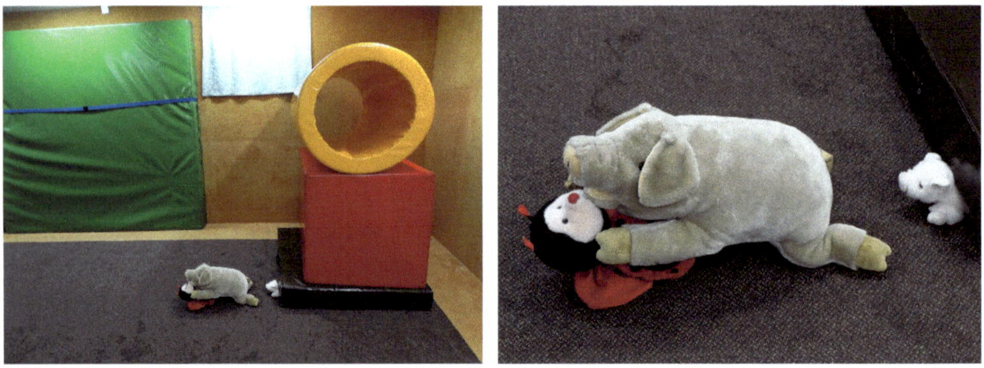

(a) (b)

Abbildung 3.14: Zwei FSA-Bilder aus dem dissoziativen Zerfallserleben von Elke (Opfer-Täter-Implantation)

Elke hat sich hier zunächst selbst als kleines rosa Ferkel unter eine braune Matte positioniert. Das symbolisierte den Beginn ihrer Vergewaltigungen durch die braune (Nazi-/rechtslastige) Pornoringgruppe. Dann legte sie noch den Roten Riesenklotz darauf, weil sie meinte, dass der Druck so groß gewesen sei, dass sie beinahe gestorben wäre unter der erdrückenden Last. Nach einem Moment der Besinnung wuchtete sie die große Riesentonne auf das Gewaltmonument drauf und legte das größere Schwein auf einen (unschuldigen) Marienkäfer. Ihre dazu gegebene interessante Erläuterung war, dass ihre hundertfach erlebten Vergewaltigungen zu einer Täterprogrammabspaltung und Zombie-Haltung geführt hätten, in der sie sich wie die Schweinetäter über ein unterlegenes Kleinkind hermachen musste. Dabei spürte sie ständig die Bedrohung in ihrem Rücken durch die Tätergruppe – als bedrohliche Lawinenkraft der Tonne. Falls sie etwas „falsch" machte, konnte die Lawinenwalze aus großer Höhe auf sie niedergehen, sie samt Folterkind erschlagen und alles für immer plattmachen. Dieses Verstricktwerden aus Todesangst ist, seit ich mit Beseelbaren Therapieobjekten arbeite, von KlientInnen selten in so eindrucksvoller Klarheit nachgestellt worden wie in diesem seelisch-symbolischen Katastrophenbild. Die Patientin hatte durch dieses Bild mit kleinem rosa Ferkel und der Marienkäfer-Vergewaltigung durch das große Schwein anschaulich und treffend beschrieben, wie das Täterimplantat bzw. Täterprogramm in ihr psychodynamisch entstanden war und sich die Gewaltkette fortgesetzt hatte. Elke musste viele Stunden immer wieder die Opfer-Täter-Verstrickung bearbeiten und sich von der unausweichlichen Schuldinszenierung der Tätergruppe freisprechen. Erschwerend war der Sachverhalt, dass sie nicht wusste, ob das von ihr gefolterte Mädchen den Pornoring überlebt hatte. Die Gruppe hatte sich nach der politischen Wendezeit aufgelöst oder im größeren Maßstab der Bundesrepublik neu gegründet. Die alten Spuren waren verwischt – Elke kannte außer sich selbst keine ZeugInnen. Die FSA-Arbeiten haben jedoch – kombiniert mit einem SPIM 30-Gerichtssetting – sehr zur psychomentalen und seelischen Traumaverarbeitung beigetragen.

Therapeutisches Fazit

Die Anwendung von Verstrickungsmethoden kommt in rituellen und kriminellen Tätergruppen sehr häufig vor. Im vorliegenden Fallbeispiel wurde ein Kind nach jahrelangen sexuellen Prostitutionsdiensten für die Rekrutierung von Nachfolgeopfern herangezogen und in die menschenverachtenden Machenschaften der Haupttäter verwickelt, um das Missbrauchsopfer zum Schweigen zu bringen und zugleich neue Opfer für Unterwerfungshandlungen zu rekrutieren, weil aus Sicht und im Interesse der Täter die ehemaligen Opfer ihre Ohnmachtserfahrungen so glaubwürdig und effektiv weitergeben („Es tut bald nicht mehr weh – ich weiß das …").

Die DIS-Klientin war im Rahmen der FSA-Settings in der Lage, sehr bildlich und eindrucksvoll ihre Angst und Ausweglosigkeit mit Todesängsten in Szene zu setzen. Auch die Prozesse der peritraumatischen Täterintrojektion wurden in der FSA-Skulptur sichtbar gemacht. Die darstellende Mentalisierungsarbeit half der Klientin maßgeblich, die schweren Scham- und Schuldkomplexe psychotraumatologisch zu entkräften. Die starke Verwirrungsdynamik und Konfliktverstrickungen im heutigen sozialen Feld kann man psychotherapeutisch im Rückblick so verstehen, dass die Patienten die durch maßlose Gewalt erlittenen extremen Täter-Übertragungen und schweren Täterbindungsimplantate später im sozialen Feld ausagieren musste. Außerdem hatte sie noch lange Zeit viele unbewusste Täter-Bestrafungsängste, da diese konspirative Gruppe lange Zeit viel mächtiger war als es selbst heute einflussreiche „bessere" Teile der Gesellschaft sind. Durch die zwischenmenschlichen neurotischen Deckkonflikte im heutigen Alltag war im Leben dieser Klientin über lange Zeit die Traumahypothese für niemanden sichtbar gewesen.

3.7.6 Fall Bernhard: Zersplitterung durch elitäre Folterer

Hintergrund und Behandlungsverlauf

Bernhard war ohne Schulabschluss, Lehre und Arbeit. Er hatte seit der Jugend Psychiatrieerfahrungen und war eigentlich nie einen normalen Entwicklungsweg gegangen.

In der Schule war er ein lern- und konzentrationsschwaches Ritalinkind aufgrund von ADHS (Aufmerksamkeits-Defizit-Hyperaktivitäts-Syndrom). Danach sprachen Befunde der Kinderpsychiatrie von einem Borderline-Jugendlichen, später in der Erwachsenentherapie gab es diagnostische Expertisen mit dem Befund einer wahrscheinlich einlaufenden Schizophrenie. Somit war für traditionelle BehandlerInnen klar, dass alle Entwicklungswege dieses Klienten aufgrund der genetischen Prädisposition sehr begrenzt sein würden. An seiner häuslichen Lebensgeschichte hatte bisher niemand richtig Interesse gezeigt, da Eltern von leistungsschwachen und auffälligen Kindern ohnehin nicht einfach sind. Daran, dass Bernhard über die ersten 10 Jahre seines Lebens nichts Detailliertes erzählen konnte, hatte sich niemand gestoßen. Der Jugendliche, wie auch der Mann von heute, erzählten notdürftig strukturierte einfache Deckgeschichten von Kindergarten und Schule, die er sich – wie sich später herausstellte – von der Mutter abgehört hatte. Seine Mama bzw. Mutti hat dem Jungen immer erzählt, was er früher „gut" und „schlecht" gemacht hatte. Bernhard hatte dadurch schnell gelernt, diese Komplettdarstellungen aus der Mutterperspektive zu wiederholen, weil es sonst Ärger gegeben hätte. Bald hatte der Junge wohl gar keine eigene Sichtweise mehr, sondern berichtete nur unverfängliche Dinge – meist im erspürten Sinne seines Gegenübers. Im Laufe von zwei Jahren traumaorientierter erlebnisaktiver Psychotherapiearbeit konnten die Hintergründe dieser Als-Ob-Persönlichkeitsstörung ans Licht gelangen. Bei Bernhard gehörten auch widersprüchliche Körperbefunde und sprunghaft wechselnde Gemütslagen von Angst, Albträumen und unfallträchtigen Fehlverhaltensweisen zum Einstieg in die regelmäßige Traumaarbeit. Die DIS-Diagnose konnte im Einvernehmen mit Bernhard und seinen switchenden Zuständen nach ca. 2,5 Jahren klar verifiziert werden. Tiefere Ursache für dissoziative Komplextraumatisierung mit angepasst-neurotischem Überbau waren schwere frühkindliche Foltererfahrungen in einer Geheimbundsekte, kombiniert mit Aspekten einer elitären Freimaurerloge mit Verschwörungsgedanken. Diese Bewegung war über Generationen gewachsen. Ob Ostdeutschland oder Westdeutschland spielte hier keine Rolle, da diese Lehre zeitlos über dem politischen „Kasperletheater" der gegenwärtigen Gesellschaft schwelte. Aktuelle Politik und Gesellschaft, das war etwas für verblendete, dumme Schafe, die durch den Staat diszipliniert, geschoren und geschlachtet werden. In der

Sekte galten zwar noch strengere Geheimbundregeln als in der beschimpften, bevormundenden äußeren Lebensumwelt von Bernhard, aber das war in der gespaltenen Weltsicht der Sekte kein Widerspruch. Mit der Ehre elitärer Zugehörigkeit wurde alles Ungereimte weggeschwemmt. Die Belange der Sekte zu erfüllen und die Bestimmungen der Bewegung einzuhalten „durfte demnach nicht als belastend empfunden werden". Hier war die Einsicht in höhere Notwendigkeiten Pflicht. Durch das Befolgen von kleinkarierten Regeln konnte man sogenannte „Reife für den Prozess der Unterwanderung der Primitiven" beweisen. Mystisch-religiöse Sprüche schwebten über der Gemeinschaft der Erleuchteten. Die auserwählten Kinder waren durch sexuelle Penetrationen (Vergewaltigungen), Schmerzrituale mit Hautaufschlitzen, Nadelstichen und Branddrähten hart gemacht worden. Zu den Höhepunkten der geforderten Überwindungen gehörten Urintrinken und Kot essen durch Abschalten aller Ekelgefühle. Wer diese Aufgaben erfüllen konnte, Schmerzen überstand und die ideologischen Fragen der MeisterInnen im Prüfungsdialog richtig beantwortete, konnte sich in gewissen Etappen hochdienen. Begründet und gerechtfertigt wurden diese martialischen Qualen als Training hinsichtlich zu erwartender zukünftiger Folter durch die behaupteten Feinde der Bewegung, wenn es zum „Tag X" – der großen Abrechnung – kommen würde. Die, die bis jetzt überlebt hätten, wären diesen möglichen künftigen Qualen voraus bzw. gut gewappnet. Daher könne die Kampfkraft der Gemeinschaft durch eine erwartete Folter seitens der Feinde niemals gebrochen werden. Weil man Gefühle abspalten gelernt hatte, würde man auch nicht aufgrund von Mitleid mit Anderen, Schwächeren umkippen und dadurch die „Mission" verraten, die Gesellschaft zu wandeln und Menschen eines neuen Typus zu kreieren. Dass Erwachsene und Kinder dadurch, HEUTE selbst Qualen zu erleiden und sie MORGEN anderen brutal zu verabreichen, verstrickt wurden, verstand sich im Geheimbund von selbst. Die Ideologie der Überlegenheit durch Aushaltenkönnen, gepaart mit der Selbstgerechtigkeit des Ausüben-Dürfens, hatte eine ausgesprochen faschistische Note.

Während der Abschaltzustände in den Körperfolterprozeduren wurden die zu programmierenden Hypnosprüche eingeführt, die an dieser Stelle zum Schutz der Opfer nicht referiert werden sollen. Es waren Dauermanipulationen mit verwirrenden Metaphern und weissagenden Prophezeiungen, die unterhalb der Bewusstseinsschranke in die völlig erschöpften Körper eingeschliffen wurden. Wenn die Kinder wieder erwachten und als bewusstseinsfähige Menschlein diese – dem Bewusstsein von heute unbekannten – Sprüche in Autoreversschleifen im Kopf hatten, hielten sie sie – natürlich geschlussfolgert – für ihre eigenen Gedanken. Der Folterschmerz war größtenteils dissoziativ-programmgemäß mit ausgeschwemmt worden. Die Schmerzresistenz war also ein gespaltener Anteil des eigenen SELBST – der eigenen Identität geworden.

FSA-Arbeiten von Bernhard

Bernhard hatte aufgrund der umfangreichen Gehirnwäsche der Täter lange Zeit riesige Schwierigkeiten mit der Differenzierung, was wirklich seine eigenen (Rest-)Gedanken und was alles „Brandeisen der Tätergruppe" waren. In einem FSA-Setting bemühte er sich mithilfe eines Seils, bestimmte Gedanken und Impulse einer damals bekannten Person oder sich selbst zuzuordnen und so eine erste Differenzierung einzuleiten: (vgl. Abb. 3.15): Was ist meins? (links) – Was ist von dem Täter? (rechts).

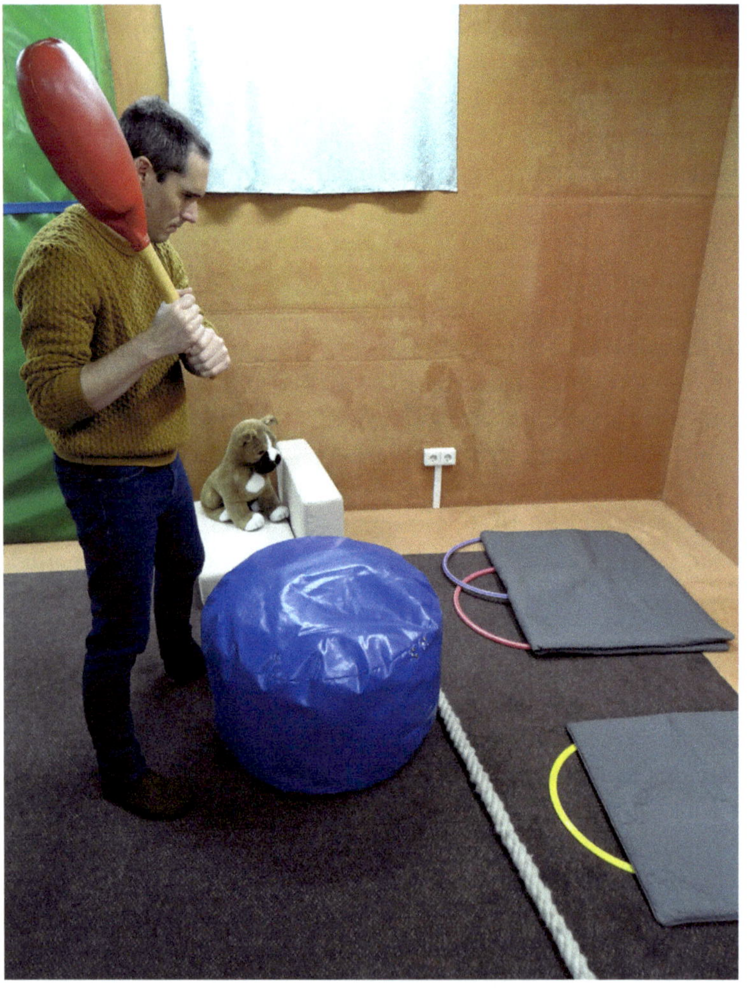

Abbildung 3.15: FSA-Bild zur Differenzierung innerer Stimmen und Verhaltensimpulse von Bernhard

Auf dem Foto ist zu sehen, dass Bernhard hinter einem Seil drei Kunststoffreifen unter grauen Decken positioniert hatte. Die oberen zwei Ringe standen für Abwerterstimmen und Selbstverletzerimpulse, die Bernhard nach einigen Traumaexpositionen als Foltererstimmen und Nachfolgeimpulse von Körperfolterschmerz durch die TäterInnen identifiziert hatte. Vorn ist ein Sonderreifen als Symbol für den Oberguru der Weltherrschaftssekte gelegt worden, weil dieser in der Regel erst beim oder nach dem Zusammenbruch des gequälten Kindes in den „Trainingsraum der Eliteschüler" trat und seine Sprüche in sanften oder affektiv besessenem Gestus und Duktus dem Einzelnen oder der Gruppe offenbarte. Der Auftritt war gottesähnlich, dem eines totalitären Führers entsprechend – eines Führers, der die Seinen auf Liebe zu ihm und Hass auf die äußeren Feinde einschwört.

Bernhard hatte als Symbol für sich als kleinen Jungen den Boxerhund oben an der Grenze positioniert – davor eine Schutzmauer. Dieser Hund war sein Überlebensbeobachteranteil, der diese Vorgänge heimlich gesehen hatte und dissoziiert schmerzfrei war. Mit Keule und Sack gab Bernhard den Peinigern und Demagogen die kranken Sprüche „zurück", indem er beispielsweise sagte: „Es stimmt nicht, dass ... [Hypno-Spruch]. In Wirklichkeit ist es... [so und so!]", was mit Keulenschlägen unterstrichen wurde (um sich vor den gestörten inneren Stimmen Gehör zu verschaffen und sie zu distanzieren). Diese Gestalt-FSA-Struktur war für Bernhard eine wichtige Zwischenlösung auf dem Weg zu einem unbestechlichen Alltagsmanageranteil. Bis dato hatte er nur über die Anteilsqualität eines „Durchkommers" verfügt, der nie wusste, was er selbst für richtig hielt und immer bspw. andere nach der Uhrzeit fragte, weil er seiner eigenen Uhr nicht traute usw.

Ein zweites interessantes FSA-Setting von Bernhard war das Introjektweitergabebild, das er zu einem späteren Zeitpunkt in der Psychotraumaarbeit legte (vgl. Abb. 3.16).

Auf der rechten Seite hinter dem Außenseil sind bei Bernhard drei Folterepersonen (zwei Männer und eine Frau) zu sehen. Die Frau vollzieht gerade eine Stromfolterqual an Bernhards Kinderkörper (symbolisiert durch das mittlere Kissen auf dem Körper). Die besonders schmerzenden Bereiche beim Jungen sind dessen Kopf- und Genitalbereich (was durch Schmerzreifen dargestellt ist). Die Stromstöße führen zu wahnsinnigen Schmerzen an diesen Stellen, welche sich dann wie durch einen Tornado nach oben hin auflösen. Sekunden oder Minuten später ist Bernhard gefühlt – als eine Art körperloser Geist – außerhalb des Körpers, was der Klient hier durch das zweite Seil andeutet; er ist wie ein Beobachter vom Kopf „weggeflogen" (hier besteht über die Hand noch ein Minikontakt zum gequälten Körper). Im Becken-Bein-Bereich sind zwei „Energieteile weggeflogen", die sein Überleben in Heimlichkeit ermöglicht haben. Ein

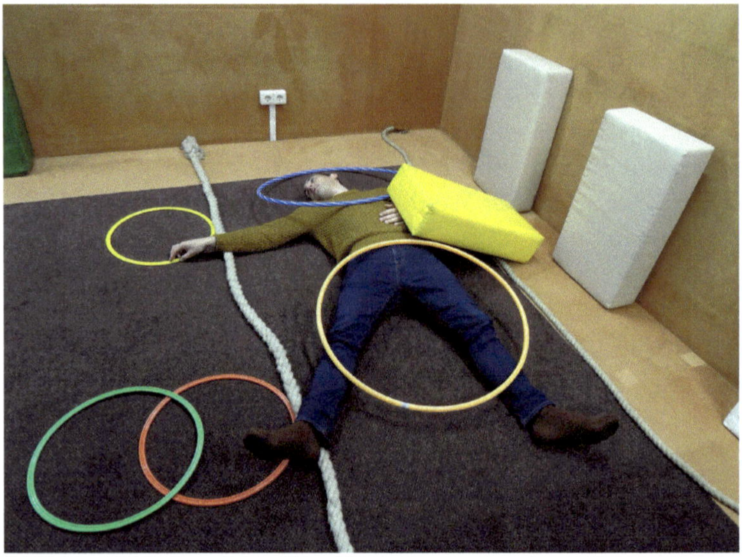

Abbildung 3.16: FSA-Bild von Bernhard über seinen dissoziativen Zerfall

Energieteil habe immer wieder das Überleben gesichert, wenn das Herz bspw. bei den Stromstößen sowie durch die Schockängste beim Kot-Essen ein ums andere Mal, mit kurzem Stillstand, ins Stolpern gekippt sei. Der geheimnisvolle Kraftanteil des Herzens sei aber immer wieder (wie ein rettender Engel) im Körper aktiv geworden und habe den Herzmotor erneut starten können. Der andere Trauma-Energieanteil sei sein „Witzi". Eine Art Spaßteufelchen, welches in den hoffnungslosesten Momenten das seelische Überleben auf seine spezifische Art gerettet habe. Bei den Quälereien habe dieser mehrfach bemerkt, wie Bernhard völlig aufgeben wollte und sich selbst sogar den Tod als Erlösung von den Schmerzen gewünscht hatte. Gerade in solchen Katastrophensituationen sei plötzlich Witzi gekommen und habe mit abgedrehten (heimlichen) Lästersprüchen die Stimmung aus dem Keller geholt. So hatte er in der Kleiderordnung der TäterInnen alberne No-Gos registriert, unmögliche, lächerliche oder entlarvende Dinge gesehen oder gehört (einen gehäkelten Taschentuchansatz, braune Schuhe mit schwarzen Strümpfen, Angstschweiß beim Oberguru, ein falsch aufgeklebtes Pflaster bei der Foltermadam, deren Satzversprecher gerade beim HEILIGEN Elitespruch u. v. a.). Witzi habe kein bisschen Respekt vor den BestimmerInnen der Gruppe gehabt! Er habe sie im Gegenteil als abgewrackte Gauklertruppe gesehen, die mit ihrer peinlichen Darbietung bei einem Dorftheater keine 5 Cent für ihre Aufführung bekommen hätte. Witzi fand die ElitejüngerInnen fett, dumm und ungepflegt. Allerdings sah Witzi zugleich die Folter von Bernhard unkritisch und verharmlosend als „Nicht-so-schlimm" – „Na wenn schon – dann lebst Du eben als geheiligter Regenwurm weiter – Haha!" – „Was dich nicht umbringt – macht dich göttlich – Hihi!"

Es war in den von mir gelenkten therapeutischen Anteildialogen bei Bernhard nicht einfach, die fatalistischen Sprüche von Witzi zu stoppen, seinen Beitrag am Überleben zu würdigen und zugleich seine Lästerenergie als Täterintrojektenergieeinfluss der äußeren Täter zu interpretieren und eine Bearbeitung dieser Position anzuregen. Im Gegensatz dazu war der andere Beobachtungsanteil vom dissoziierten Bernhard eine gute Hilfe, weil dieser relativ unbeeinflusst und unbemerkt die TäterInnen studiert hatte und meine Forschungsfragen bzgl. der äußeren Einflussnahmen durch erinnerte Beispiele ergänzen bzw. auf den Boden von Handlungstatsachen selbst diese Fragen stellen konnte. Der Herzmotor-Anteil konnte Einzelereignisse bis in die pränatale Zeit über eine Reihe von Sitzungen mit imaginativer Fußbodenmattenarbeit (in Nähe zum Riesenei) zurückverfolgen. Wichtig war der Umstand, dass der größere Bernhard von heute sein biosoziales Leben VOR der Traumaprägung neu zu entdecken in der Lage war, wodurch eine Prämisse des Obergurus ad absurdum geführt werden konnte (Guru: „Das Leben kommt und geht durch die Gnade und Kraft unseres auserwählten Bundes"). Die DIS bei Bernhard konnte durch die Jahre der Psychotherapie nicht mehr zurückgebildet, aber recht gut gemildert und integriert werden. Er konnte ausgewählte schulische Schritte nachholen und eine stundenweise Tätigkeit im technischen Bereich ausüben. Eine Partnerschaft war mit getrennten Wohnungen möglich. Bei Freundschaften lernte er immerhin ein, zwei Menschen langsam zu vertrauen.

Therapeutisches Fazit

Der Fallbericht beschreibt bei einer zunächst nicht integrierten und konditioniert-programmierten DIS wesentliche Aspekte des mühsamen und leidvollen Behandlungsweges. Gesellschaftshistorisch interessant ist, dass es schon seit jeher elitäre Tätergruppen gibt, die immer wieder die alte Mähr von der Weltherrschaft besingen. Andererseits sind diese Gruppen gefährlich, da sie systematisch schwerste Misshandlung und Folter von Kindern verüben, sie sollten daher auch von gesellschaftlichen Organen der Polizei und Rechtspflege äußerst ernst genommen werden, auch wenn Gedankengut solcher Gruppen sehr krude und zum Teil krank anmutet. Ihre Taten sind brutal hochpathologisch-kriminell. Gefährlich ist auch, dass die Mehrzahl solcher Tätergruppenmitglieder im sozialen Leben relativ unauffällig als Menschen von Nebenan auftritt und die misshandelten Kinder nie zum richtigen Kinderarzt gebracht werden, wo diese kriminelle Misshandlungen eventuell auffallen würden.

Mithilfe von FSA-Settings in SPIM 30-Therapiestunden konnte dem sehr dissoziativen Patienten mit anfänglich geringen bis abwesenden Alltagsmanageranteil (Durchkommer bzw. HOST-Niveau) geholfen werden, langsam eine Grundordnung seiner Anteile im psychischen System zu schaffen. Beseelte Gestaltsettings dienten dabei zunächst zur Sichtbarmachung und geordneten Dialogführung zwischen INNEN und AUSSEN. Außerdem konnte die psychodynamische Zerfallsgenese, welche der Klient im Rahmen der peritraumatischen Dissoziation erlebt hatte, mithilfe der FSA-Gestaltarbeit sichtbar und für ihn selbst verstehbar gemacht werden.

Anknüpfend an solche FSA-Settings werden immer wieder auch andere Psychotraumaexpositionssettings – wie die Fußbodenmatte, Imaginative Bildschirmarbeit und LMDR – mit diesen Gestaltformen verknüpfbar eingesetzt. Der Teilerfolg einer immer besser gelingenden Anteilestrukturarbeit war hier eine zunehmende Integration von zersplitternden fragmentierten DIS-Anteilen, wodurch eine Teilintegration des DIS-Klienten in eine „kleine Gesellschaft" von sektenfreien Menschen gelingen konnte.

Die dissoziativen Verwirrungsaspekte lagen bei diesem Fallbeispiel zunächst in der neurotischen Negativkarriere des Klienten. Die späteren Verwirrungsdynamiken waren wiederum deutlich mit programmierten Gegenkräften verbunden. Die elitären Überlegenheitssprüche und Beziehungsnormen konnten langsam, aber kontinuierlich in Frage gestellt werden. Durch die Psychotraumaarbeit konnten die wahren Quellen des inszenierten falschen Selbst gefunden und so die dissoziative Verwirrung des Klienten beendet bzw. vielversprechend gemindert werden.

Kapitel 4

Forschung

4.1 Forschungspilotstudie zu Therapieeffekten bei dissoziativen Traumafolgestörungen

Ralf Vogt

4.1.1 Einleitung

Seit dem Jahr 2002 haben wir im Trauma-Institut-Leipzig fortlaufend Studien zu vielen SPIM 30-Einzelsettings, zu Gruppentherapien sowie zur Resonanz der Traumatherapie bei PatientInnen und deren Angehörigen durchgeführt. Eine Lücke in der qualitativen Forschung bestand bislang darin, das Spezifische der Dissoziativität unserer KlientInnen zu untersuchen. Die TIL-Studie zu Scham und Schuld deutete erhebliche Besonderheiten der Schuld- und Schamverarbeitung bei dissoziativen Störungen an, da unsere KlientInnen offenbar mehr durch Beschämen und Beschuldigen von Tätern gelenkt werden können als beispielsweise NeurosepatientInnen (vgl. Vogt, 2020, S. 89–118). Deshalb sollte in unserem neuen Untersuchungsansatz weiter erforscht werden, was dissoziative TraumapatientInnen als Opfer zwischenmenschlicher Gewalt grundsätzlich anders erleben als einfache PTBS- NeurosepatientInnen oder solche mit Persönlichkeitsstörungen.

Insgesamt zog sich die Untersuchung über zwei Jahre von 2019 bis 2021 hin und wurde als Querschnittserhebung bei insgesamt 57 PatientInnen durchgeführt. Die Struktur der Stichprobe kann der nachfolgenden Tabelle entnommen werden.

Tabelle 4.1: Stichprobenstruktur des Fragebogens zur Spezifik Dissoziativer Störungen

Dimensionen		Wert in der Gesamtgruppe bzw. Anzahl		Wert in der Frauengruppe bzw. Anzahl		Wert in der Männergruppe bzw. Anzahl	
Alter	Ø – Jahre	40,4		39,8		41,3	
	Varianz – Jahre	25–67		25–67		29–51	
Diagnosegruppen	Neurose	11		7		4	
	Persönlichkeitsstörung	8		4		4	
	PTBS	9		4		5	
	DESNOS	12		9		3	
	DDNOS	8		5		3	
	DIS	9		5		4	
Therapiephase	I – Anfang	15		11		4	
	II – Mitte	12		6		6	
	III – Ende	30		17		13	
Gruppenerfahrung	keine	15		11		4	
	KPM	17		8		9	
	NVM	25		15		10	
Σ Gesamtzahl und Prozent		N = 57	100 %	N = 34	59,6 %	N = 23	40,4 %

Die Altersstruktur, die Anteile der Geschlechter sowie die Verteilung über die angeführten Diagnosegruppen entsprechen in etwa der Strukturverteilung aus früheren Erhebungen in der ambulanten Praxis. Interessant hinsichtlich möglicher Mischgruppenvergleiche ist, dass die Summe der PatientInnen der Diagnosemischgruppe mit Neurosen, Persönlichkeitsstörungen und einfachen PTBS 28 Personen beträgt, während die Mischgruppe mit den dissoziativen Diagnosen DESNOS, DDNOS und DIS 29 Personen umfasst. Der relativ hohe Anteil von DDNOS- und DIS-PatientInnen hat wohl damit zu tun, dass wir seit über 20 Jahren als ambulante Traumapraxis in der Region gelten und daher oft schwierige Fälle übernehmen, die durch Zuweisung von KollegInnen oder aufgrund von PatientInnenempfehlungen zu uns kommen. Die Fragebogen wurden anonymisiert, mit ID-Nummer verschlüsselt und durch zwei Interrater mit teilstandardisierten Beurteilungskriterien kategorisiert.

4.1.2 Die Ergebnisse aus der Befragung

Die erste Frage richtet sich auf (den KlientInnen bekannte) frühere Behandlungsdiagnosen. Häufiger genannte Diagnosen sind im jeweiligen Kategoriekästchen oben angeordnet.

Frage 1: Was waren Ihre Behandlungsdiagnosen?

Tabelle 4.2: Bekannte Vorbehandlungsdiagnosen der ambulanten KlientInnen

Neurose	– Depression – Depressive Neurose – Anpassungsstörung – Angststörung – Bipolare Störung
Persönlichkeitsstörung	– Depressive Episode – Angststörung – Affektstörung /Impulsstörung – Depression – Borderlinestörung
PTBS – Posttraumatische Belastungsstörung	– Depression – Posttraumatische Belastungsstörung – Depressive Neurose/Episode – Borderlinestörung – Hebephrenie/Schizophrene Psychose
DESNOS/Komplextrauma	– Depression – Komplextraumatisierung – Narzisstische Persönlichkeitsstörung – Posttraumatische Belastungsstörung – Bipolare Störung – Dissoziative Störung
DDNOS/Komplextrauma	– Borderline – Komplextraumatisierung – Depression – Angststörung/Panikattacken – Schizoaffektive Psychose
DID/DIS Dissoziative Identitätsstörung	– Borderlinestörung – Komplextraumatisierung – Dissoziative Störung – Depression – Schizophrene Psychose – Pseudologica Phantastica

Diese Übersicht zeigt, dass offenbar die Diagnose Depression die größte „Gummidiagnose“ in der Psychotherapie sein könnte, da sie sehr dehnbar ist und

PatientInnen aller Diagnosegruppen diese Depressionsdiagnose schon einmal bekommen haben. Dazu passt wohl auch, dass ängstliche, depressive und affektgestörte Symptomlagen ebenfalls in nahezu allen Behandlungsgruppen vorkommen.

Bei den drei dissoziativen Diagnosegruppierungen gibt es – als extreme Varianten schwerer Labilisierungsphänomene bei DESNOS-, DDNOS- und DIS-KlientInnen – jeweils eine schwere Angst- und Impulsstörungskategorie in grenzpsychotischer Syndromnähe zur Psychosekategorie-Diagnose. Dass dissoziative PatientInnen bei Labilisierungseinbrüchen mit Flashbacks und Intrusionen durchaus psychotische Episoden aufweisen, steht außer Frage. Andererseits stellten wir fest, dass auch traumaerfahrene KollegInnen diese KlientInnen mit schillernden Flashbacks und Intrusionserscheinungen schnell als psychotisch einstufen, da sie diese – bzw. akustische innere Stimmen – traditionell geprägt als Halluzinationen im Sinne der Schneiderschen Symptome ersten Ranges einordnen. Vielleicht fällt gerade deshalb das Diagnosespektrum bei DIS phänomenal so breit und widersprüchlich aus – was natürlich auch auf die verwirrende Interaktionsdynamik dieser KlientInnen zurückzuführen sein dürfte (vgl. auch Kapitel 2.1 ab Seite 19 zur spezifischen DIS-Verwirrung in diesem Band).

Die zweite Frage des Erhebungsbogens hat zum Ziel, die von ihnen selbst wahrgenommenen Kernprobleme der KlientInnen in geistiger, seelischer und sozialer Sicht zu ermitteln.

Frage 2: Was sind Ihre derzeitigen Kernprobleme (geistig, seelisch, sozial usw.)?

Tabelle 4.3: Wahrgenommene Kernbereiche der ambulanten PatientInnengruppen

Neurose	– Selbstwertprobleme – Abgrenzungsproblematiken – Familiäre Konflikte – Leistungsprobleme – Konflikthafter Einsatz von Suchtmitteln
Persönlichkeitsstörung	– Selbstwertprobleme – Psychosomatische Symptome – Angstsymptome – Autodestruktivität – Dysphorische Impulsstörungen
PTBS – Posttraumatische Belastungsstörung	– Angst- und Paniksymptome – Auto- und fremdaggressive Impulse – Selbstwertprobleme – Schuld- und Schamprobleme – Beziehungsängste vor Nähe
DESNOS/Komplextrauma	– Selbstwertprobleme – Familiäre Kränkungskonflikte – Selbstidentitätsprobleme – Schuld- und Schamkonflikte – Depressive Angstzustände
DDNOS/Komplextrauma	– Emotionale Unausgeglichenheit – Selbstabwerterhaltungen/-stimmen – Auto- und fremdaggressive Gewaltimpulse – Tagesfantasien – Familiäre Abgrenzungsprobleme – Schuldgefühle
DID/DIS Dissoziative Identitätsstörung	– Panikängste – Desorganisiertheiten – Depressive Einbrüche – häufig infantil – Soziale Isolation, Schuldgefühle – Auto- und Fremdaggressionen – Impulsive Fehlleistungen in Konflikten – Körperliche Beschwerdekomplexe – Probleme mit Größenideen

In dieser Aufstellung zeigt sich, dass Selbstwertprobleme sowie Konflikte in Familie, Beruf und Umwelt bei nahezu allen Diagnosegruppen vorkommen. Autodestruktivität und Schuldgefühle sind offensichtlich mehr bei dissoziativen Störungen zu beklagen, welche auch die Beziehungsfähigkeit generell beeinträchtigen.

Frage 3 befasst sich mit dem subjektiven Konzept der Störungsgenese bei unseren PatientInnen (vgl. Tabelle 4.4).

Frage 3: Wodurch ist Ihre Störung nach Ihrer Meinung entstanden?

Tabelle 4.4: Von den KlientInnen vermutete Störungsgenese

Neurose	- Überstrenge und labile Elterneinflüsse - Psychische und physische Gewalt in der Familie - Gestörte Familienstrukturen – Patchwork
Persönlichkeitsstörung	- Cholerische und depressive Elternstörungen - Aggressive Dauerstreits der Eltern - Familiäre Abhängigkeitsstrukturen in der Großfamilie (Eltern/Großeltern/Verwandte)
PTBS – Posttraumatische Belastungsstörung	- Familiäre Gewalt durch einen oder beide Elternteile inkl. Stiefeltern/Pflegeeltern - Sexuelle Übergriffe in der Familie oder im Verwandten- und Bekanntenkreis - Vernachlässigende Entwicklungsstrukturen in Familie und Gesellschaft (Krippe, Kinderheim)
DESNOS/Komplextrauma	- Gestörte Elternkonflikte mit verbalen Entgleisungen untereinander sowie Dauerkonflikte mit den Kindern - Sexuelle Übergriffe im Elternhaus oder im Verwandtschaftskreis - Traumatische Kleinkinderfahrungen im Elternhaus, in sozialer Umgebung oder Krankenhäusern u. ä.
DDNOS/Komplextrauma	- Gewalt im Elternhaus – psychisch, physisch, sexuell inkl. chronischem Suchtmittelmissbrauch - Sadistische Qualen aufgrund psychiatrischer Störungsbilder der Eltern - Vernachlässigungen über lange Zeit u. a. mit Hunger/Durst/Körperpflege/häuslicher Sauberkeit
DID/DIS Dissoziative Identitätsstörung	- Existenzielle Bedrohungen durch Eltern und Bezugspersonen (Gewalt/Dauerängste) - Sadistisch-rituelle Gewalt mit Folter/Programmierung - Außenseiterstellung in der Gesellschaft infolge der familiären Vernachlässigung - Psychische, physische, sexuelle Gewalt auch durch soziale oder rituelle Gruppen im frühen Kindesalter - Kriminelle Organisationen als Tätergruppen

Hier zeigen die Antwortmuster aller KlientInnengruppen überzufällige Ähnlichkeiten in den Zuschreibungen der Störungshintergründe auf. Dies bezieht sich auf die erhebliche störungsverstärkende Rolle der Eltern oder anderer naher Bezugspersonen in den frühen Lebensjahren. Die erlebte zwischenmenschliche Gewalt – als zu beklagender Tat-Sachverhalt – nimmt jedoch mit steigendem Dissoziationsgrad unserer PatientInnen zu und wird immer vernichtender.

In Frage 4 geht es darum zu erfassen, welche Behandlungserfolge die KlientInnen bei sich selbst als die bedeutsamsten ansehen.

Frage 4: Was sind Ihre bisher größten Therapieerfolge?

Tabelle 4.5: Die größten Therapieerfolge in den jeweiligen KlientInnengruppen

Neurose	– Selbstreflexionen haben sich verbessert – Psychodynamisches Wissen über Konflikthintergründe und Beziehungsstörungen erworben – Stabiler geworden – weniger Suchtmittel missbraucht
Persönlichkeitsstörung	– Familiäre Störung verstehen gelernt – Bessere Distanz in Konflikten – stabiler geworden – Psychoedukation bzgl. Übertragungen und Introjekten war wichtig
PTBS – Posttraumatische Belastungsstörung	– Störung der Bezugspersonen erkannt und erste Konfrontationen mit diesen durchgeführt – Bessere Impulskontrolle und Reflexivität – Strukturelle Probleme bei sich erkannt
DESNOS/Komplextrauma	– Verstehen der Störungszusammenhänge besser – auch wenn diese noch nicht gelöst werden können – Reiferes Verhalten in der Partnerschaft – Weniger Impulsdurchbrüche und weniger Körperschmerzen
DDNOS/Komplextrauma	– Psychodynamisches Verstehen von Gewaltzirkeln ist bewusster geworden – Täterintrojekte bei anderen und bei sich selbst können klarer erkannt werden – Bessere Abgrenzung von gestörten Menschen
DID/DIS Dissoziative Identitätsstörung	– Selbstfürsorge besser geworden – Psychoedukation ermöglicht zum Teil besseres Verstehen von sich und anderen – Traumaexposition hilft deutlich – Täterprogramme wurden etwas gelockert – Beziehungsfähiger mit Einzelpersonen geworden – Traumakindanteile können etwas beruhigt werden

Alle Gruppen berichten in dieser Erhebung von besonderen Erfolgen im Bereich der Einstellung zu sich selbst, in der Beziehung zu PartnerInnen (wenn vorhanden) bzw. zu Personen im näheren Umfeld. Als weiterer Erfolg wird eine erhöhte Fähigkeit genannt, sich allgemein von Traumareizen zu distanzieren.

Bei den höhergradig dissoziativen/komplextraumatisierten PatientInnen kommt hinzu, dass diese besonders dort Therapiefortschritte bei sich selbst verzeichnen, wo es um die Einschränkung von Täterintrojekten sowie die Umsetzung von Anteilearbeiten bzw. inneren Konferenzen geht.

Die Frage 5 thematisiert das Maß der erlebten Zufriedenheit mit der psychotherapeutischen Beziehung (siehe Tabelle 4.6).

Frage 5: An welchen Stellen sind Sie mit der Beziehung zur Therapeutin/zum Therapeuten zufrieden?

Tabelle 4.6: Klientenseitige Zufriedenheit mit der psychotherapeutischen Beziehung

Neurose	– Hilfreiche Psychoedukation – Verstehen schafft Struktur – Ehrlichkeit, Humor, Zuversicht helfen
Persönlichkeitsstörung	– Verstehen befördert Einsichten – Psychoedukation ist anschaulich – Anteilnahme und Optimismus schaffen Nähe
PTBS – Posttraumatische Belastungsstörung	– Psychagogik inkl. Neurophysiologie verstehen hilft – Konfrontationen mit Konflikt-PartnerInnen werden unterstützt und geübt – Direktheit, Empathie, Humor helfen
DESNOS/Komplextrauma	– Fachkompetenz beruhigt in Psychagogikgesprächen – Vertrauen wächst durch Verstehen der Hintergründe – Traumaexposition entlastet erheblich
DDNOS/Komplextrauma	– Vertrauen, Empathie, Humor helfen – Geduld und Fachkompetenz schaffen gutes Klima – Therapiegespräche strukturieren Alltag und Beruf
DID/DIS Dissoziative Identitätsstörung	– Annahme und Orientierung ermöglichen den Alltag wesentlich besser zu bewältigen – Fachkompetenz bei Anteilearbeiten – z. B. bei Traumakindanteilen und Täterintrojekten – Realitätsbezug und Toleranz bei Schwankungen wichtig

Positiv fällt bei den Aussagen allgemein auf, dass grundsätzlich alle KlientInnen zufriedene Kompetenzaspekte ihrer PsychotherapeutInnen hervorheben konnten. Besonders wichtig erscheint nach dieser Erhebung, dass die PsychotherapeutInnen emotional, belastbar, psychagogisch kreativ und durchaus auch humorvoll wirken.

Frage 6 zielt in die Gegenrichtung und bezieht sich auf als solche empfundene größere Schwachstelle der BehandlerInnen aus Sicht der KlientInnen.

Frage 6: Worin sehen Sie Schwächen bei der Therapeutin/beim Therapeuten?

Tabelle 4.7: Durch KlientInnen erlebte Schwächen bei den PsychotherapeutInnen

Neurose	– TherapeutInnen wirken bisweilen überfordert, gelangweilt, müde und wiederholen sich. – TherapeutInnen müssten seelische und körperliche Gebrechen besser annehmen. – TherapeutInnen reagieren zu schnell auf Kritik.
Persönlichkeitsstörung	– TherapeutInnen wirken bisweilen distanziert oder müde und kleben an Theorie. – TherapeutInnen reagieren zum Teil mit unbewussten Problemen.
PTBS – Posttraumatische Belastungsstörung	– TherapeutInnen sind überlastet und sollten mehr für sich sorgen – so wie sie es uns empfehlen. – TherapeutInnen geben zu komplizierte Erklärungen.
DESNOS/Komplextrauma	– TherapeutInnen wirken bisweilen ungeduldig und wiederholen sich. – TherapeutInnen wirken bisweilen zu distanziert und sollten mehr erklären.
DDNOS/Komplextrauma	– TherapeutInnen verwickeln sich bisweilen in eigene Konflikte und merken es nicht. – TherapeutInnen sollten mehr Realitätsbezug bei Konfliktlösungen zeigen.
DID/DIS Dissoziative Identitätsstörung	– TherapeutInnen sollten bisweilen mehr auf Körpersymptome und Grenzen ihrer KlientInnen eingehen. – TherapeutInnen sollten Psychodynamik einfacher erklären und sich nicht in Kontroversen mit den KlientInnen verwickeln – Distanz halten.

Die Wahrnehmungen unserer KlientInnen deuten darauf hin, dass es wohl noch eine Reihe von negativen Elternübertragungen gibt, durch welche sie sich in einer regressiv-abhängigen Beziehungskonstellation distanziert beobachtet und generell entwertet fühlen. Oder aber die negativen Elternerfahrungen haben Frustrationsaggressionen hinterlassen, die sich hier in Form von Gegenaggressionen gegen die Übertragungseltern richten. Andererseits sind PsychotherapeutInnen auch Menschen, die psychophysische Schwächemomente erleben auch als Tagesschwankung infolge der eigenen Beanspruchung. Ebenso mag es vorkommen, dass die PsychotherapeutInnen in einer komplizierten Wechselwirkung gehemmt-aggressiv auf KlientInnen reagieren – z. B. durch Einschlafen, wenn ihnen ggf. der Zugang zur Beziehungsklärung etwa bei einer monotonen KlientInnenstimme fehlt oder sie diese Klärung zu lange hinauszögern, weil sie befürchten, dass KlientInnen sich dann gekränkt zurückziehen würden.

Der Aspekt, dass BehandlerInnen sich offenbar in enttäuschender Weise in Beziehungskonflikte verwickeln lassen, kann meines Erachtens als systemischer Ausdruck einer Wechselwirkungskollision verstanden werden, in der jedes Verhalten als Fehler oder als Schwäche ausgelegt werden kann (vgl. auch Zwiebel in diesem Band; Vogt, 2008 und in diesem Band). Zu langsames Reagieren, zu schnelles Reagieren oder überhaupt menschlich zu reagieren – hier haben wir es mit dem Problemtyp einer „Zwickmühle" zu tun. Deswegen dürfte die Hypothese der stellvertretenden Elternübertragungskonflikte in der Psychotherapie eine wichtige Rolle spielen – ebenso sind Verhaltensweisen von KlientInnen anzutreffen, in denen aggressive Elternintrojekte sich gegen die TherapeutInnen wenden, die entsprechend der eigenen familiären Prägung so „austeilen", wie sie es selbst erlebt haben.

Die anschließende siebte Frage orientiert direkt auf die paradoxen Einflussbedingungen der psychotraumatologischen Opfer mit ihren Täterfiguren.

Frage 7: Leiden Sie unter paradoxen Täterbindungen zu frühen Schädigern (welche)?

Tabelle 4.8: Typische Antwortmuster der Diagnosegruppen bei Frage 7

Neurose	– Besonders in der Mutterbeziehung habe ich Sorgen um sie oder Angst vor ihr. – Beide Eltern bleiben problematisch bis heute und ich möchte sie noch immer „reparieren" oder erwarte Veränderungen und muss immer wieder hin. – In der Vaterbeziehung möchte ich noch etwas beweisen.
Persönlichkeitsstörung	– Die Mutterbeziehung ist nach wie vor kompliziert mit einem „Hin und Her", und ich lasse nicht los. – Die Großeltern machen mir noch viel zu schaffen und binden mich. – Eigentlich geht es – ohne riesige Probleme.
PTBS – Posttraumatische Belastungsstörung	– Ich bin noch in eine Sehnsucht-Wut-Beziehung mit beiden Eltern verwickelt wie ein Kind. – Die aggressiven Schwankungen in der Vaterbeziehung machen mir zu schaffen – ich kann da auch nicht aufhören. – Die Mutterbeziehung verwirrt mich immer wieder – und ich suche die Schuld bei mir.
DESNOS/Komplextrauma	– Es gibt eine nicht auflösbare Sehnsucht-Wut-Beziehung zu den Eltern, obwohl ich viel einstecken musste. – Für mich sind die Partnerschaftskonflikte paradox, weil sie den unlösbaren Elternkonflikten ähneln. – Ich habe die Beziehung zu den Eltern abgebrochen und versuche durchzuhalten.

Tabelle 4.8: Typische Antwortmuster der Diagnosegruppen bei Frage 7

DDNOS/Komplextrauma	– Ich leide unter einer paradoxen Sehnsuchts-Wut-Beziehung zu den Eltern; obwohl so viel Schlimmes passiert ist, laufe ich zu ihnen zurück wie ein Kind. – Ich habe infantile Hoffnungen, dass alles noch gut werden kann, obwohl es dafür keinerlei Beweise gibt. – Ich ziehe mich völlig zurück von schwierigen Personen von früher.
DID/DIS Dissoziative Identitätsstörung	– Ich spüre Täterbindungen und kann dagegen fast nichts machen – verhalte mich wie ferngesteuert. – Ich unterliege noch immer den Eliteideen von Eltern oder Bezugsgruppe (z. B. Sekte) – die machen Stress. – Ich habe mich mühsam von krankmachenden Strukturen losgesagt – bin aber eher auf der Flucht vor den Problemmenschen. – Seit ich ein Netzwerk von guten Leuten habe, bin ich eigentlich weg von solchen Typen aus der Vergangenheit – aber die inneren Kinder rebellieren.

Diese sogenannten Täterbindungen (vgl. Vogt, 2016) beeinträchtigen die alltägliche Psychotherapie von dissoziativen KlientInnen beträchtlich. Die Antwortmuster der 6 Diagnosegruppen zeigen, dass bei allen KlientInnen diese Problematik mehr oder weniger auftritt. Dabei geht es im Kern um die Widersprüchlichkeit der Täterbindungs- bzw. Täterintrojekt-Strukturen. Vorrangig sind paradoxe Heiß-Kalt-Beziehungen bei pathologischen leiblichen Elternbindungen zu verzeichnen: KlientInnen halten am Bild der „guten Eltern" bzw. der „guten" und „normalen" Verhaltensweisen der Eltern fest und entschuldigen oder rechtfertigen negative bis traumatisierende Eigenschaften der Eltern, obwohl es dazu rational keinen notwendigen Grund gibt – außer die Aufrechterhaltung der kleinkindlichen Elternbindung aus Furcht vor existenziellen Verlusten. Besonders Sehnsuchts-Wut-Beziehungsmuster sind typisch für solche widersprüchlichen Bindungstypen. Auffallend ist auch hier, dass Menschen mit höhergradigen dissoziativen Diagnosekategorien stärkere Täterbindungsdynamiken erleben. Das kann als Hinweis auf die psychotraumatische Störungsquelle dieser Bindungsmuster angesehen werden.

Die achte Frage befasst sich analog der Frage sieben mit gestörten Beziehungsprägungen durch die Täterpersonen. Hier liegt der Schwerpunkt aber bei den Übertragungen, also den erworbenen Projektionsmustern unserer KlientInnen, die sie auch bei zunächst familienfremden Individuen wieder erleben.

Frage 8: Leiden Sie unter schweren Täterübertragungen im heutigen Leben (welche)?

Tabelle 4.9: Typische Antwortmuster der KlientInnen bei Frage 8

Neurose	– Ich fühle mich sehr gekränkt, wenn ich nicht richtig gesehen werde – wie bei den Eltern früher. – Ich habe noch Probleme mit Autoritäten, die kaum auflösbar sind, weil ich immer ein Entgegenkommen erwarte. – Nein, meine Übertragungen sind steuerbar.
Persönlichkeitsstörung	– Ich habe generell komplizierte Elternübertragungen. – Die vereinnahmende Mutterübertragung und die vernachlässigende Vaterübertragung sind sehr zählebig. – Täterübertragungen habe ich eigentlich nicht.
PTBS – Posttraumatische Belastungsstörung	– Ich spüre, dass in den zähen Partnerschaftsübertragungen viele Elternübertragungen scheinbar unveränderbar enthalten sind. – Bei den Versagensängsten bemerke ich, dass diese kaum auflösbar sind. – Es gibt schwere Elternübertragungen, die mich impulsiv sofort aggressiv machen.
DESNOS/Komplextrauma	– Ja, ich leide unter komplizierten Elternübertragungen im Alltag, sodass mir Nachteile entstehen. – Besonders bei meiner großen Kränkbarkeit wird mir klar, dass es solche rigiden Strukturen sind. – Heute bemerke ich die schweren Übertragungen in der Partnerschaft, wo ich mich verbeiße.
DDNOS/Komplextrauma	– Ja, ich bemerke schwere zähe Übertragungen in puncto fixiertes Misstrauen – wie eine Mauer im Heute. – Es gibt schwere Elternübertragungen in sehr vielen Bereichen des Alltags ohne Auflösung. – Ich fühle mich schnell entwertet und abhängig, was nicht wirklich aufhört und wohl auch mit den Großeltern zusammenhängt.
DID/DIS Dissoziative Identitätsstörung	– Ich bemerke starke Täterübertragungen gegenüber den PsychotherapeutInnen, wo z. B. das Misstrauen kaum nachlässt oder nach guten Dingen immer wieder aufflammt. – Im Alltag gibt es überall schwere, zählebige Übertragungen. – In der Innendynamik spüre ich die starken Übertragungen, die dort fixiert sind und mich selbst fertig machen. – Ich fühle mich generell nicht angenommen und abgewertet ohne Unterschied, ob etwas Gutes oder Böses geschehen ist.

Die Antwortstrukturen der Diagnosegruppen zeigen, dass unsere PatientInnen allesamt unter diesen Prägungsformen leiden. Der Begriff Täterübertragung (vgl. Vogt, 2013; 2016) bedeutet als Fachterminus, dass Projektionen gegenüber einer Person so schwerwiegend sind, dass sie selbst bei Aufdeckung der Übertragung und Verweis auf die eigentlichen Verursacher kaum oder gar nicht nachlassen, weil die psychotraumatische Verwundung zu tief ist und noch längere Zeit bearbeitet werden müsste, um diese Form der geprägten Abhängigkeit nachhaltig zu überwinden. Was für die Fragen 7 und 8 galt, ist auch der analoge Kern der Frage 9. Hier geht es noch direkter um die Täterintrojektionssymptome, also den Sachverhalt, was ein Traumaopfer durch die pure Einwirkung einer grenzüberschreitenden Gewalt als Täterprägung davonträgt. Ausführlich sei hier auf Vogt (2012) sowie bspw. den Beitrag zu Täterintrojekten in Vogt (2020, S. 161–172) verwiesen. Täterintrojektprägungen können demnach wörtliche Handlungsregeln bzw. -anweisungen sein, ebenso Kopien der Beziehungsgestaltung, die Energie eines Tatzusammenhangs als auch die bloße Gewaltatmosphäre des schädigenden Einflusses.

Frage 9: Leiden Sie unter schweren Täterintrojekten im heutigen Leben (welche)?

Tabelle 4.10: Typische Antwortmuster der KlientInnen bei der Frage 9

Neurose	– Am meisten machen mir Elternintrojekte zu schaffen, die mich generell selbst abwerten und manchmal zerstörerisch wirken. – Mich belasten depressive Mutterintrojekte. – Schwierig sind verschiedene Vaterintrojekte, die z. B. aggressiv-cholerisch, depressiv oder egozentrisch sein können. – Ich glaube nicht.
Persönlichkeitsstörung	– Ich leide besonders unter Leistungsintrojekten der Eltern, die nicht erfüllbar sind und so zu Frustrationen führen. – Ich erlebe besonders aggressive Vaterintrojekte als problematisch. – Abwertende Stimmen beider Eltern machen diese negativen Effekte.
PTBS – Posttraumatische Belastungsstörung	– Zerstörerische Elternintrojekte belasten die Umwelt. – Selbstabwertende Elterneinflüsse werden autodestruktiv bei mir wirksam. – Meine Mutterintrojekte, die ich nicht stoppen kann, klammern mit Erwartungen und quälen andere mit Enttäuschungsverhalten.
DESNOS/Komplextrauma	– Meine Elternabwerterstimmen gehen quälend gegen mich selbst vor und attackieren andere ziemlich zäh. – Am impulsivsten sind meine mütterlichen Abwerter-Anteile, die andere gereizt fertigmachen. – Ich erlebe Täterintrojekt-Energien von verschiedenen Eltern-/Großelternseiten, die ich nicht steuern kann. – Väterliche Sucht-Introjekte sind kaum zu stoppen.
DDNOS/Komplextrauma	– Ich leide unter umfangreichen Eltern-/ Großelterntäterintrojekten mit körperlichen Selbstüberforderungen, Sucht und zynischen Attacken gegen andere. – Ich bemerke, dass ich die erlittenen Aggressionen mit Täterenergie an den Kindern und lieben Menschen fortsetze. – Ich spüre, dass ich in nahen Beziehungen sexualisiere oder mich devot verhalte, so wie ich es selbst erlebt habe.

Tabelle 4.10: Typische Antwortmuster der KlientInnen bei der Frage 9

DID/DIS Dissoziative Identitätsstörung	- Ich bemerke Täterintrojekte, die sofort jeglichen Kontakt zu anderen zerstören. - Ich habe umfangreiche Selbst- und Fremdzerstörer-Introjekte, die sich wie von selbst abspulen. - Meine „Therapeutenlahmleger" sind trickreich. - Besonders meine rigiden Größenfantasien gehen auf Täterelitedenken zurück. - Am meisten schädigende Täterattacken laufen bei mir selbst innen gegen die Kindanteile sowie gegen die Anerkennung meiner Körpergrenzen.

Eindrücklich ist, dass alle PatientInnengruppen, vom Neurosetypus bis hin zur Dissoziativen Identitätsstörung, unter belastenden Selbstabwerter-Kommentaren im seelischen Erleben leiden, welche sie durch gewaltausübende Prägungspersonen, zumindest unter fahrlässiger Einflussnahme (vgl. Traumatypen bei Vogt, 2016), erworben haben. Besonders bei den dissoziativen Störungskategorien bekommen diese Introjekte Implantatcharakter, d. h. sie wirken impulsiv handlungs- und affektsteuernd. Meist wird der ICH-dystone Gehalt einer Täterimplantats-Energie erst sehr spät oder schlicht erst im Nachgang einer vollzogenen Handlung erkannt und als fehlerhaft eingeräumt – oder aber mühsam, häufig mit schlechtem Gewissen, gerechtfertigt.

Die Spielbreite solcher tätergeprägten Impulssätze und Handlungen ist sehr groß – vom depressiven Herunterziehen, cholerischen Übertragungen, vom heimtückischen Intrigieren bis hin zum Ausagieren von sexuellen Zwängen und Sucht.

In der Frage 10 verlassen wir das Feld der aggressiv agierten Verhaltensweisen und widmen uns dem Feld der sozialen Kontakte.

Frage 10: Haben Sie ausreichend Kontakt zu Mitmenschen Ihrer Lebenswelt (wie viele enge Freunde)?

Tabelle 4.11: Typische Antwortmuster der KlientInnen bei der Frage 10

Neurose	- Ich glaube genug Freunde zu haben (ca. 10 Personen). - Auch mit zahlreichen Bekannten pflege ich viele Kontakte. - Kontakte helfen mir in der Therapie.
Persönlichkeitsstörung	- Ich habe ausreichend Freunde, die hinter mir stehen (ca. 5-7 Personen). - Ich bin mehr mit der Familie zusammen, habe aber gute feste Freunde (ca. 3 Pers.).

Tabelle 4.11: Typische Antwortmuster der KlientInnen bei der Frage 10

PTBS – Posttraumatische Belastungsstörung	– Ich habe wenige gute Freunde, die meinen Therapieweg stützen (ca. 3 Pers.). – Einige Bekannte gehören für mich auch zum Netzwerk (ca. 3 Pers.).
DESNOS/Komplextrauma	– Ich verfüge über wenige, aber zuverlässige Freundschaften, die mich stützen (ca. 1 bis zu 5 Pers.). – Bekannte beziehe ich weniger in meine Therapieangelegenheiten ein.
DDNOS/Komplextrauma	– Meine Zahl an zuverlässigen Freunden ist gering (ca. 1 bis 2 Freunde). – Bekannte sind für mich kaum Vertrauenspersonen und kennen keine Therapieinhalte.
DID/DIS Dissoziative Identitätsstörung	– Ich habe in Bezug auf Freundschaften große Probleme, da ich kein Vertrauen ausbilden kann, bestenfalls kann ich nur eine Person als wichtig und nah bezeichnen. – Wegen meiner Rückzüge und Furcht vor Tätern habe ich mich eingeigelt und keine Bekannten.

Für alle PatientInnengruppen gilt, dass soziale Kontakte als ein wichtiges Bedürfnis markiert werden, wenngleich die Wege dazu unterschiedlich erschlossen oder störungsbedingt eher vermieden werden. Demzufolge ist es störungspsychologisch nicht verwunderlich, dass PatientInnen mit niedrigen Störungsgruppengraden eher noch über ausreichend soziale Kontakte verfügen. KlientInnen mit höhergradigen dissoziativen Störungen leiden dagegen unter zu geringen Kontaktmöglichkeiten, wobei sie zum Teil aufgrund ihrer höheren Misstrauenshaltung (Täterübertragung) sowie einer geringeren Beziehungsfähigkeit (Täterbindung, Täterintrojekte) selbst zu dieser sozialen Isoliertheit beitragen (müssen).

Letztlich lernen die zurückgezogenen KlientInnen sich in diesem Mangelzustand auf Dauer einzurichten, weshalb wir im SPIM 30-Programm regelmäßig Gruppentherapiearrangements – auch als eine Art Kontaktbörse – anbieten (vgl. Vogt, 2007; 2016).

Frage 11 betrachtet im Anschluss die ökonomischen Lebensverhältnisse unserer KlientInnen.

Frage 11: Leiden Sie unter ökonomischen Problemen (z. B. Einkommen/Lebensunterhalt)?

Tabelle 4.12: Typische Antwortmuster der KlientInnen bei der Frage 11

Neurose	- Nein, ökonomische Probleme kenne ich nicht. - Es könnte eigentlich mehr Geld sein.
Persönlichkeitsstörung	- Nein, ich komme finanziell gut zurecht. - Manchmal könnte ich mehr gebrauchen (Urlaub etc.).
PTBS – Posttraumatische Belastungsstörung	- Ich könnte etwas mehr Geld gebrauchen, komme aber noch zurecht. - Meine Finanzen sind nicht zufriedenstellend.
DESNOS/Komplextrauma	- Mein monatliches Einkommen reicht nicht zum Leben. - Geld ist ein Problemfeld seit Jahren.
DDNOS/Komplextrauma	- Ich habe zu wenig Geld. - Meine Geldsorgen begleiten mich schon lange.
DID/DIS Dissoziative Identitätsstörung	- Ich leide unter echter Geldnot, seit ich denken kann. - Geld bekommen und mit Geld hauszuhalten sind für mich zwei Seiten eines Problems.

Diese Befragungsergebnisse zeigen, dass die ökonomische Absicherung für alle PatientInnen Grundlage der Lebensqualität ist – aber erst dann als problematisch ins Gewicht fällt, wenn diese dauerhaft zu gering ausfällt. PatientInnen mit niedrigen diagnostischen Schweregraden machen sich beispielsweise wegen guter ökonomischer Basisverhältnisse keine Sorgen. Dissoziative TraumaklientInnen mit höheren diagnostischen Belastungsgraden haben aber in der Regel ökonomische Dauerproblematiken. Somit verschmilzt die psychophysische mit der materiell-sozialen Existenzkrisenkonstellation, was behandlungsseitig zusätzliche Benachteiligungen mit sich bringt.

Mit der folgenden Frage zwölf wandert der Befragungsfokus wieder ins therapeutische Methodenfeld: Hier wird untersucht, wie therapeutische Anteilearbeit funktioniert. Bekannt ist den BehandlerInnen in der Psychotraumatherapie, dass dissoziative PatientInnen starke Zersplitterungen der Persönlichkeit erleiden und daher entdynamisierende Anteilestrukturarbeit benötigen, weil sonst beispielsweise die Traumaexpositionsarbeit boykottiert wird oder Täterintrojektionsanteile für negative Innendynamik sorgen, sobald alte systemische Täterprämissen enttabuisiert werden. Somit müssen KlientInnen ab einem bestimmten Therapiestand lernen, in Selbsthilfe zu Hause eigenständig Anteilekonferenzen zu führen – nachdem sie zuvor durch therapiegeleitete Anteilesettings mit Ringen (vgl. Vogt, 2018; 2020) diese Vorgehensweise kennengelernt haben.

Frage 12: Wie gut beherrschen Sie die therapeutische Anteilearbeit als innere Anteilekonferenz?

Tabelle 4.13: Typische Antwortmuster der KlientInnen bei der Frage 12

Neurose	– Ich mache keine Anteilearbeit. – Ich habe Anteilearbeit noch nicht verstanden.
Persönlichkeitsstörung	– Mir ist Anteilearbeit noch unbekannt. – Ich müsste auch mal mit der Anteilearbeit anfangen.
PTBS – Posttraumatische Belastungsstörung	– Ich mache noch unzureichend Anteilearbeit und müsste es öfter probieren. – Ich bemühe mich um ein besseres Anteileverstehen.
DESNOS/Komplextrauma	– Ich müsste auf jeden Fall meine Anteilearbeit ausbauen, weil es wichtig wäre. – Manchmal gelingt es, die Anteilearbeit richtig einzusetzen.
DDNOS/Komplextrauma	– Meine Anteilearbeit gelingt nur mäßig. – Meine Anteilekonferenzen werden langsam besser.
DID/DIS Dissoziative Identitätsstörung	– Meine Anteilekonferenzen gelingen noch viel zu wenig – sind aber wichtig. – Meine schwierigsten Anteile kriege ich noch nicht in Griff.

In den Antwortstrukturen unserer KlientInnen zeigt sich, dass erst ab einem gewissen dissoziativen Schweregrad die o. g. Innenkommentare ein belastendes Zusatzsymptom sind. Die Betroffenen schätzen allgemein diese Anteilestrukturarbeit als wichtig ein, haben aber größere Anwendungsprobleme, diese allein umzusetzen und bräuchten mehr Training mit schwierigen Innendialogen.

Hier setzt Frage 13 an und hakt nach, mit welchen Anteilen besondere Probleme auftauchen.

Frage 13: Welche Anteile machen am meisten Ärger?

Tabelle 4.14: Typische Antwortmuster der KlientInnen bei der Frage 13

Neurose	– Die abgefärbten Seiten meiner Eltern sind schwer zu erkennen u. zu stoppen. – Ich beherrsche meine mütterlichen Selbstabwerterstimmen nicht.
Persönlichkeitsstörung	– Meine kindlichen Kränkungs- und Aggressionsanteile belasten mich. – Ich kann die von Eltern übernommenen Seiten von schneller Erregbarkeit und Scham nicht stoppen.

Tabelle 4.14: Typische Antwortmuster der KlientInnen bei der Frage 13

PTBS – Posttraumatische Belastungsstörung	– Mein mütterlicher Selbstzerstörer- und Nörgler-Anteil ist äußerst zäh. – Die kindlichen Frustrations- und Angstanteile sind stark automatisiert.
DESNOS/Komplextrauma	– Die inneren Eltern-Abwerter-Stimmen sind sehr fixiert und kaum zu stoppen. – Mein kindlicher Panikanteil gerät immer wieder außer Kontrolle. – Die zwanghafte Grübler-Seite meiner Altfamilie ist sehr rigide (auch Oma/Opa).
DDNOS/Komplextrauma	– Meine autoaggressiven Selbstzerstörer sind kaum zu bremsen – die gehören zum Familienclan. – Mein Traumakind-Anteil ist zäh in seiner Elternsehnsucht und im Trotz, auf deren Zuwendung zu warten. – Ich fürchte meinen Tätersexualisierungsanteil.
DID/DIS Dissoziative Identitätsstörung	– Die inneren zerstörerischen Täterimplantate bekomme ich nicht in den Griff. – Meine Täteranteile, die die Therapie boykottieren, sind zäh und trickreich. – Traumakind-Anteile sind sehr automatisiert und schwer lernfähig.

Diese Antwortvariationen offenbaren erstaunlicherweise, dass zwar alle erfassten PatientInnengruppen unter einem gewissen Maße innerpsychischer Prägungskommentare durch negative Bezugspersonen leiden, aber nicht immer überzeugt sind, deswegen ein Anteilesetting machen zu müssen (s. o. bei Frage 12).

Insgesamt ist jedoch für nahezu alle KlientInnengruppen der Ausgleich zwischen kindlich-labilen Stimmungslagen (oft Opferkind-Anteile) und den gewaltorientiert-stabilisierenden Handlungsanteilen (oft Täteranteile) erstrebenswert.

Die Anschlussfrage Nummer vierzehn zielt darauf ab, Verbesserung der psychodynamischen Einsichtsfähigkeit durch Erklärungen in Zusammenarbeit mit den PsychotherapeutInnen zu erreichen.

Frage 14: Welche Erklärungen waren in der Therapie bisher am überzeugendsten, hilfreichsten?

Tabelle 4.15: Typische Antwortmuster der KlientInnen bei der Frage 14

Neurose	– Die Psychoedukation mit Introjekt-Übertragungs-Struktur war sehr hilfreich, um die gestörten Familienverhältnisse zu verstehen. – Die Konfliktanalysen mit analytischen Blickwinkeln waren generell gut.
Persönlichkeitsstörung	– Die Psychoedukation mit dem Eltern-Rollenschema war sehr einleuchtend. – Transgenerationale und konfliktherleitende Analysen waren sehr wirksam.
PTBS – Posttraumatische Belastungsstörung	– Die Psychodynamikerklärungen mit dem Introjekt-Übertragungs-Schema waren sehr wichtig. – Die Erklärungen zur Psychosomatik und der Anteilestruktur haben mir sehr geholfen.
DESNOS/Komplextrauma	– Die psychodynamischen Erklärungen zu Täterübertragungen und Täterintrojekten waren sehr wichtig. – Das Aufzeigen von Traumakind-Verwicklungen im Heute war sehr notwendig. – Der verborgene Täterintrojekt-Einfluss auf aktuelle Beziehungskonflikte hat mir die Augen geöffnet.
DDNOS/Komplextrauma	– Die Erklärungen zur Entstehung und Verstrickung von Täterintrojekten hat für mich gute Einsichten ermöglicht. – Die Analysen von dynamischen Konfliktverwicklungen mit meinen Traumakind-Anteilen war wichtig. – Erläuterungen von Zusammenhängen der Dissoziation und Neurophysiologie habe ich gut gebrauchen können.
DID/DIS Dissoziative Identitätsstörung	– Die Erklärungen zur Entstehung und Auswirkung von Täterintrojekten und Dissoziationen habe ich gut verstanden. – Das Aufklären über die Entstehung und Triggerverstrickung von Traumakind-Anteilen war äußerst kompliziert, aber wichtig. – Das Verständnis von Konditionierung/Programmierung im Verständnis der Traumakurve war sehr wichtig.

Hier zeigt sich, dass für alle PatientInnengruppen das Wissen um traumaspezifische Prozesse, das durch eine veranschaulichende Psychagogik von den TherapeutInnen vermittelt wird, von besonders großem Wert ist. Dieser Wunsch nach Übersicht und Selbstinterpretation berührt auch die schwierigsten Themen und Prozesse, wie die trauma- bzw. gewaltinduzierte Entstehung von Täterintrojekten, -implantaten und –programmen im Psychischen. Dies ist selbst bei Diskussionen unter Behandler-KollegInnen immer wieder ein sachlich komplexer, nicht leicht zu vermittelnder Themenkomplex – sozusagen ein schwerer Brocken, was das Verstehen von objektiven, teilweise auch paradoxen Zusammenhängen bei der Entstehung seelischer Abbilder unterhalb von Bewusstsein und Willen angeht.

Letztlich war es für uns bei Frage 14 nicht überraschend, dass es für alle KlientInnengruppen von so großem Wert ist, aus dem Verstehen der Trauma verursachenden Strukturen gesündere Formen von Verhalten auf viele Situationen des Alltags hin zu deklinieren sowie vorausschauend Triggerpotenziale in der aktuellen sozialen Welt zu besprechen.

Frage 15 untersucht die Reflexion der KlientInnen hinsichtlich der als effektiv hervorgehobenen Behandlungsstunden.

Frage 15: Was waren die effektivsten Therapiesettings/die beste Stunde der gesamten Therapie?

Tabelle 4.16: Typische Antwortmuster der KlientInnen bei der Frage 15

Neurose	– Die Verursacher-Anklagesettings waren besonders gut. – Die Introjekt-Übertragungs-Aufstellungen waren hilfreich. – Mir halfen die Rollenspiel-Settings als Gesprächstraining.
Persönlichkeitsstörung	– Die psychoedukativen Aufstellungen mit Introjekten und Übertragungen waren sehr hilfreich. – Analytische Theorieerklärungen zu Konflikten waren sehr wichtig und völlig neuartig.
PTBS – Posttraumatische Belastungsstörung	– Die Täter-Anklagesettings waren sehr wichtig. – Die Introjekt-Übertragungs-Aufstellungen waren zum inneren Konfliktverständnis sehr hilfreich. – Die Traumaexpositionssettings waren sehr wichtig.
DESNOS/Komplextrauma	– Die Anteilestrukturarbeit war sehr wichtig. – Traumaexpositions- und Täteranklagesettings waren sehr hilfreich. – Das Introjekt-Übertragungs-Schema hat mir sehr die Augen geöffnet.
DDNOS/Komplextrauma	– Die Stabilisierungssettings bei Panikzuständen waren für mich die Basis aller Veränderungen. – Die Anteilearbeiten haben mir durchgehend gut geholfen. – Die Traumaexpositions- und Nachnährungssettings fand ich besonders gut.

Tabelle 4.16: Typische Antwortmuster der KlientInnen bei der Frage 15

DID/DIS Dissoziative Identitätsstörung	– Die Traumaexpositions- und Stabilisierungssettings waren für mich ausschlaggebend. – Die Anteilesettings mit den Täterintrojekt-Dialogen waren sehr anstrengend – aber gut. – Die therapeutische Gerichtsverhandlung und die Alltagsdiskussionen haben eine sehr gute Auswirkung gehabt.

In den Antworten wird wiederum deutlich für die psychoedukativen Settings plädiert. Außerdem sehr relevant sind psychodynamische Anklagesettings, in welchen bspw. Gewaltopfer in einem geschützten Therapiearrangement sich an bzw. gegen die TäterInnen wenden, für die bestimmte symbolische Objekte bzw. Therapiemedien stehen. Oft können KlientInnen in solchen Anklagesettings erstmals ihre – damals nicht wahrgenommene oder unterdrückte – Empörung mit körperbetonter Aggression gegenüber einem selbstgewählten beseelten Symbolisierungsmedium (das für den/die TäterInnen steht), zum Ausdruck bringen (vgl. Fotos im Anhang des Buches sowie die Erläuterungen bei Vogt, 2004, S. 49–70; 2020, S. 149–160). Den psychodynamischen Wert dieser Anklagesettings heben besonders Neurose- bis TraumapatientInnen der unteren Schweregrade hervor. Der „Renner" bei den schwer traumatisierten PatientInnen sind in der Akzentuierung „Das beste Setting" gerade die in SPIM 30 selbst entwickelten Nachnährungssettings (obwohl nach meiner Erfahrung auch die o. g. Anklagesettings bei diesen KlientInnen von großem Wert sind). Die Spitzenstellung bzgl. der Nachnährungssettings verstehe ich im Augenblick so, dass gerade für die KlientInnen, die trauma-bedingt unter dauerhafter Übererregung (Hyperarousal) und mangelnder Selbstannahme leiden, hier ein emotional erfüllendes Setting eingerichtet werden kann. Das Nachnährungssetting beruhigt durch die Präsenz des beseelten „Mutterkörpers" und im Rahmen der therapiemütterlichen Umsorgung allgemein und schafft dadurch etwas, was diese KlientInnen noch nie hatten. Wir sehen wie bereits Ferenczi (1931) und später viele andere das Entwicklungstrauma als Basisstörung und dass KlientInnen in der Psychotherapie zunächst einmal einen nicht sexualisierten Begriff von guter Geborgenheit und Sicherheit brauchen – ehe sie später durch die therapeutische Unterstützung so etwas bewusst anstreben können. Das Positive der symbolischen Riesenobjekte von SPIM 30 – wie der Mutterbauchtonne – ist, dass diese Settings einfach und asexuell, ohne die potentiell irritierende Wirkung des (geschlechtlich identifizierten) Therapeutenkörpers, eingesetzt werden können. Falls sexualisierende Trigger doch einmal auftreten sollten, so können die unter Verwendung von Objekten eingesetzten „Störquellen" schnell gestoppt und der Triggerhintergrund erforscht werden. Diese Nachnährungssettings funktionieren aber nur mit der therapeutischen Begleitung und in einer emotional gerichteten Atmosphäre.

Nicht zuletzt heben die KlientInnen der schwierigen Diagnosegruppen noch hervor, dass sie die Traumaexpositions- und Stabilisierungssettings als sehr hilfreich erlebt haben. Ich glaube, diese Äußerungen schließen den Kreis, denn die dissoziativen KlientInnen bekunden, dass sie alle möglichen Formen von körperorientierten SPIM 30-Settings benötigen, obwohl sie gerade davor zu Behandlungsbeginn viel Furcht hatten, da Körperlichkeit in den verschiedenen Diagnosegruppen per se den Kern der grenzüberschreitenden Psychotrauma-Erfahrung darstellt.

Die anschließende Frage 16 beschäftigt sich noch einmal mit den sozialen Beziehungsinteressen unserer KlientInnen, welche durch abgestufte Gruppenangebote gefördert werden sollen.

Frage 16: Haben Sie an Gruppentherapieangeboten teilgenommen (KPM, NVM u. a.)? Was war hilfreich oder nicht?

Tabelle 4.17: Typische Antwortmuster der KlientInnen bei der Frage 16

Neurose	– Ich habe keine Gruppenarbeit gemacht. – Eine KPM-Gruppe fand ich sehr erhellend. – Die NVM war eine tiefgreifende gute Lebenserfahrung.
Persönlichkeitsstörung	– Ich habe keine Gruppe erlebt. – Die KPM-Gruppenerfahrung war sehr interessant. – Ich habe mich für die NVM angemeldet/gerade angefangen.
PTBS – Posttraumatische Belastungsstörung	– Die KPM-Gruppe hat mir gute Einblicke gegeben. – Ich kenne keine Gruppenerfahrung. – Die NVM-Erfahrung hat bei mir gute Veränderungen ermöglicht.
DESNOS/Komplextrauma	– Die NVM-Erfahrung war gut für mich/hat in der Gegenwart noch eine hohe Bedeutung. – Die KPM-Erfahrungen waren wichtig für mich – eine NVM habe ich noch nicht erlebt.
DDNOS/Komplextrauma	– Die NVM war eine wichtige Hilfe, um sozialen Anschluss in der Gemeinschaft zu erleben. – Die KPM machte mich konfliktfähiger. – Ich habe mir Gruppenerfahrungen noch nicht zugetraut.
DID/DIS Dissoziative Identitätsstörung	– Ich habe mir bisher keine Gruppenerfahrungen zugetraut. – Meine NVM-Erfahrungen waren sehr gut, um ein soziales Verstehen und Vertrauen zu üben. – Die KPM-Erfahrung hat mich erstmals in eine Gemeinschaft von positiv eingestellten Menschen gebracht.

Es mag in der Natur unseres Arbeitsalltags liegen, dass wir den KlientInnen mit leichteren Schweregraden von psychischen Störungen keine „Extraangebote" für eine gesonderte Erfahrung mit Gruppenpsychotherapiesettings offerieren. Demzufolge – bzw. weil die Indikation nicht zwingend ist – melden diese KlientInnen zurück, dass sie keinerlei Gruppenerfahrung vermittelt bekommen haben. Die nächste Indikationsstufe umfasst leicht bis mittelmäßig schwere traumatische Erfahrungen von PatientInnen. Für diese ist das einfache KPM-Angebot hilfreich. Die KPM-Konzeption ist in SPIM 30 sehr psychologisch geführt und sieht eine einmalige Teilnahme bzw. Begegnung vor, also keine verbindliche Entscheidung für ein längeres Gruppentherapiesetting. Während sich die o. g. Klientel dafür als Schritt hin zu einer neuen Erfahrung entscheiden kann, nutzen TraumaklientenInnen mit einem höheren Schweregrad – nach einiger Vorerfahrung in der Einzelpsychotherapie – diese als Sprungbrett für eine Langzeitgruppe NVM (zu den Strukturen s. Vogt, 2016, S. 111–123).

Die KlientInnen mit höheren Schweregraden schätzen insofern ihre NVM-Erfahrungen positiv ein. Letztlich berichten KlientInnen aller Diagnosegruppen von guten ergänzenden Psychotherapieerfahrungen durch Gruppensettings.

Bei Frage 17 wird nach den aktuellen Therapiezielen gefragt – von therapeutischen Zielstellungen hinsichtlich möglicher Settings bis zu gewünschten Veränderungen im eigenen Lebensalltag.

Genauso breit wie die Fragen fielen auch die Antworten aus. Spezifische Unterschiede im Antwortverhalten zwischen den verschiedenen Diagnosegruppen können mit dieser allgemeinen Frage nicht ermittelt werden. Allgemein kann festgestellt werden, dass in der breiten Streuung von Therapiezielen vor allem folgende seitens der KlientInnen genannt wurden: mehr Konfliktanalysen, psychophysische Stabilisierungsmaßnahmen, verstärkte Anteilearbeit, mehr Psychotrauma-Expositionssettings, mehr Untersuchungen zu psychosomatischen Wechselwirkungsprozessen sowie eine breitere Suche nach Triggerpotenzialen.

Frage 17: Welche Therapieziele verfolgen Sie im Augenblick (z. B. Alltag, Anteile, Trauma)?

Tabelle 4.18: Typische Antwortmuster der KlientInnen bei der Frage 17

Neurose	- Ich möchte noch mehr Gesetzmäßigkeiten erkennen – z. B. wie Störungsmuster funktionieren –, damit ich auch meine Kinder besser behandle. - Ich wünsche mir noch mehr die inneren Strukturen zu verstehen, um meine Identität zu stärken.
Persönlichkeitsstörung	- Ich möchte noch mehr Konfliktanalysen durchführen, damit ich die Hintergründe begreifen lerne. - Assoziative Arbeiten wären noch interessant für mich, um mehr Gedächtnismaterial zu untersuchen.
PTBS – Posttraumatische Belastungsstörung	- Ich möchte noch mehr Selbststabilisierung und Selbstkontrolle lernen. - Ich müsste noch mehr über innere psychische Anteile und deren Gesetzmäßigkeiten erfahren.
DESNOS/Komplextrauma	- Ich müsste noch dringend meine Anteilearbeit verbessern und Trigger besser stoppen können. - Das Strukturieren des Alltags und Beziehungsnetze aufbauen ist noch ein wichtiges Entwicklungsziel.
DDNOS/Komplextrauma	- Ich müsste noch mehr Traumaarbeit machen. - Ich will noch lernen, wie ich soziale Konflikte abbauen kann und geklärte Beziehungen dann stabil halte.
DID/DIS Dissoziative Identitätsstörung	- Ich muss noch mehr lernen, meine destruktiven Täterintrojekte zu verringern. - Ich brauche noch mehr Kenntnisse über Trigger und Körperschmerzzusammenhänge. - Kontakte zu Menschen langfristig aufbauen zu können, ist für mich weiterhin wichtig.

Da die Verbesserung im Alltag das eigentliche und zentrale Ziel aller KlientInnen ist, haben wir dieses auch unter KollegInnen viel diskutierte Thema in Frage 18 in den Fragenbogen aufgenommen.

Frage 18: Was hilft Ihnen am meisten bei der Stabilisierung im Alltag?

Tabelle 4.19: Typische Antwortmuster der KlientInnen bei der Frage 18

Neurose	– Selbstfürsorge mit Körperpflege, Sport und Alltagstätigkeiten strukturieren mich gut im Alltag. – Kontakte zu Freunden und mit dem Hund rausgehen wirken ausgleichend.
Persönlichkeitsstörung	– Körperliche Tätigkeiten lassen mich gut abschalten. – Kontakte zu anderen und auch Arbeiten jeder Art stabilisieren.
PTBS – Posttraumatische Belastungsstörung	– Mir helfen besonders körperliche Stabilisierungsübungen. – Anteilestrukturarbeiten helfen bei der Stabilisierung sehr nachhaltig.
DESNOS/Komplextrauma	– Körperstabilisierungen und ein gut strukturierter Tagesablauf helfen mit am besten. – Sprechen mit Freunden und innere Anteilekonferenzen stabilisieren nachhaltig.
DDNOS/Komplextrauma	– Meine gelernten körperlichen Stabilisierungsübungen helfen mir sehr – Mentale Übungen, Anteilearbeiten und telefonieren mit wichtigen Freunden hilft mir eigentlich immer.
DID/DIS Dissoziative Identitätsstörung	– Ich muss zur Selbststabilisierung viel für meine allgemeine Ruhe und geordnete Struktur im Tagesablauf tun, dann läuft es so gut es geht. – Meine Körperübungen, rausgehen und beschäftigen mit den Haustieren helfen mir, zur Ruhe zu kommen und chaotische Zustände zu lindern.

In der Beantwortung aller Diagnosegruppen kommt zum Ausdruck, dass gerade die körperorientierten Stabilisierungsmethoden sehr unmittelbar und wirksam unterstützen. Außerdem sind die normalen Haushaltstätigkeiten, gute Körperpflege und der Kontakt zu FreundInnen per Telefon oder live generell sehr hilfreich für nahezu alle PatientInnengruppen. Für die KlientInnen mit höheren Schwergeraden nehmen psychodynamische Anteilesettings in der Form der „Inneren Konferenz“ hinsichtlich des Zieles der Stabilität eine größere Rolle ein.

Die Anschlussfragen 19 und 20 bilden den Ausblick dieser ambulanten Stichprobenerhebung.

Frage 19: Was ist Ihre beste Botschaft an mitbetroffene Klienten, die mit der Therapie anfangen?

Tabelle 4.20: Typische Antwortmuster der KlientInnen bei der Frage 19

Neurose	– Es lohnt sich in der Therapie dranzubleiben. – Man sollte Mut haben, sich vor anderen zu öffnen.
Persönlichkeitsstörung	– Für die Therapie braucht man etwas Geduld. – Man sollte Mut zur Veränderung haben.
PTBS – Posttraumatische Belastungsstörung	– Man sollte Mut haben, sich zu öffnen und dann dranbleiben. – Man sollte zur Stabilisierung eine Gruppentherapie machen.
DESNOS/Komplextrauma	– Man sollte ehrlich sein und dann beharrlich dranbleiben. – Den Täterschutz sollte man so früh wie möglich bei sich selbst bemerken.
DDNOS/Komplextrauma	– Man muss lernen, seine eigenen inneren Widerstände selbstständig zu bearbeiten. – Vertrauen zu wagen trotz aller alten Erfahrungen ist entscheidend.
DID/DIS Dissoziative Identitätsstörung	– Man muss sich schnellstens bemühen, seinen eigenen Veränderungsweg zu suchen und dranbleiben. – Die Körperschmerzen und Trigger muss man eine gewisse Zeit in Kauf nehmen.

Der Antwortstil zeigt hier in allen Diagnosegruppen die Tendenz, allen neuen und unentschlossenen PsychotherapiepatientInnen Mut zu machen, sich in der Behandlung zu öffnen, sich beharrlich auf Selbsterforschungsprozesse einzulassen und dranzubleiben. Von PatientInnen mit den schwierigeren Traumadiagnosen wird besonders hervorgehoben, wie wichtig die frühzeitige, kontinuierliche Arbeit bzgl. der eigenen dissoziativen Bremser- und Verwirrerkräfte ist. Sie weisen dabei auf Aspekte des Täterschutzes, die Thematik der Widerstände gegen Veränderungen sowie auf die belastende Körperschmerzsymptome hin; letztere können gleichermaßen als Begleiter von Traumatriggern auftreten – insofern sind sie unvermeidbar – wie auch als „Bestrafungselemente" der Traumaaufdeckung.

Die Frage zwanzig stellt schließlich eine Plattform dar, den PsychotherapeutInnen gute Ratschläge oder allgemeine Rückmeldungen zu geben.

Frage 20: Was ist Ihre beste Botschaft an die TherapeutInnen, was man wie besser machen könnte?

Tabelle 4.21: Typische Antwortmuster der KlientInnen bei der Frage 20

Neurose	– Es ist wichtig, den Klienten ihren individuellen Entwicklungsraum zu lassen. – Danke für die zuverlässige Hilfe.
Persönlichkeitsstörung	– Etwas Humor und Zuversicht haben mir geholfen. – Danke für das Vertrauen.
PTBS – Posttraumatische Belastungsstörung	– Die Strukturerklärungen über Anteile waren sehr wichtig für mich. – Danke für die Traumastunden.
DESNOS/Komplextrauma	– Die biologischen Hintergründe des Traumas und die Scham psychologisch zu erklären, war besonders wichtig. – Danke für das gute Behandlungskonzept.
DDNOS/Komplextrauma	– Die Erklärungen zur Innendynamik meiner Traumaanteile haben mir riesig weitergeholfen. – Vielen Dank für die Ausdauer bei meinen Schwankungen.
DID/DIS Dissoziative Identitätsstörung	– Die Psychagogik der Traumaentstehung und der Täteranteile war sehr wichtig für mich. – Die Mischung aus Fördern und Fordern war im Endeffekt gut. – Danke für das Zutrauen und die Zuverlässigkeit, trotz meiner Schwankungen und Angriffe.

Die Botschaften aller KlientInnengruppen sind sehr breit gestreut und ermöglichen in ihrer Verschiedenheit keine klare Zuordnung der Antworten zu den verschiedenen Diagnosegruppen. Hervorgehoben werden insgesamt die Nützlichkeit der Psychoedukation, die innere Anteilsdynamik, wichtige Traumaexpositionssettings sowie die Bewältigung von Scham, Schuld und Beziehungskrisen. Humor wird dabei auch als tragfähige Beziehungsauflockerung im therapeutischen Alltag angesehen. KlientInnen der oberen Diagnoseschweregrade stellen dankbar heraus, dass Beziehungskrisen zusammen mit den TherapeutInnen dynamisch bewältigt werden konnten.

4.1.3 Ausblick

Diese Pilotstudie hilft, den noch zu wenig erforschten Behandlungsrahmen bei leichten, mittelgradigen und schweren dissoziativen Psychotraumafolgestörungen auszuleuchten. In einem gewissen Maße machen es KlientInnen-

Aussagen möglich, spezifische Unterschiede im Fokus der Behandlung von weniger, mittel- und schwertraumatisierten Patientinnen herauszuarbeiten. Die Erhebung zeigte in einigen Beispielen auch, dass nicht oder weniger traumatisierte PatientInnen auch weniger aufwändige Behandlungskonzeptionen benötigen. Je schwerer und chronifizierter eine durch zwischenmenschliche Gewalt fixierte Traumastörung zu Tage tritt, desto breiter – analytisch wie verhaltenstherapeutisch – müssen Psychoedukation, Stabilisierung, Psychotraumaexposition sowie psychodynamische Anteilearbeit mit möglichst großer Körperorientierung ansetzen. Im SPIM 30-Programm sind diese mehrdimensionalen Anforderungen mit geschultem Personal in hohem Maße umsetzbar, da sowohl Settings für verschiedene Schweregrade der therapeutischen Beziehungsfähigkeit berücksichtigt werden als auch Angebote offeriert werden können, neue, experimentelle therapeutische Räume in relativ kurzer Zeit mit Sicherheit und Distanz zu erkunden.

Kapitel 5

Selbstberichte von komplextraumatisierten Klienten

5.1 Vorbemerkungen zu den Selbstberichten

Ralf Vogt

Zunächst möchte ich an dieser Stelle noch einmal den fünf KlientInnen, die sich zum Teil über längere Zeit entschlossen haben, ihre Vignetten- oder Fallberichte zu schreiben, meinen Dank für diesen mutigen Schritt aussprechen.

Alle KlientInnen hatten dazu als Voraussetzung genügend therapeutischen Abstand zu den beschriebenen Behandlungssequenzen und ein eigenes Motiv für die Veröffentlichung. Das Hauptmotiv aller war, sich Gehör für ihre schmerzlichen Erkenntnisse verschaffen zu wollen, weil es sonst in der Öffentlichkeit an seriösen Möglichkeiten mangelt, therapeutische Erfahrungen auszutauschen. Falls also bei den LeserInnen dieser Erfahrungsbeiträge Interesse aufkommt, diesen KlientInnen eine konkrete Rückmeldung zu geben, so kann diese – unter Verwendung klarer Postadressen – an mich als Herausgeber gesendet werden, ich werde sie dann nach Seriositätsprüfung der Absender weitergeben. Bei den ersten drei Fallberichten handelt es sich um Fallvignetten zum Thema der „Joker-Anteile" bei dissoziativen KlientInnen. Diese Mischanteile aus Überlebenskindanteilen finden wir seit Jahren bei vielen komplextraumatisierten PatientInnen. Solche Anteile in die Behandlungsarbeit zu integrieren ist äußerst bedeutsam. Daher hoffen wir, dass die vorliegenden Beschreibungen für BehandlerInnen und lesende KlientInnen aufschlussreich sind.

Danach folgt ein tragischer psychodynamischer Behandlungs-Hintergrundbericht eines dissoziativen Patienten nach mehrjähriger Therapieerfahrung. Interessant ist hier die Zuordnung von traumatischen Vorfällen und antisozialem Fehlverhalten des Klienten in den Jugend- und Erwachsenenjahren.

Den Abschluss der hier versammelten Selbstberichte bildet ein Langzeitquerschnittsbericht einer sehr erfolgreichen KlientIn mit DDNOS/DIS-Grenzdiagnose. Gerade diese Lektüre ist spannend zu verfolgen, weil Ursachen und Wirkungen sehr deutlich werden.

Wir hoffen, dass auch Jugendämter und polizeiliche Institutionen diesen Erkenntnisstand zum kooperativen Austausch mit psychotherapeutischen BehandlerInnen nutzen, um damit auch ihre präventiven Anstrengungen zu stärken, bevor negative Karrieren dieser Art ins Kriminelle oder ins rechte Spektrum abrutschen.

5.2 Der problematische Retter – Joker

Vanya Daalsen

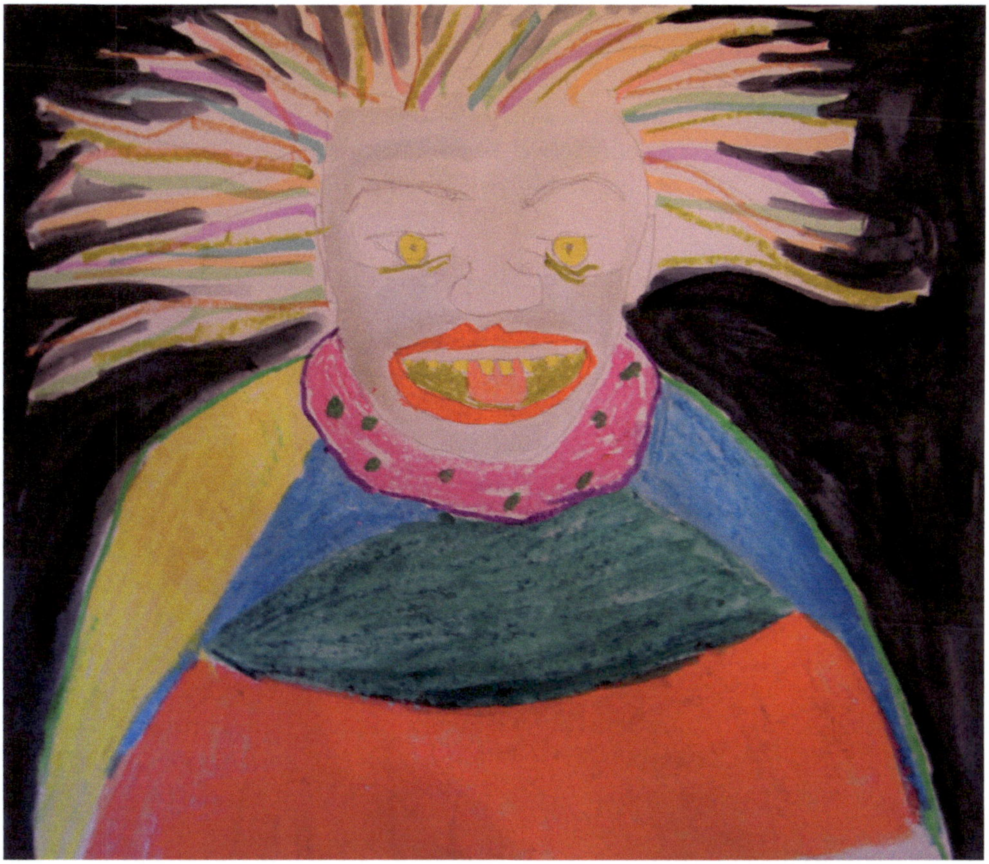

Abbildung 5.1

Ich wuchs als die zweite von insgesamt vier Schwestern in einem gutbürgerlichen christlichen Elternhaus auf. Meine Mutter war eine vor allem ängstliche, zu oft überforderte und sehr ambivalente Frau. Mein Vater verhielt sich meist als sachlich lösungsorientierter herrischer Mann, der nur denen Aufmerksamkeit schenkte, deren Anliegen in seinem Empfinden relevant waren. Ich soll ein sehr stilles Kind gewesen sein, die ersten Jahre häufig kränklich. Als noch nicht ganz Einjährige litt ich an einer schweren Lungenentzündung mit sehr hohem Fieber und verbrachte, mit lediglich kurzen Besuchen meiner Eltern, ein paar Wochen in einem Krankenhaus, in welchem ich Opfer sexueller Übergriffe wurde, was damals niemandem aufgefallen ist.

An meine Kindergartenzeit kann ich mich nur bruchstückhaft erinnern. Danach in der Schule fiel es mir leicht, die gestellten Aufgaben mit meist sehr guten Leistungen zu absolvieren, nur nicht im vorletzten Schuljahr. Da gab es einen Bruch. Die ersten Zeichen meiner noch in späteren Jahren wirkenden Suizidalität.

Mit etwa 21 Jahren beschloss ich in den Bereich Handwerk und Design zu gehen. Ich hatte keinen Studienplatz für Psychologie bekommen, mich gerade krankhaft verliebt und ging also mit einem hoch gestörten Mann – entsprechend meiner eigenen verstörten Sehnsucht nach wahrer Liebe –, um das Ausmaß toxischer Verbundenheit zu erleben. Das habe ich fünf Jahre durchgehalten und dann versucht mir das Leben zu nehmen. Was heißt ich. Ein Anteil war es. Ich nenne ihn mittlerweile „Joker".

Ich war 25, hatte meine Ausbildung mit Auszeichnung bestanden, war kurzzeitig in Anstellung, doch hatte leider einen üblen Chef, weswegen ich kündigte mit der Idee, mich selbstständig zu machen und mich zugleich auf ein Design-Studium vorzubereiten.

Dann kam alles durcheinander. Ich fühlte mich eingesperrt in mir selbst, meine Beziehung war mir verhasst, doch ich konnte einfach nichts mehr entscheiden, wurde apathisch. Nur mir das Leben zu nehmen, das schien mir die einzige Entscheidung zu sein, die ich für mich selbst treffen konnte. Und dann kam Joker und fand höchsten Gefallen daran, meinen Selbstmord zu inszenieren. Es war, als spielte „ich" ein Theaterstück auf, bei dem „ich" die dramatische Wendung war und alle für ihre Dummheit, das Ganze nicht vorhergesehen zu haben, aus tiefstem Herzen auslachte. „Ich" bereitete alles vor, schrieb mit Lippenstift „Es ist alles meine Schuld!" an den Badspiegel, schloss die Badezimmertür ab, um mir dann „feierlichst" das Leben zu nehmen, obwohl „ich" wusste, dass mein Freund das sehr eigenartig finden und ganz sicher zum Schauspiel beitragen würde.

In diesem Zustand war mir nicht bewusst, dass ich tatsächlich sterben würde, d. h. Joker war es nicht bewusst. Völlig irre hatte er den Bezug zur Realität verloren und war bereit, allen zu zeigen, dass „ich" machen kann, was „ich" will. Mein damaliger Freund kam gerade noch rechtzeitig und nach einigen Stunden der Ungewissheit war ich tatsächlich noch am Leben.

Heute, also knapp acht Jahre später, bin ich nach wie vor ohne Partner, aber schon lange mit dem Wunsch danach. Mein Design-Studium konnte ich aufgrund innerer Chaoszustände nicht beenden. Heute arbeite ich selbstständig im Handwerk und Design.

Abgesehen von der oben beschriebenen Situation stellte sich Joker als gewitzter Clown dar, der unterhalten konnte und dadurch sehr viel Aufmerksamkeit und

Anerkennung bekam, was seiner Stellung in meiner noch nicht bewusst wahrgenommenen inneren Gespaltenheit sehr viel Raum verschaffte. Die Wirkung seiner vermeintlich unterhaltsamen Art nach außen konnte ich sehr lange nicht nachvollziehen. Ich bemerkte nur irgendwann, dass Menschen um mich herum Abstand nahmen, auch Angst vor mir bekamen, sich auf jeden Fall mir gegenüber anders verhielten, was in mir ein Gefühl von Verrat verursachte und mich in misstrauischen Abstand oder verzweifelte, unterwürfige Verhaltensmuster brachte. Andere Anteile versuchten sozusagen das zu lösen, was Joker wieder einmal durcheinandergebracht hatte.

Die Wirkung nach innen äußert sich schon seit vielen Jahren in Form von Szenarien, in denen ich auf unterschiedlichste Weise gewalttätig geschunden und dabei manchmal auch hämisch und laut ausgelacht werde. Aber nicht von außenstehenden, anderen Personen. Ich sehe nur mich, wie ich mich selbst gegen das Ende eines Geländers lehne und nicht aufhöre, bis das Geländer meinen Körper durchstößt. Ich sehe mich selbst, wie ich auf Straßenbahnen zugehe, die mich überfahren werden, ich sehe mich selbst, wie ich auf einen Ventilator zufliege und durch diesen zerhäckselt werde. Diese Szenarien hatten immer einen Bezug zur Realität, d. h. ich sah erst den Ventilator und mich dann hindurchfliegen. Wie aus dem Off hörte ich mein vermeintlich eigenes Ich darüber laut schallend lachen. Es war mein Joker-Anteil.

Ziemlich zu Anfang meiner Traumatherapie gab es eine Therapiestunde, in der ich wohl boshaft lachte. Herr Vogt schaute mich plötzlich sehr ernst an und fragte mich, was diese Lache sollte. Ich verstand in diesem Moment tatsächlich nicht, was er meinte. Erst später in einer Gruppentherapie, als ich MitpatientInnen auf eine ähnliche Weise lachen hörte und davon angespornt mitlachte – obwohl ich gleichzeitig sehen konnte, dass andere absolut nicht lachen konnten, mich vielmehr erschrocken oder sogar ängstlich anschauten –, begriff ich langsam, dass diese Art zu einem Täter-Anteil gehörte, den ich in seiner Bedeutung bis dahin nicht erfasst hatte.

Joker entstand, als mehrere Männer mich als Säugling sexuell missbrauchten; er entstand als lüsternes, den chaotischen Irrsinn feierndes, zugleich alles bagatellisierendes Abbild in mir. In einem späteren Therapie-Ringe-Setting war Joker für mich als dissoziierter Anteil erstmals überhaupt greifbar – als ein Anteil, der eine unheimliche Macht in meinem Inneren hatte und sich dementsprechend äußerte. Er sah sich als die Person, die über alle anderen Personen in mir bestimmen konnte, der sie lenkte und zwar mit einer irren Chaospolitik, die keine Regeln kennt. Ich spürte als Co-bewusste Alltagsmanagerin sein Machtgefühl und ich spürte und hörte zudem, wie wenig er von den anderen Anteilen in mir hielt. Zugleich hatte er etwas an sich, was damals als eine Art Schutz funktioniert zu haben schien: die Fähigkeit, eine eigentlich unaushaltbare Situation auf kreative Weise in etwas zu verwandeln, was einfach nur irre ist. Zumindest hatte er während dieses Settings Mitgefühl mit dem Kind, das missbraucht wurde, und meinte, er könne nichts sagen, weil ihm niemand glauben würde. Er sah es augenblicklich ein, als Herr Vogt sagte, dass er nun nicht mehr in dieser Weise agieren müsse, weil die Gefahr in der Vergangenheit liege. Joker äußerte daraufhin, dass er aber nicht ganz weggehen möge, dass er weiterhin kreativ sein wolle.

5.2.1 Therapie-Anteile-Ringe-Setting

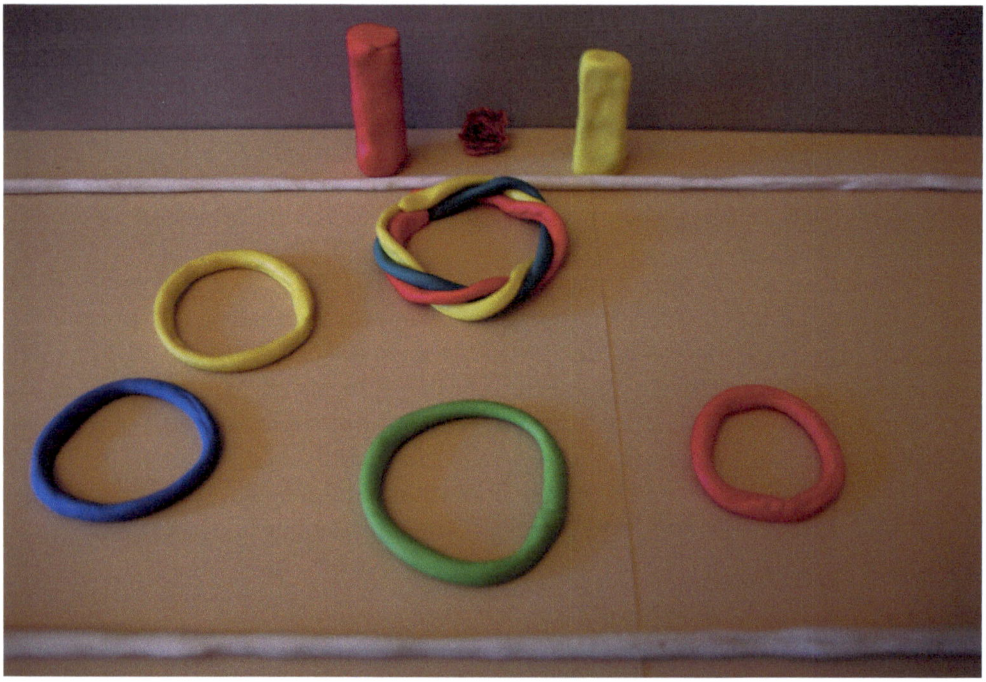

Abbildung 5.2

Die weißen Linien beschreiben die Abgrenzung zur aktuellen Situation im Außen (vorn), zur inneren gegenwärtigen Situation (Mitte) und zur vergangenen Situation Außen (hinten). Der grüne Ring steht für die Alltagsmanagerin, also die gesunde Erwachsene. Der blaue Ring repräsentiert den Anteil des Vater-Introjektes, der gelbe steht für das Mutter-Introjekt, der rote für mein Traumakind und der große bunte für meinen Joker-Anteil.

Im Hintergrund stehen, symbolisiert durch einen großen roten Klotz, mein Vater, vertreten durch einen gelben Klotz meine Mutter und die verwelkte Rose steht für mich selbst.

Ob ich mein kreatives Schaffen in Form von Musik, Photographie oder des Schreibens von Texten tatsächlich Joker zu verdanken habe, bezweifle ich mittlerweile. Zu Teilen sicherlich, aber nicht in Gänze.

Das, was in der Situation des Traumas selbst mit einem Lebewesen gemacht worden ist, zu verarbeiten, ist einer lediglich darüber nachdenkenden Person nur möglich, wenn das Geschehene aus verschiedenen Perspektiven betrachtet wird. Es ergeben sich sozusagen Teilbetrachtungen, aus denen ein Bild des Ganzen entstehen kann. Doch bleibt man in der Unfassbarkeit gefangen, ist es einfach nicht auszuhalten. In meinem Empfinden ist das Abspalten/Dissoziieren von durchlebten Traumata eine unglaubliche Leistung der menschlichen Psyche, um ein Weiterleben zu ermöglichen, nämlich indem das Erlebte abgespalten/dissoziiert, also aufgeteilt wird. Das Tragische ist, dass diese abgespaltenen Anteilserinnerungen ohne therapeutische Hilfe von außen entweder gar nicht, nur teilweise oder nicht gänzlich wieder integriert werden können. Als würde die Psyche auf „never change a system" schalten und die betreffende Person in ihrer Zerrissenheit belassen, einfach weil es sicherer scheint.

Wie soll ein Säugling mehrfach ausgeübte sexuelle Gewalttaten, verlassen in einer vermeintlich sicheren Kinderklinik, aushalten? Weder Mutter noch Vater waren da, um ihr Kind zu schützen, was für ein Kind und zudem ein so junges Kind nicht zu verstehen ist, also für mich nicht zu verstehen war.

Bleiben Dissoziationszustände unbehandelt, werden sie nicht integriert, dann wird das eigentliche Ich, also die Alltagsmanagerin, in einem unkontrollierten Wechselverhalten mehrerer Abbilder früherer TäterInnen oder Übertragungsmechanismen vergangener Zeiten hängenbleiben. Es findet sozusagen keine freie Entwicklung der Person an sich statt.

In dem Moment, als ich dachte, ich bin mit Joker in einem guten Kontakt, musste ich feststellen, dass er mich erneut ausgetrickst hatte und zudem Einfluss auf andere Anteile nahm. Es gab dazu ein Anteile-Ringe-Setting während einer Gruppentherapie. Doch ich musste erfahren, dass er sich in fast allen Anteilen zeigte, indem er weniger stark, aber sehr spürbar bzw. sichtbar ein ähnliches, immer wiederkehrendes Grinsen und Gestikulieren an den Tag legte. Derzeit setze ich jeder Art innerer Bilder und Gedanken, die Joker ähnlich sind, eine klare Grenze und beende sie – zumindest sobald ich es bemerke. Ich habe hier etwas entschärft, aber noch nicht integriert.

Es ist wichtig zu verstehen, wann, wie und warum ein Anteil in einem entstanden ist. Oft ist das nicht so einfach und braucht zudem eine Weile, bis dieser Anteil von einem selbst klar zu differenzieren ist. Ich versuche keine Angst vor der Wirkungskraft meiner eigenen Anteile zu haben, aber Respekt habe ich allemal.

Manchmal lache ich plötzlich laut schallend und empfinde boshafte Freude daran, wenn Menschen nicht wissen, wie ihnen geschieht, wenn der Irrsinn greifbar scheint.

5.3 Mein traumatischer Spaßmacher

Pia Rot

„Ich glaube, alles, was einen nicht tötet, macht einen komischer!"

(Joker in: „The dark knight")

5.3.1 Literarische Prä(natal)ambel

Michail habe mich eine zum Zeitpunkt der Geburt bereits 36 Jahre alte Mutter nennen wollen. Mein Auftrag: ihre persönliche Perestroika, nachdem zu viele Oppositionelle das erstgeborene Parteiprogramm verpfuscht hätten. Als sich die Truppen der UdSSR aus Afghanistan zurückzogen, fielen die meines Vaters irgendwo im ostdeutschen Buxtehude während des jährlichen Familienurlaubs ein. Zu diesem Zeitpunkt hatte meine Mutter bereits das Kind eines anderen Truppenführers verloren, vermutlich mit Vaters bestem, darüber hinaus liiertem Freund verkehrt und mein Erzeuger schmiedete längst an anderer Front Koalitionsverträge mit einer etwa 15 Jahre jüngeren Partie. Entrüstet über den Kopulationsvertrag meiner Eltern habe Vaters Buhle meine Mutter zwingen wollen, Klein-Gorbatschow ihres Kremls zu verweisen. Doch zu spät: Dank eines dreimonatigen Geheimhaltungspakts war die reformpolitische Stimme in ihr zu laut geworden. Der Vater würde nicht nur diesbezüglich, sondern auch an der ungarischen Grenze sein geliebtes sozialistisches System daraufhin verlassen. Letzteres habe er allerdings nicht übers Herz gebracht. Die Streitmacht meiner Mutter war inzwischen stark in Mitleidenschaft gezogen worden. Pikiert über die Niederlage, von der sie sich nie richtig erholen sollte, zog sie sich mit einer bereits neunjährigen Adjutantin in ihr avantgardistisches Basislager, ein altes Bauerngehöft, zurück. Wie im echten Leben wird jener auf diesem Nährboden prächtig gediehene Joker-State im folgendem NARRativ die verschiedensten Namen tragen und metaphorische Formen annehmen.

5.3.2 „Und Herr Doktor, was ist es?" – „Ein Joker!"

Isoliert von negativen Einflüssen des Vaters und seiner Eltern, in deren Genuss ich nur an Geburts- und Feiertagen kam, sozialisierte man mich streng evangelisch-lutherisch. Nächstenliebe statt Selbstfürsorge, Anspruchslosigkeit statt Bedürfnisbefriedigung und Abrüstung statt Entrüstung. Schizophrenerweise verschwieg die Beliebtheit meiner alleinsorgeberechtigten Mutter – unter anderem durch reges Engagement in einer Kirchgemeinde – sich in manischen Phasen aggressiv, teilweise psychotisch, selbst die Nächste gewesen zu sein oder monatelang, unter Ausschluss der Öffentlichkeit depressiv, weder Eigenverantwortung noch Fremdfürsorge übernommen zu haben. Ihre geschätzte Arbeit als Heilpädagogin verheimlichte, narzisstisch die eigenen Bedürfnisse in den Vordergrund gestellt und den Anspruch auf „das Kind", wie sie mich in Erzählungen betitelte, erhoben zu haben. Damit deklarierte sie mich nicht nur sprachlich-distanziert zu einem Objekt. Mit dieser Versachlichung nahm sie mir Geschlecht und Selbstbestimmung. Unentwegt sprach die Erzieherin an anderer Stelle in vielfältigen Anekdoten begeistert von „meinen Kindern" – sie meinte die aus ihrem beruflichen Kontext. Mein vergebliches Wetteifern darum, auch als „ihr Kind" anerkannt zu werden, sowie eine nicht hinterfragende Hilfs- und Leistungsbereitschaft gaben ihr letztendlich noch ein Alibi, meine vom rechten, politisch gesehen wohl eher vom linken Pfad abgekommene Schwester zu tyrannisieren.

Beinahe jedes Wochenende veranstalteten eine totalitäre Mutter und die nach Freiheit strebende Schwester im „Cirque du Rot" eine Art Schaukampf. Wie wildgewordene Hunde zerfleischten sie sich auf dem Küchenboden, um die ins Wanken gekommene Rangordnung wieder herzustellen. Eine schlecht besuchte Vorstellung mit nur einem Zuschauer von etwa fünf Jahren. Mittel zur Erziehung waren Züchtigung oder Mitleid. Täter oder Opfer. Zwischen diesen beiden Welten wirbelte man mich weit oben am Trapez hin und her. Im Grundschulalter zeigte mir die suizidgefährdete Mutter auf dem Dachboden des Fachwerkhauses den Balken, an dem sie sich bereits zehn Jahre zuvor zur Einschulung meiner Schwester habe erhängen wollen. In diesem Affenzirkus, umgeben von jener Seiltänzerin, peitschenhiebenden Löwendompteuren und sich zersägenden Frauen, sorgte ein kleiner Pausenclown für abwechslungsreiche, spannungslösende sowie aufheiternde Unterhaltung. Dass Bühne, der richtige Augenblick und Zuschauer hierbei eine wichtige Rolle spielen, sollte ich mit zunehmendem Alter schmerzlich zu spüren bekommen.

5.3.3 Dr. Grünschnabel oder Lachen ist die beste Medizin

Umringt von etwa fünfzig Kindern unterschiedlichster Größe, Breite oder Herkunft stand ich vor Dr. Grünschnabel alias Henry, einem irischen Freund meiner Mutter, um dessen Verkleidung als Clown ich wusste. Seinen Arm zierte eine zerzauste Handpuppe in Gestalt eines Rhesusäffchens. Unfähig, auf die Beziehungsangebote des Unterhalters einzugehen, begann ich den Affen auf der Hand des vermeintlichen Doktors zu traktieren. Den kleinen Menschen um mich herum schien diese Konfusion große Freude zu bereiten. Sie johlten, jubelten und lachten. Von einem vierjährigen Dreikäsehoch zum Narren gehalten zu werden, fand Henry jedoch alles andere als lustig. Seine Bewegungen wurden fahriger, Schweiß rann von seiner Stirn, und obwohl er mir soufflierte, von dem nun noch verfilzteren Kompagnon abzulassen, setzte ich das Schauspiel fort. Wenige Sekunden später befreite eine sichtlich erboste Krippenerzieherin den mittlerweile in Unlust gefallenen Spaßvogel aus meinen Fängen und geleitete mich unsanft aus der Manege – es war meine Mutter. Ein fortwährendes Lächeln zierte mein Gesicht. Es verbarg Wut, aber auch Unsicherheit, Scham darüber, gleich zwei geliebte Menschen enttäuscht beziehungsweise das Gefühl, sich vor allen zum Affen gemacht zu haben, und letztendlich Angst vor den mir wohl bekannten Folgen meines Handelns.

Meine Mutter zerrte mich in die nächstgelegene Garderobe. Ungeachtet all der anderen Eltern, Erzieher und Kinder schrie sie mich an und bezichtigte mich, sie absichtlich öffentlich vor der ganzen Einrichtung bloßgestellt zu haben. Ihre Enttäuschung über mein respektloses Verhalten mündete in Ignoranz bis zum Zubettgehen. Meine oft selbstschädigende „Dummer-August-Strategie" in Situationen der Unbeholfenheit setzte sich bis zur frühen Adoleszenz fort. Ich störte die Nachtruhe im Ferienlager, kasperte im Kinderchor oder improvisierte während des Flötenkreises, und nicht selten forderte man mich auf, den Schauplatz zu verlassen. Ausgesondert kam ich schnell zur Ruhe und fühlte mich wieder sicher. Mein imaginierter komischer Komplize und ich verließen betrübt auch das zu groß gewordene bäuerliche Umfeld und zogen mit der Mutter in eine Kleinstadt. Am ersten Tag als Gymnasiastin kippelte ich mich gleichsam in die Herzen meiner mir fremden Mitschüler. Während jeder Unterrichtsstunde ließ ich mich fortan teilweise mehrfach samt des Stuhls fallen und alle lachten, außer das Lehrpersonal.

5.3.4 Hinter jedem Spaß steckt Ernst! Wer war nochmal dieser Ernst?

Getrieben von der Angst vor Ablehnung, Verlust oder Trennung entwickelte sich Ernst zu einem infa(m)ntilen Schalk, der sich der Stabilität und Belastbarkeit einer Verbindung versicherte, indem er fasziniert alles zum Fenster rauswarf, um zu überprüfen, was den Sturz überlebte. Nachdem sich meine Mutter vom Balkon stürzen wollte und ich für kurze Zeit, wie in den meisten ihrer suizidalen Phasen, bei ihren Freunden landete, dachte ein fortwährend zurückgelassener ExperiMentalist über die eigene Flugfähigkeit nach und stürzte auf den Hosenboden der Tatsachen. Schulische und hauswirtschaftliche

(Dienst)Leistungen nahmen ab, ebenso die Frustrationstoleranz meiner Mutter.

Als dreizehnjähriger Naseweis experimentierte ich erstmals mit der Wirkungsweise diverser alkoholischer Getränke. Dem folgten Zigaretten, andere rauchbare Substanzen, hauptsächlich stimulierende Medikamente, XTC und letztendlich Crystal Meth. Nur betäubt fiel mir Zugehörigkeit zu anderen Gauklern leicht. Außer in Form von Aggressionen oder Sexualität war emotionaler und körperlicher Kontakt für mich ungewohnt und nur schwer aushaltbar. Mit fünfzehn Jahren lief ich von zu Hause fort. Als „heimatloser" Harlekin trieb ich mich auf der Straße herum. Zu angemessener sozialer Interaktion unfähig, mutierte ich für ein kurzes Gefühl von Kollektivismus zu einer Art ImiTäter. Ich trieb immer größeren Schabernack. Zu meinen rechtlich nicht geahndeten Schandtaten (da ich meist nur eine Nebenrolle spielte) gehörten Beschaffungskriminalität, Diebstahl, Hausfriedensbruch, Drogenkonsum und -handel, unterlassene Hilfeleistung, Sachbeschädigung usw. Wie ein Hofnarr parodierte ich das Verhalten irgendeines stets unglücklichen Königs. Komplettierte sein Blatt, fügte mich ein und zauberte ihm kokettierend ein Lächeln ins Gesicht. Als minderjähriges (Sex)Spielzeug eines Anfang 40-jährigen lebensmüden Monarchen, der nach seiner Zeit als Fremdenlegionär in Französisch-Guayana heroinabhängig geworden und an Hepatitis C erkrankt war, wagte mich keiner anzurühren. Dessen ungeachtet kam es bei vielen meiner sozialwissenschaftlichen Experimente an der einen oder anderen Stelle zu gewaltigen (Rück)Schlägen, weshalb mir vor allem im jugendlichen Leichtsinn mein arrogantes Grinsen und meine Überheblichkeit des Öfteren um die Ohren flogen. Nicht selten entstanden Kollateralschäden oder es lag am Ende alles in Schutt und Asche. Meine Bemühungen um die Gunst und Zuwendung der Machthaber zogen oft Missgunst und sozialen Ausschluss nach sich. Am Ende kaputt gespielt und abgeschieden. Leichte Beute für den jeweils nächsten durchschnittlich zehn Jahre älteren Befehlshaber.

Argwöhnisch bildete sich in mir ein unberechenbarer Stochastiker, dem das KALKÜLieren, Täuschungen und Taschenspielertricks große Freude bereiteten. Er demaskierte, entblößte und provozierte, bis das Erbärmlichste in dem anderen zum Vorschein kam. Fem(m)e fatale – als Gegenschlag wurde ich vergewaltigt, zu sexuellen Handlungen genötigt, geschlagen, eingesperrt und erniedrigt. Was folgte waren Scham, Wut über die eigene Schuld, Naivität bzw. Unfähigkeit, Isolation und die nächste Runde. Teufels Kreislauf. Wieder beobachtete ich stillschweigend hinter meinen facettenreichen Fassaden aufmerksam das Sozialverhalten bedrohlich wirkender Personen und passte mich an.

5.3.5 Ein Kopf in der Wall of Shame

Mit Anfang Zwanzig waren die Bemühungen um die eigene Mutter, psychiatrischer Anbindung zum Trotz, endgültig vergebens. Inzwischen selbst Mutter, suchte ich mir, unter anderem nach einer Überlastungspsychose, kreisrundem Haarausfall sowie einem Abort, erstmalig therapeutische Begleitung in Form einer transaktionsanalytischen Lebensberatung. Es sollte noch fünf geduldige Jahre des Misstrauens, unregelmäßiger Termine und anderer Autonomiebestrebungen dauern, bis ich mich für eine Trauma-Psychotherapie entschied. Eine toxische Beziehung und negative Täterübertragungen, vor allem auf den Kindesvater, sorgten trotz Trennung für anhaltende Angst- und Panikzustände. Das Beratungssetting, das sich mit der Überwindung von Alltagsschwierigkeiten im Zwischenmenschlichen befasste, sorgte grundlegend für eine positive Entwicklung, war aber für die Behandlung dieser chronisch manifestierten Verhaltensweisen nicht ausreichend.

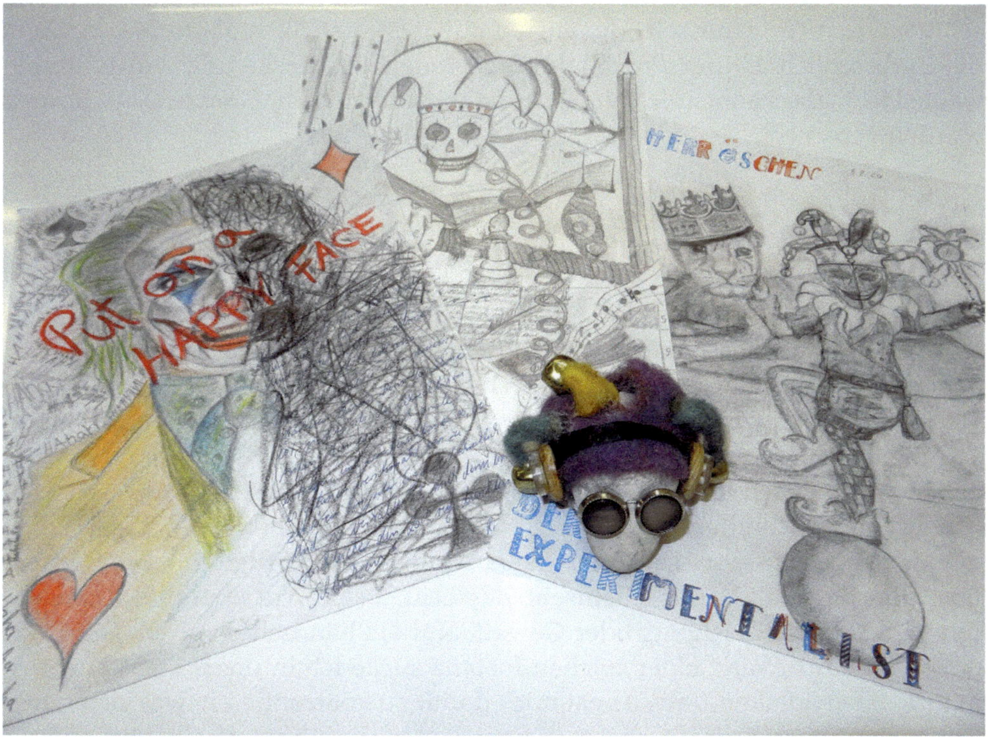

Abbildung 5.3

In der Traumabehandlung entstanden dank kunst- und gestalttherapeutischer Ansätze von Anfang an diverse Joker-Darstellungen. Eine lilafarbene, mit Schellen besetzte Narrenkappe, Ohrenschützer und eine verspiegelte Sonnenbrille im Stile Janis Joplins zieren einen aschfahlen mundlosen Schädel. Nie zuvor hatte ich einen Gedanken daran verschwendet, dass ES in mir stecken könnte. Begraben war jener furchteinflößende Clown aus Ton noch monatelang nach Therapiebeginn in einem schwarz-rot verzierten sargähnlichen Karton, ausgeschmückt mit vielen Erinnerungen, Gedanken, Reizen, in denen ich scheinbar Tag um Tag zu versinken drohte. Ein Kasperletheater! Bis er endlich ans Licht kam und seinen Platz im therapeutischen Zusammenhang einnahm. Wer nicht genau hinsieht, erkennt in mir nur besagten dummen August, sich selbst oder Niemanden. Nicht nur wegen meines(r) Äußer(ung)en, sondern auch aufgrund meiner herausfordernden Verhaltensweisen wurden mir schon diverse altersentsprechende Kompetenzen abgesprochen oder ich hörte entsetzte Aussagen wie „Was? Du hast ein Kind?“ Verletzend, aber ich lächle. An anderer Stelle sorgte beruflich kompetentes, manchmal altkluges Verhalten teilweise für eingeschüchterte Altersgenossen oder auch dafür, dass man mich überschätzte. Denn die Zerbrechlichkeit der Porzellanpuppe unter der Maskerade wurde immer weggelacht, aberkannt, alles wurde auf den Kopf gestellt, Grenzen und Spuren wurden verwischt.

5.3.6 Deadman vs. Joker

Nach einer urlaubsbedingten zweiwöchigen Therapiepause und damit verbundenen Distanz meinerseits äußerte sich der Joker zum Umgang mit Themen wie Verlust(angst), Suizidalität oder schließlich der Auseinandersetzung mit dem Tod meiner Mutter durch Erhängen in morbidem Zynismus. „Wen ich noch so habe hängen lassen im Laufe meines Lebens?“, fragte mich der Therapeut. Mit einem kühlen Schmunzeln im Gesicht entgegnete ich scherzhaft: „Wenn ich jemanden habe hängen lassen, dann meine Mutter!“ Kein Mitgefühl, keine Trauer über die Hilflosigkeit, das Alleinsein, das Leid. Keine Wut über die Ohnmacht, Ignoranz, Vernachlässigung oder Gewalt. Nur ein hämisches Feixen. Die Gründe für die Entstehung einer solchen Instanz suche ich in unzähligen Theorien in rationalen Sphären – aus Angst mich damit zu konfrontieren, was sich hinter der hochmütigen Fratze verbirgt. Grenzenloses Einfühlungsvermögen, unsagbare Traurigkeit und ein entschlossener Aufschrei. „Im Leben kommt es nicht darauf an, ein gutes Blatt in der Hand zu haben, sondern mit schlechten Karten gut zu spielen“ (nach Stevenson). Und ich besaß diese eine mit dem Narren darauf. Sie war der Glitzer auf Mutters leblosem Gesicht, ein „Wünscher“, das Wunderland im manischen Wahnsinn meiner Kindheit. „Schlagt ihm den Kopf ab!", „Schlagt ihr den Kopf ab!". Als vorbildlicher Schelm versuchte ich, meine Herzkönigin zu besänftigen, die jeden, anfangs vor allem meine Schwester, bei allzu widerrechtlichem Handeln schalt oder in den Kerker werfen ließ. Ich bin das, was du willst, das ich bin. Ich bin dein Joker. Auf der Suche nach einer ökologischen Nische, nach Schutz, Zugehörigkeit oder Anerkennung wuchs ein chamäleonartiges ImiTier. Tanz für mich, sing für mich, spiel für mich. Und ich tanzte, sang, malte, rannte, spielte, machte sie glücklich. Macht ihr mit mir, was ihr wollt, aber lasst mich nicht allein.

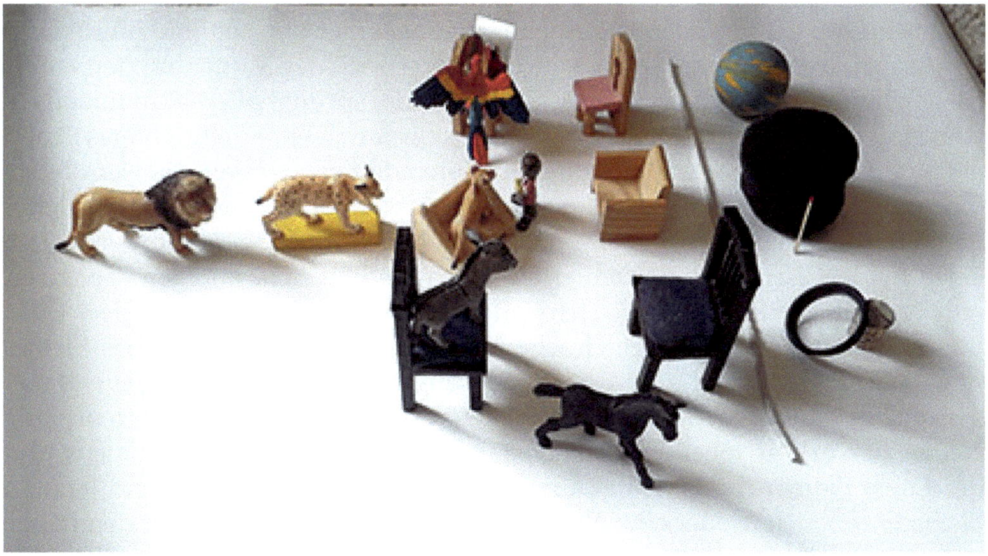

Abbildung 5.4: *Legende:*

Außen links: Löwe als Symbol kraftvoller Erwachsener / Fuchsiger Luchs als pfiffiger Kindanteil

Oben Mitte: Ara als Symbol Schwesternübertragung mit Eigenschaften: überangepasst, vorgealtert; oberer Stuhl für Schwesternintrojekt „Du schaffst es nicht", „Ordne Dich unter"

Hinter dem Seil: Flummiball als beseeltes Schwesternobjekt mit Eigenschaften: sprunghaft, überrollend

Mitte: Depri-Löwe als Symbol Mutterübertragung mit Eigenschaften: ängstlich, misserfolgsmotiviert; mittlerer Sessel als Symbol Mutterintrojekt: „Streng Dich an", „Du bist lästig"

Mitte hinter dem Seil: schlaffer Riesensack als beseeltes Muttersymbol mit Eigenschaften: gewalttätig, belastend

Untere Mitte: Esel und Pferd als Double Vaterübertragung mit Eigenschaften: verlassen-angepasst, alles geduldig tragen und aggressiv-flüchtend

Unterer Stuhl für Vaterintrojekt: „Du bist nicht gewollt", „Dinge gehen Dich nichts an"

Unten mittig hinter dem Seil: Plastering und leerer Papierkorb als beseeltes Vatersymbol mit Eigenschaften: nicht greifbar, distanziert, leer

5.3.7 Hat mal jemand einen eulenSpiegel?

Ich zeichne, schreibe, beobachte und atme, weil ES mir oft noch die Sprache verschlägt. Wie einen Anteil integrieren, der der Isolation dient, der wie Que(a)cksi(a)lber in tausend Einzelteile zerfällt, wenn man ihn zu (be)greifen sucht? Diese Frage vermochte ich lange Zeit nicht zu beantworten. In der ersten Therapiephase veranschaulichte mir jedoch ein Introjekt-Übertragungs-Schema, was sich auf meinem inneren Set abspielte. Es half, einige Puzzlestücke zusammenzufügen und innendynamische Wechselwirkungen, wie beispielsweise Bindungsstile, zu externalisieren. Beseelte Objekte hinter der Zeitlinie führten mir vor Augen, welch dunkel erdrückend schwerer Sack der Mutter auf den kindlichen Schultern lastete, von welch einem riesigen, sprunghaften Flummiball ich jahrelang überrollt wurde und dass, dargestellt durch ein durchsichtiges Schild auf einem Papierkorb, letzten Endes ein abhanden gekommener gläsern-leerer Vater auch keinen Schutz bot. Die hilfreiche Arbeit mit Stühlen, Stofftieren oder Figuren zeigte sich in nachfolgenden Dialogen. Introjekte, verkörpert durch einen rigiden Esel, einen deprimierten Löwen und einen irrsinnigen Papageien, reflektierten als Projektionsflächen an Stelle der gegenüberliegenden Übertragungspositionen ein eingeschüchtertes, stotterndes, desorientiertes kleines Etwas. Gesunde Jugend- und Erwachsenenanteile in Form eines schlauen Fuchses und eines würdevollen Löwen bildeten den Abschluss der Inszenierung. Neben der in mir tobenden Irrenanstalt erinnern mich Reinecke Fuchs und der Löwe Emmerich bis heute daran, auf dem Teppich des Hier und Jetzt zu bleiben, wenn ich wieder einmal in luftigen Höhen den Boden unter den Füßen zu verlieren scheine. Sie erlauben mir bei Orientierungslosigkeit im Alltag den Blick nach vorn zu richten. Dieses therapeutische Setting bildete den Grundstein für eine differenzierte Auseinandersetzung mit Ursachen, auslösenden Faktoren und Ich-dystonen Verhaltensweisen. Darauf aufbauend entstanden mehrere Zeichnungen einzelner Sequenzen der Aufstellung, die Übertragungen als Antagonisten der Täteranteile im Zusammenspiel mit Introjekt und beseeltem Objekt zeigen. Es waren Arbeiten, die überschäumende kreative Energien kanalisierten. Auf meiner Suche nach der Summe meiner einzelnen Teile greife ich bis heute darauf zurück.

5.3.8 Jack get out of the Box!

Der Joker saß wie eine sympathikotone Glucke mit Hahnenkamm auf meinem Herzen und verhinderte, dass es aufhörte (um sich) zu schlagen. Ich glaube, alles, was einen nicht tötet, macht einen (zum) Komiker. Aber jetzt hört mal zu, ihr Bajazzos, Harley Quinns, ihr Witzbolde und Hanswurste da draußen und drinnen: Der Krieg ist vorbei, die Gefahr vorüber und ich habe es überlebt.

Ohne so einen Schlawiner war das für mich nicht möglich. Die Wunden und Verletzungen, die mein Kampf um das Leben verursachte, kann ein Joker-State nicht heilen. Heilsam ist für mich nur die Überwindung der Angst vor dem Verbinden.

5.4 „Worüber lachen Sie eigentlich?"

Peter Schmidt

Vor Beginn der Traumatherapie erhielt ich von meinem Hausarzt folgende Diagnosen:

- Erschöpfungsdepression
- Überlastungssyndrom
- Nichtorganische Schlafstörungen (F51.9G)
- Chronische Erschöpfung (F48.0G)
- Depressive Episode (F32.9G)

Am 24. Juni 1340 n. Chr. wurde die französische Flotte bei der Seeschlacht von Sluis von der britischen Flotte versenkt. Niemand traute sich, dem französischen König Philipp VI. die schlechte Botschaft zu überbringen, galt dieser doch als jähzornig. Zu dieser Zeit belustigte ein Hofnarr den König, indem er Schmähgedichte über den britischen König Edward III. und dessen Soldaten erzählte. Diesem Hofnarr wurde die Aufgabe zuteil, die tragische Botschaft zu überbringen. So sagte er zum König: *„[...] die britischen Soldaten haben nicht einmal den Mut ins Wasser zu springen, wie unsere tapferen französischen Soldaten."* [1] Durch diese Verdrehung kam niemand am Hof zu Schaden.

Das englische Wort für Hofnarr ist „Jester". Und in dieser kleinen Anekdote steckt für mich ein Sinnbild der Funktion meines Problems, eines Persönlichkeitsanteils, welchen ich Jester genannt habe.

NUN ZU MIR SELBST. Ich bin 39 Jahre alt.

Ich habe eine Dissoziative Traumafolgestörung, die sich durch das Erleben von psychischer und physischer Gewalt in meiner Kindheit gebildet hat. Mit Therapie habe ich spät (2018) angefangen, als bei mir eine Überlastungsdepression diagnostiziert wurde. Diese Überlastungsdepression war allerdings „nur" ein Ausdruck eines gestörten Persönlichkeitssystems. Die Überlastungsdepression bekam ich durch eine sehr fordernde Arbeit, bei der meine Chefs mir immer mehr Aufgaben übertrugen. Tatsächlich dachte ich, dass ich die immer größer werdenden Anforderungen erfüllen müsse; was misslang, schrieb ich meinen unzureichenden Fähigkeiten zu. Ohne Traumatherapie wäre eine Wiederholung meiner Handlungen (durch Übertragungen) und damit eine ständig wiederkehrende Überlastungsdepression abzusehen gewesen. Die Idee, eine Traumatherapie zu machen, kam nicht von mir. Vielmehr haben mich zwei Freunde davon

[1] Otto, Beatrice K (2001). Fools Are Everywhere: The Court Jester Around the World. University of Chicago Press. S. 113.

überzeugt, dass ich mein Leben nicht so führen kann, wie ich es gerne möchte, was mir erst in der Therapie bewusst wurde. Beide Freunde hatten selbst Traumatherapie gemacht.

In den zwei Jahren Traumatherapie habe ich meine Persönlichkeitsanteile entdeckt, Abspaltungen identifiziert und arbeite daran, diese abgespaltenen Persönlichkeitsanteile wieder zu integrieren. Meine Übertragungen werden weniger, ich kann sie besser identifizieren und mich viel häufiger davon abgrenzen.

Dennoch passiert es mir noch immer, vor allem in Situationen, in denen ich in Übertragungen komme, dass mein „Jester" meine Handlungen übernimmt, unpassend Witze über Grausamkeiten macht oder versucht, eine seriöse Situation in unpassender Weise aufzuheitern. Es ist sehr viel seltener geworden, da ich mit diesem Persönlichkeitsanteil gut in Kontakt bin, aber manchmal ist er zu schnell, als dass ich reagieren könnte.

Es ist für mich schwierig zurückzublicken und zu identifizieren, wann in der Vergangenheit mir dieser Persönlichkeitsanteil Probleme gemacht hat. Und auch wenn ich mich an eine Szene erinnere, ertappe ich mich dabei, „mein" Handeln zu verteidigen, zu erklären bzw. zu verklären. An folgende Szene erinnere ich mich jedoch gut:

Beim Abendessen im Rahmen einer Familienfeier berichtete meine Nichte (10) stolz, dass sie sich heute noch nicht einmal bekleckert hätte. Kaum hatte sie das gesagt, nahm sie ein Glas in die Hand und trank daraus. Ich stupste das Glas, während sie trank, von unten an, woraufhin sie sich bekleckerte. Sie brach in Tränen aus und rannte weg.

Eigentlich sollte mein grausamer Scherz eine Lehrstunde sein, die Botschaft vermitteln, dass Ansprüche von außen, vor allem in dem schwer gestörten Familiensystem, in dem wir beide aufwuchsen, nicht so wichtig seien. Stattdessen war es aber grausam, dem Kind seinen Erfolg zu nehmen, und hat sein Ziel völlig verfehlt.

Der Jester schaltet sich immer ein, wenn ein anderer Persönlichkeitsanteil, mein Traumakindanteil, Gefahr läuft, sich angesprochen zu fühlen. Er ist wie ein Torwart, welcher mit groteskem Grinsen einen „unmöglichen Ball" hält, um ein Tor zu verhindern. Dies äußerte sich in meinem Leben so, dass ich sehr viele Witze machte, vor allem an Tagen, welche mich emotional sehr belastet haben. Dadurch wurde ich weniger ernst genommen. Ich stellte auch fest, dass ich Nachrichten, in denen ich mich über meine Chefs ausließ, über Verteiler versandte, in denen meine Chefs auch drin waren. Ich fürchte, so manch frecher, vermeintlich witziger Spruch hat mir auch schon das eine oder andere Bewerbungsgespräch ruiniert, ebenso wie mündliche Prüfungen.

Nach einer Gruppentherapiesitzung erlebte ich eine Katharsis. Mein Geburtstag fiel auf den ersten Tag der dreitägigen Gruppentherapie und ich hatte die Chance, mit allen Gruppenklienten und den Therapeuten an einem Geburtstagstisch zu sitzen. Im Vorfeld hatte ich aber starke Probleme gehabt, einen Kuchen zu backen und mitzubringen. Natürlich versuchte ich mein Fehlverhalten ins Lächerliche zu ziehen. Ich glaube, es war Frau Irina Vogt, die mich fragte: „Worüber lachen Sie eigentlich?" Ich fühlte mich ertappt.

Wenig später entlud sich die große Anspannung, die mein Geburtstag verursachte, in einem Anklage-Setting. Ich versuchte, meinen Eltern meine Meinung zu ihrem Fehlverhalten mitzuteilen. Immer wieder formulierte ich Sätze zynisch, fing an zu grinsen, wollte auf diesem Wege den Schmerz nicht fühlen, den ich empfand. Die Unterstützung durch andere Gruppenteilnehmer und die Therapeuten wies mich immer wieder darauf hin, da ich es selbst nicht so gut bemerkte. Zum ersten Mal spürte ich den Jester deutlich und empfand, wie sehr dieser Persönlichkeitsanteil versuchte Emotionen wegzuspalten.

Nach diesem Gruppendurchlauf zeichnete ich, was mir normalerweise sehr schwer fällt. Nun aber zeichnete ich nicht mit Bleistift wie ein Kind, sondern mit sehr vielen Farben und Schwarz. Das Bild stellte eine Jokerfigur dar, in der Mitte gespalten in eine farbige Hälfte und eine schwarz-weiße Hälfte. Der einzige Farbklecks in der schwarz-weißen Hälfte war ein einzelner roter Blutstropfen in einem Gefäß. Das Malen geschah wie in Trance. Der Jester wollte sich zeigen, wollte sich nicht mehr hinter mir verstecken, wollte seine ganz eigene Bühne haben. Ich hatte einen Persönlichkeitsanteil identifiziert und konnte nun mit ihm in Kontakt treten.

Wenn ich über die Entstehung des Jester nachdenke, fällt es mir schwer mir vorzustellen, dass es ein von einer anderen Person übernommenes Introjekt sein könnte. Ich denke eher, dass es etwas ist, das ich selbst erschaffen habe. Eine Fantasiefigur, die mir half, seelisch zu überleben.

In einer Traumaexposition bekam ich einen Zugang zu der extremen physischen und psychischen Gewalt einer Szene, die sich in meiner Kindheit abgespalten hatte. In dieser Szene schlug mich meine Mutter wie von Sinnen, weil ich mit ihrem Kleid gekuschelt hatte, das sie später anziehen wollte. Daraufhin versteckte ich mich in einem Schrank. Nach kurzer Suche fand mich mein Vater. Mit den Worten „Du hast heute schon genug angerichtet" legte er mich über sein Knie und schlug mit einer Härte zu, dass sich meine Rückenwirbel verschoben und ich nur noch „wie ein alter Mann" laufen konnte. Zum Abendbrot musste ich trotzdem erscheinen und essen. Meine Unfähigkeit etwas zu essen wurde als weitere Aggression wahrgenommen.

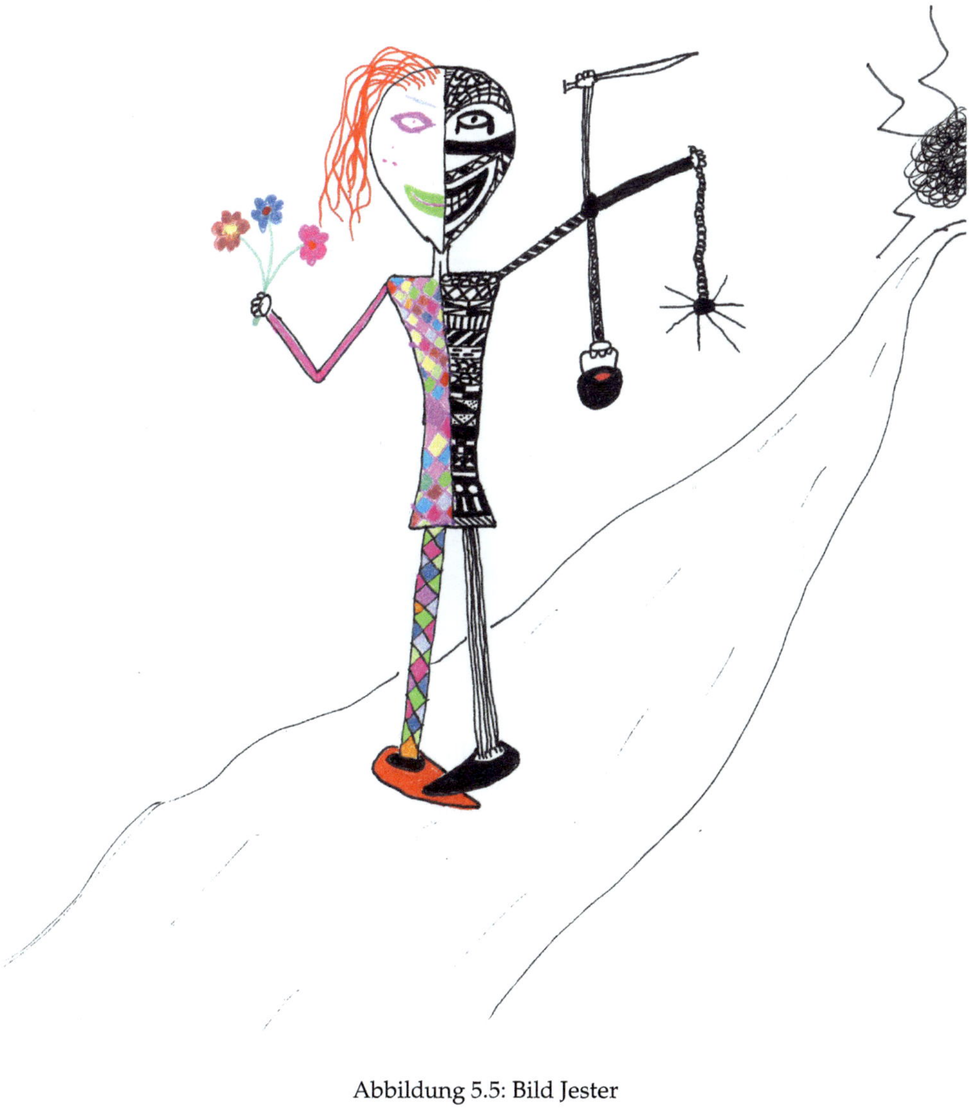

Abbildung 5.5: Bild Jester

Als ich endlich ins Bett ging und einschlief, äußerte sich meine Not in Form eines Alptraums. Ich war in einer länglichen Höhle, organisch, warm und rot, wie man sich vielleicht das Innere einer Aorta vorstellt. Mir tat alles weh. Ich glaube, ich wollte sterben. Da tauchte eine grinsende Gestalt vor mir auf. Es war, als nehme sie meinen Schmerz und lachte darüber, sie betrachtete ihn als Energiequelle, um die fiesesten Witze darüber zu machen. Wenn ich so beim Schreiben zurückblicke, war das vielleicht die „Geburt" sowohl des Traumakindanteils als auch des Jesteranteils.

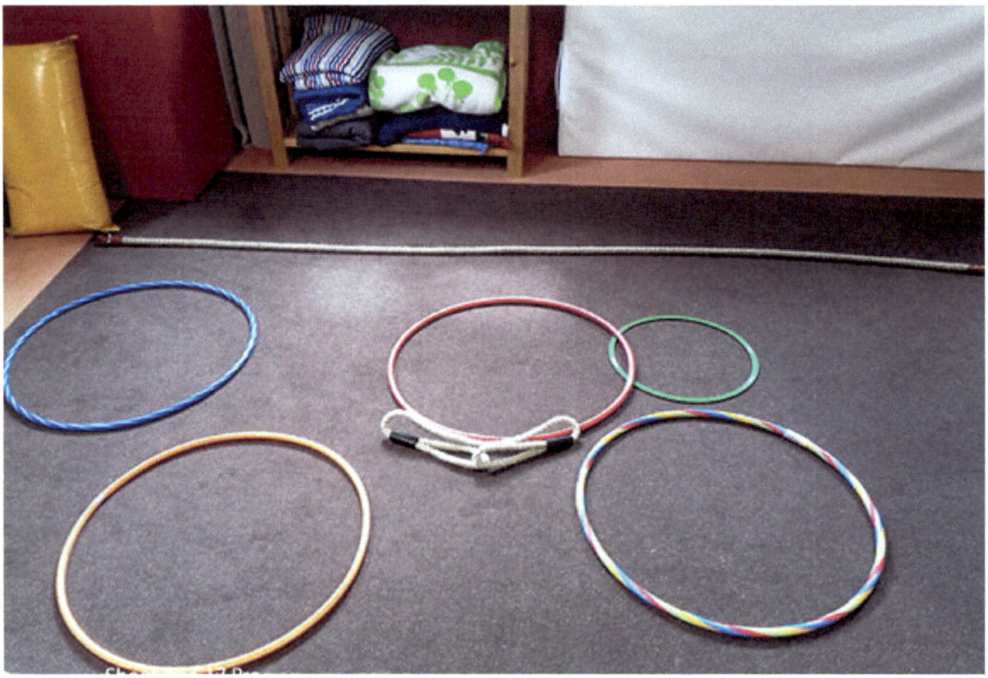

Abbildung 5.6: Bild einer frühen Anteilearbeit:
Blau = Macher (Unterstützeranteil);
Orange = Alltagsmanageranteil;
Rot = Traumakindanteil (abgeschirmt durch ein Seil, da ich zu dem Zeitpunkt Angst vor der Intensität dieses Anteils hatte);
Grün = „Abwerter" (Vernichteranteil);
Bunt = Jesteranteil

Heute, mit Abstand und Therapie, betrachte ich den Jester als notwendiges Übel, als einen Anteil, der mir geholfen hat, seelisch zu überleben. Und nebenher half er mir auf so mancher Bühne, eine groteske Rolle auszufüllen. Aber auch nur dort. Abseits von Bühnen hinderte mich der Jester am Wachsen, vergraulte oder retraumatisierte Menschen, die mir nahe waren, und ließ mich oft als arrogante und zynische Person erscheinen, die entweder nicht merkte, wie verletzend sie war, oder „nur“ ihr Handeln verteidigte.

Ich habe inzwischen meinen Jesteranteil psychodynamisch etwas entschärft: Wir haben in inneren Konferenzen einen Deal ausgehandelt. Ich gebe ihm Raum und er boykottiert mich weniger. Diesen Deal einzuhalten kostet noch Kraft. Viel zu schnell ist er bereit, sich dazwischenzuwerfen, wenn mich etwas emotional berührt bzw. mein Traumakind in Übertragungen kommt. Der Jester respektiert mich. Doch ohne die Arbeit in der Therapie hätten wir nie miteinander kommunizieren können.

Dennoch passiert es mir manchmal, dass der Jesteranteil schneller ist, als ich dies im Alltagsmanageranteil steuern könnte. So musste mich vor kurzem ein Richter in einer Verhandlung darauf hinweisen, dass dies ein Gericht sei und mein Grinsen unpassend. Wenig später konterte ich einen Witz, den der Richter machte, mit der Aussage, dass es mir schwer falle ernst zu bleiben, wenn er Witze machen dürfe. Ich bin sehr froh, dass das Ergebnis der Verhandlung dennoch positiv für mich ausfiel.

Mein Rat an alle Betroffenen ist:

1. Ist schon ok. Dein Jokerstate hat dir das Leben gerettet. Er ist ein Teil von dir und nicht dein Feind. Einige dich mit ihm.
2. Schäme dich für Dinge, die der Jokerstate gemacht hat, aber vergib ihm auch. Du kannst die Vergangenheit nicht ändern, aber die Zukunft. Mir hat diese Herangehensweise geholfen, mit meinem Jester zu kommunizieren.
3. Bedenke, dass andere Persönlichkeitsanteile deinen Jokerstate hassen können. Vor allem selbstzerstörerische Anteile können es nicht ertragen, dass eine Abwertung ausgelacht wird. Das kann zu mehr inneren Spannungen führen.
4. Konditionierung. Wenn mein Jesteranteil zu übermächtig wird, schließe ich die Augen und zähle bis drei. Öffne ich die Augen wieder, ist der Jesteranteil zurückgetreten. Das habe ich trainiert und es funktioniert gut, auch mit anderen Persönlichkeitsanteilen.
5. Trainiere mit ihm. Beispiel: Lass ihm Platz und erzähle einen Witz im Jokerstate. Dann erzähle den gleichen Witz im Alltagsmanager. Spüre den Unterschied. Lass den Jokerstate es auch spüren. Schwerer, aber auch wirksamer ist dies, wenn du dich dabei in einem Spiegel betrachtest.

Am Ende möchte ich sagen, dass der Persönlichkeitsanteil des Jester nicht (mehr) meine primäre Sorge ist. Ein anderer Persönlichkeitsanteil, der Abwerter, ist nun meine aktuelle psychodynamische Baustelle. Dieser Abwerter ist ein

Zerstöreranteil, den ich von meiner Mutter bekommen und verinnerlicht habe. Um aber an diesen Persönlichkeitsanteil heranzukommen, musste ich erst den Jesteranteil bearbeiten, denn dieser schirmte die Aggressionen des Abwerters immer ab. Anstatt offen aggressiv vorzugehen, machte ich einen fiesen Witz. Es war schwer für mich, dieses System zu verstehen, und eigentlich wäre ich auch lieber lustig als vernichtend. Aber noch lieber bin ich weniger gestört. Die gelernte Anteilearbeit und die Traumabearbeitung helfen mir dabei Schritt für Schritt.

Nach zwei Jahren Traumatherapie habe ich die Diagnose Dissoziative Traumafolgestörung (DDNOS) und viele psychosomatischen Symptome sowie meine labilen Stimmungsschwankungen abgebaut. Meine Tochter erlebt mich strukturierter und ich fühle mich in einem gewissen Umfeld, einer bestimmten Auswahl von Menschen, erstmals wohl und arbeitsfähig.

5.5 Sexuelle Gewalt und familiäre Tyrannei

Elin Larson

Mit meinen 34 Jahren habe ich nun die letzte Phase meiner 3-jährigen traumtherapeutischen Behandlung abgeschlossen. Ich blickte vor dieser Therapie auf ein sehr einsames Leben zurück und mir fehlte ein soziales Netzwerk. Vor ungefähr drei Jahren wäre ich niemals davon ausgegangen, die abscheulichen Taten meiner Erzeuger aufschreiben zu können, da ich sie selbst nie wahrhaben wollte. Aufgrund jahrzehntelanger Konditionierung zweifelte ich stark an meiner Intelligenz und noch heute kämpfe ich gegen Introjektstimmen von früher. In der Kindheit denunziert, stieg mein Ur-Missvertrauen so sehr, dass ich keinem Menschen mehr traute, nicht einmal mir selbst. Die programmierte Angst war so groß, dass man mir nicht glaubte und mich als Lügnerin stigmatisierte. Fortan hielt ich irgendwie aus und überlebte in einer Pseudo-Identität. Meine Behandlungsprognose war die integrierte DIS.

5.5.1 Meine Entwicklungsgeschichte

Leben in der Herkunftsfamilie

Ich fühlte mich fast 30 Jahre jeden Tag einsam, hilflos und hatte sehr große Verlustängste. Ich wusste nie, wer ich eigentlich bin. Bei starken Einsamkeitsgefühlen bekam ich Panikattacken und hatte das Gefühl zu ersticken. Während meiner Kindheit hörte ich immer wieder die Formulierungen, dass ich die Ausgeburt des Bösen sei, dass ich lieber hätte verrecken sollen oder es besser gewesen wäre, mich in ein Heim gesteckt zu haben. Immer wieder prügelte mir meine Erzeugerin – verbal und mit körperlicher Gewalt als Nachdruck – ein, ich sei ihr schlimmster Fehler und habe ihr Leben versaut. Mit mir könne man schlichtweg nichts anfangen, ich sei empfindlich, aufmüpfig und würde ihr nur Probleme bereiten.

Ich wuchs mit einer sechs Jahre älteren leiblichen Schwester auf. Sie behandelte mich ebenfalls erniedrigend. In meinen ersten Lebensjahren versuchte sie aufgrund einer enormen Schwestern-Konkurrenz, mich mehrfach zu ersticken. Auch später war ich ihr ein Dorn im Auge, da ich als Zweitgeborene weniger Verantwortung trug und in ihren Augen mehr Präsenz bekam. Diese bekam ich tatsächlich. Doch es war eine sehr lebensbedrohliche und hasserfüllte Aufmerksamkeit. Ich möchte an dieser Stelle betonen, dass meine biologische Schwester unter einem sehr starken Störungseinfluss der Eltern steht und mich in einem Ausmaß hasst, wie man es sich kaum vorstellen mag – ich am allerwegnisten.

Mitunter kam es dennoch vor, dass sie mir in absolut grenzwertigen Situationen half. Situationen, in denen es lebensbedrohlich für mich war. Wie auch ich steckte sie in einer schwerwiegenden (Co-)Abhängigkeit, in der grausamen Täterloyalität und somit auch in der Täterbindung fest – sie schützt bis heute die Täter. Sie hat bis heute ihre Traumata nicht bearbeitet.

Mein biologischer Erzeuger war schwerwiegend dem Alkohol verfallen und sehr aggressiv. Ich besaß damals nur wenige Erinnerungen an das Leben mit ihm im Alter von 0 bis 4 Jahren. Was ich definitiv wusste, war, dass sich das Erzeugerpaar bei Konflikten fast zu Tode prügelte. Der biologische Erziehungsberechtigte zeichnete sich durch eine extrem verdrehte Opferrolle und eine neurotische Persönlichkeitsstörung aus. Beide „Elternteile" waren stark kontrollsüchtig, impulsiv, besitzergreifend und drückten ihre Meinung mit Gewalt durch. Auf der anderen Seite besaßen sie auch devote Anteile und switchten zwischen allerlei Instanzen minütlich hin und her. Als Kind wusste ich nie, was mich erwartete. Gewalt und riskante Sexeskapaden zeichneten diese Ehe aus. Eine äußerst borderlinegestörte Beziehungsgestaltung, die sie an mich weitergaben.

Meine Erzeugerin ist eine sehr histrionische, impulsiv-gesteuerte, neurotische, aggressive und unberechenbare Frau. Sie verhält sich Männern gegenüber sehr devot. Sie wusste auch von sexuellen Übergriffen an mir im Alter von zwei Jahren seitens des biologischen Erzeugers. Gefährlich für mich war ihr sehr starker sexualisierender Innenanteil. In diesem lockte sie die schlimmsten Täter an und ließ sie in mein Leben. Ebendiese Anteile habe ich als Introjekte übernommen und sie brachten mich in eine Vielzahl äußerst lebensbedrohlicher Situationen. Eigenartigerweise kann diese Frau nach außen relativ unauffällig wirken.

Als ich etwa 5 Jahre alt war, präsentierte mir meine Erzeugerin einen Mann als meinen „neuen Papa" (ihr Wortlaut). Sie beschrieb ihn als Versorger und Retter. Dieser war noch kontrollsüchtiger und besitzergreifender und strebte nach der unendlichen Macht. Auf sadistische Art und Weise erpresste er Menschen und drohte ihnen. Er eiferte einem gewissen Diktator nach. Stalin wurde von ihm in gewissen Anteilen sehr verehrt. Noch dazu war er sehr gut vernetzt. Allen Menschen im Umfeld machte er recht schnell klar, dass ich die größte Lügnerin sei und man mich mit einer harten Hand führen müsse. So gab er es auch bei Elternabenden meinen Lehrern zu verstehen. Er brachte in diese anfängliche Beziehung (später Ehe) drei weitere Kinder mit ein. Sie besuchten ihn alle zwei Wochen. Mir war recht schnell klar, welche Rolle jeder von uns hatte. Seine leiblichen Kinder behandelte er gänzlich anders als uns, seine Stiefkinder. Somit hatte ich noch eine Stiefschwester und einen Stiefbruder.

Die gleichaltrige Stiefschwester redete bis zuletzt kein Wort mit mir. Sie ist eine sehr manipulative Person. Den vom Vater vorgelebten Sadismus vollzog sie bereits im Kindesalter. Mehrfach brachte sie mich in Situationen, in denen sie die Verantwortung trug und mir die Schuld zuwies. Im Wissen, dass mir anschließend größte Gewalt zugefügt werden würde, wenn ihr Vater mich fast zu Tode prügelte. Er zerrte mich am Arm und nackt wie ein Stück Vieh über die Türschwelle. Anschließend schleuderte er mich gegen die Schlafcoach, wo ich dann zusammengekauert, wehrlos und gedemütigt, voller Todespanik und dissoziativ zurückblieb. Denn ein Spiel spielte dieser Mann sehr gern: Das Spiel, dass er mich nie wissen ließ, wann und letztendlich *ob* er mich umbringt.

Im Alter von 5–19 Jahren entwickelten sich so suizidale Gedanken. Jedes Mal, wenn im Untergeschoss die Tür ins Schloss fiel, erstarrte ich und betete, dass er nicht nach oben in mein Zimmer käme. Meine Panik machte er sich zunutze, um mich erst zu lähmen, dann handlungsunfähig und abschließend gefügig zu machen.

Die Frauen in diesem Familienkonstrukt unterliegen starken Neid-, Missgunst und Hassgefühlen und stehen mit allem und jedem in stetiger Konkurrenz. Alle haben als Ziel gemeinsam, dem sadistischen Mann zu gefallen und von ihm wertgeschätzt zu werden. Vielleicht um sich so auch selbst zu schützen und nicht in den Opfer-Fokus zu geraten.

Der einzige Sohn des tyrannischen Stiefvaters, mein Stiefbruder, wusste, was mir angetan wurde, schwieg jedoch über die Peinigungen und Tyranneien und kam mir nicht zu Hilfe, als ich von den Schwestern mehrere Stunden lang in eine Holztruhe eingesperrt wurde.

Meine Traumatisierungen in der Kindheit

Im Alter von 20 Jahren neigte ich noch immer dazu, mir schwer gestörte Männer zu suchen und mich von ihnen herabwürdigend für diverse Sexpraktiken benutzen zu lassen. Nach diesen gefährlichen Situationen floh ich regelrecht aus den fremden Wohnungen, ohne richtig zu wissen, wieso ich das tat und wie ich in diese Wohnungen gelangt war. Es war die Zeit, in der meine psychische Störung herausbrach, ich jedoch die Zusammenhänge noch nicht verstand. Ich war auf der Suche nach der mir vorgelebten „Liebe". Gewaltvoll, gepaart mit Demütigung und Machtdemonstrationen – das Einzige, was mir laut meiner Herkunftsfamilie wohl zustand. Ich fühlte mich zu dieser Zeit fremd im eigenen Körper und lebte in meiner eigenen Welt. Oft kam mir die Umwelt bzw. meine Umgebung unwirklich vor...

Meine ersten Entwicklungsschritte im Alter von 0–4 Jahren waren von großen Todesängsten durch körperliche, sexuelle und emotionale Gewalt geprägt. Als Kleinkind wurde ich zum einen täglich vernachlässigt und durch Liebesentzug,

Gewalt und Ignoranz bestraft. Zum anderen wurde ich dann an die Erzeugerin herangezogen, gestreichelt und umarmt. Als Kind irritierten mich diese widersprüchlichen Verhaltensweisen, sie ließen mein Misstrauen gegenüber Menschen stark wachsen. Da ich im Endeffekt nie wusste, was mir im nächsten Moment bevorsteht, baute sich im Innern ein extrem hohes Spannungsniveau auf. Dadurch fokussierte ich bei Menschen jedes Augenzucken, jede Veränderung der Gesichtszüge und analysierte jede Situation, in der ich mich befand. Gleichzeitig wurde meine Bindungsfähigkeit durch erheblichen Verrat – nämlich in keiner Weise geschützt worden zu sein seitens meiner Bezugspersonen, insbesondere der Erzeugerin – vielfach zerstört.

Konfliktsituationen wurden mit Gebrüll, angsteinflößenden Geräuschen und extremer, hasserfüllter körperlicher Gewalt „gelöst". Der biologische Erzeuger prügelte seine Frau mehrfach krankenhausreif und fügte ihr reichlich Knochenbrüche, z. B. im Gesicht, zu. In einer Situation eskalierte der Streit. Die Erzeugerin rannte ins Kinderzimmer und schloss uns alle ein. Wir versteckten uns unter der Bettdecke. Doch er trat die Tür mit aller Gewalt ein. Er stürzte sich hasserfüllt und unberechenbar auf die Erzeugerin, während sie meine Schwester und mich an sich klammerte. Heute wirkt es für mich eher, als habe sie uns als Schutzschild benutzt. Der Erzeuger würgte sie und schmetterte immer wieder ihren Kopf auf das Kissen. Mit sechs Jahren hatte ich dadurch eine Todespanik erlebt, die sich fest in mir einbrannte und mich von nun an in meinem weiteren Leben begleiten würde. Gleichzeitig erlernte ich eine toxische Beziehungsgestaltung, in der es um Machtkämpfe und exzessive Sexeskapaden ging. Zusätzlich lernte ich schon in jüngsten Jahren eine starke Co-Abhängigkeit kennen.

Im weiteren Verlauf meiner Traumatherapie wurde sehr deutlich, dass diese Gewalt an mich weitergeben wurde. Aufgrund der vielen emotionalen Defizite und der Bastard-Kind-Thematik war es der Erzeugerin unmöglich, mich als ihr Kind anzunehmen und meine Bedürfnisse nach Liebe zu stillen, meine Not zu lindern. Vermutlich bin ich aus einer Vergewaltigung entstanden. Dies würde all den Hass, die Missgunst und den Neid meiner Erzeugerin auf mich irgendwie erklären. Ich strebte lange Zeit, bis ins Erwachsenenalter hinein, nach dieser Nestwärme, nach der Nähe und Anerkennung von dieser Frau. Ich entwickelte immer mehr Sehnsucht. Im späteren Alter wählte ich mir stark narzisstisch-gespaltene und neurotische Persönlichkeiten als Partner. Ich suchte mir genau das Bedrohliche, das ich aus frühester Kindheit kannte und das mir auch sehr vertraut war. Es mag absolut skurril klingen, aber Liebe, Nähe und Wärme machten mir viel mehr Angst, weil ich sie in meiner Kindheit nie erfahren hatte. Ich hielt lange Zeit keine Zuneigung und Wertschätzung aus. Ich bekämpfte sensitive Männer jahrelang und hielt sie für schwach und minderwertig. Aus der programmierten Angst heraus machte mich ihre Emotionalität aggressiv. Über meine Kindheit hinaus setzte ich Sensitivität mit Schwäche gleich. In den Traumaszenen hatten sich folglich Introjekte und Implantate manifestiert. In diesen inneren Instanzen führte ich die Sätze meiner schlimmsten Täter fort. Ich schädigte mich selbst über mehrere Jahrzehnte, indem ich weniger gestörte Menschen wegstieß, immer wieder Täter anzog und nie gelernt hatte, mich vor diesen zu schützen.

Auf dem blickdicht abgesicherten Hof der Herkunftsfamilie gab es exzessive Orgien von stark alkoholisierten Menschen aus dem medizinischen Bereich. Bereits im Alter von 7 Jahren wurde ich von mehreren Ärzten stark sexualisiert und bedrängt. Es entwickelte sich eine verdrehte Form der Aufmerksamkeit und mit dieser gab ich mich zufrieden. Mehr hatte ich nicht verdient. Die Erzeugerin brachte mich wissentlich in die Hände von Tätern. Schnell entwickelte sich der Gedanke, dass mir niemand helfen wird und immer mehr manifestierten sich sexualisierende Vernichter-Instanzen.

Im Alter von ca. 15 Jahren wurde ich in einer größeren Gruppe von mehreren Jugendlichen von meinem damaligen „besten Freund" sexuell misshandelt. Anschließend wurde ich hochgradig dissoziativ im Kellergewölbe eines Abrisshauses auf eine dreckige alte Matratze geworfen und dort zurückgelassen. Mit verschiedenen Foltermethoden (z. B. Zigaretten auf Handrücken ausdrücken) wurde ich gequält. So wurde mir verständlich gemacht, dass sich niemand für mich interessiere und niemand mir helfen würde.

Im Alter von 19 Jahren verließ ich endlich das Täterhaus und zog in eine andere Stadt, in dem Glauben, ich könne endlich all die Demütigungen und die Qualen hinter mir lassen. Jedoch wurde ich eines Besseren belehrt. Auch in dieser Stadt holte mich alles wieder ein. Unter sehr starken Einsamkeitsgefühlen und mit stetigen Gedankenkreisen veränderte ich mich zunehmend.

Mit 23 Jahren verrannte ich mich in die Idee, einen Partner finden zu müssen. Ich könne nur mit einem Mann an meiner Seite überleben. So war es mir durch die Erzeugerin auch stetig vorgelebt worden. Ich suchte mir einen 10 Jahre älteren Mann und geriet in die nächste qualvolle toxische Beziehung. Dieser Mensch beherrschte mich mittels NLP (Neurolinguistische Programmierung) und manipulierte mich auf abartige Weise, um mich so für verschiedene sexuelle Praktiken gefügig zu machen. Ich selbst suchte Nähe und Wärme und genau das wurde mir zum Verhängnis. Gleichzeitig hat sich in mir ein sehr starker Anteil aus all den sexuellen Übergriffen in der Kindheit und durch die im Kindesalter festgesetzten Prägungen entwickelt. Dieses gefährliche Täterverhältnis hielt ich ganze drei Jahre aufrecht. Immer wieder gelang es dem Täter, mich zu sich zurückzuziehen. Erst wenn ein neuer, weiterer Täter in mein Leben trat, gelang es mir, den vorherigen zu ignorieren. Jeden folgenden idealisierte ich und sah in ihm einen weiteren Retter.

Mit 25 Jahren brach ich endgültig den Kontakt zu meiner ganzen Herkunftsfamilie ab. Trotzdem bestand die sehr starke Täterloyalität und -bindung fort und behinderte zunächst meine posttraumatische Reifung. Über viele Jahre hinweg hatte mir meine Herkunftsfamilie eingeredet, ich wäre nie gut genug, niemand könnte es mit mir aushalten und ich wäre Abschaum. So geschah es, dass ich im Alter von 28 Jahren einen weiteren sexuellen Übergriff innerhalb einer gestörten Beziehung erlebte. Ich selbst hatte die in der Herkunftsfamilie erworbenen Formulierungen verinnerlicht und führte sie als Implantat-Stimmen bis in mein Erwachsenenalter weiter fort. Ich hatte die Haltung und Meinung der Täter über mich selbst im Inneren übernommen. Aufgrund starker Täterloyalität, welche von Inneninstanzen auch ohne Täterkontakt aufrechterhalten wurde, wiederholte sich diese selbstzerstörerische Beziehungsgestaltung im Alter von ca. 30 Jahren erneut. Zu dem Zeitpunkt war ich bereits in traumatherapeutischer Behandlung. Aufgrund der starken Widerstände und der Übertragungsaggression auf meinen Therapeuten war es mir aber zu dem Zeitpunkt nicht möglich, ihn als Unterstützer und Beschützer anzunehmen. All meine Verhaltensweisen resultierten aus enormer innerer Täterbindung und Abhängigkeit.

Meine äußere Lebensumwelt

Ich befand mich in einer sogenannten Opferrolle und glaubte immer mehr, dass ich nichts wert sei. So erlitt ich nicht nur innerhalb des Herkunftsfamiliensystems, sondern auch auf dem Gymnasium weitere Demütigungen. Von Mitschülern gemobbt und von Lehrern ebenfalls auf schlimmste Weise erniedrigt, zog sich mein Lebenspfad weiter fort. Nach mehrfacher familiärer Vergewaltigung und Misshandlungen durch Mitschüler dissoziierte ich im Unterricht von nun an sehr stark. Ich wurde im Unterricht für die Taten, die der Stiefvater anderen Menschen angetan hatte, bestraft. Meist handelte es sich um Angehörige, welche meine Lehrer waren. An dieser Stelle wird das Täternetz deutlich und in welcher Situation ich mich damals befand. Jede Schulstunde wurde ich vorn an die Tafel gestellt. Dort wollte man mein Wissen prüfen. Ich hielt dieses Scheinwerferlicht, in dem ich von meinen Mitschülern drangsaliert wurde, kaum aus. Die Scham und auch die Angst waren so groß, dass ich kein einziges Wort herausbekam. Ich stand unter starker Todespanik. Die Lehrer fühlten sich dann erst recht provoziert. Ich wurde öffentlich als faul und als Nichtsnutz dargestellt. Man redete mir auch hier immer wieder ein, dass aus mir nichts werden könnte. In fast jeder Schulstunde wurde ich gedemütigt.

Neben der täglichen Angst, vor den Mitschülern bloßgestellt zu werden, bangte ich jedoch auch, nach Hause in dieses Horror-Haus gehen zu müssen. Ich flüchtete mich in eine idealisierte Scheinwelt. Ich neigte zu sehr stark ausgeprägten magischen Phantasien und Imaginationen. Dem Unterricht zu folgen, fiel mir sichtlich immer schwerer. Meine Konzentration ist letztlich bis heute stark gestört. Damals wirkte ich sehr desorientiert und depressiv. Jede Stunde weinte ich. Mehrfach wurde ich von der Schule mit dem Rettungswagen abgeholt, weil ich, wie so oft, eine Panikattacke mit einhergehender Hyperventilation hatte. Die Lehrer und die Direktorin konnten erahnen, was ich in dem Täterkreis zu durchleiden hatte. Ein Mitschüler aus meinem Herkunftsort nahm sich im Alter von 17 Jahren das Leben. Er schoss sich selbst durch den Mund in den Kopf. Dieser junge Mann hatte schwerste Traumatisierungen und Gewalt seitens seines Vaters erlitten. Auch was ihn betrifft, waren die Dinge an diesem Gymnasium bekannt. Er wurde als depressiv stigmatisiert und wie auch bei mir schaute man einfach weg.

So begann eine Zeit, in der ich jeglichen Lebensmut verlor. Egal an welchen Ort ich ging, überall wurde ich entwürdigt und seelisch sowie körperlich misshandelt. Auch meine Großeltern mütterlicherseits, die nebenan lebten, bekamen all meine Schreie und Qualen mit und griffen nicht ein. Denn auch hier stellte der Stiefvater immer wieder deutlich klar, dass ich es verdient hätte. Er begründete seine sadistischen Qualen damit, dass ich eine sehr aufmüpfige Lügnerin wäre.

Ich neigte im Kindesalter zu fortlaufenden Unfällen mit Verletzungen und Knochenbrüchen. Des Öfteren fiel ich von Klettergerüsten und brach mir bspw. den Arm oder ich brach mir im Sportunterricht das Bein, als ich gegen einen Kasten sprang. Unglücklicherweise für mich werden im Kindesalter bei Unfällen die Betreuungspersonen benachrichtigt. Sofern mich ein Arzt behandelte, riss mich der Stiefvater weg. Es galt, mir keine Hilfe zukommen zu lassen – es wären blaue Flecke und Narben aufgefallen. Es gab mehrere Situationen, in denen ich versuchte Hilfe zu bekommen. Ich befand mich in einer Misere. Dieser sadistische Mensch genoss sehr großen Einfluss im Dorf und in der anliegenden Kleinstadt. Jeden von mir unternommenen Versuch bekam er mit und bestrafte ihn mit schlimmsten Gewaltattacken, sofern ich versuchte, mich aus diesen Fängen zu befreien. Ich entwickelte ein masochistisches Introjekt, das nach diesem Hass von ihm strebte. In der Jugend schuf ich fortan selbst solche Situationen, um im Selbsthass seine abscheuliche Crux tragen zu müssen. Daraus manifestierte sich ein Zwang. So bekam ich wenigstens negative Aufmerksamkeit. Auch wenn dies katastrophale Schmerzen bedeutete. Doch Ignoranz und „Liebesentzug", nicht gesehen und gehört zu werden, waren für mich bereits als Kind kaum zu überleben. Ich nahm das Sterben in Kauf.

Auch Ärzte, Psychologen und Betreuer haben weggeschaut

Im Alter von 20 Jahren brach ich erstmalig den Kontakt zur gesamten Herkunftsfamilie ab. Ich begann nach einer üblichen Wartefrist eine (kognitive) Verhaltenstherapie. Seltsamerweise erfolgten laut meiner Krankenkasse keine formelle Beantragung dieser Therapie und auch keine Abrechnungen der erfolgten Sitzungen. Diese verliefen recht merkwürdig und dauerten nie länger als 10 Minuten. Die Therapeutin drängte mich, den Kontakt zur Familie wieder aufzunehmen. Sie redete mir ein, es gehöre sich nicht, den Kontakt abzubrechen. Schließlich sei es meine Mutter, die mich immer lieben werde. An dieser Stelle kann ich sagen: Diese Frau hat mich nie geliebt. Hier geschah ein gravierender Fehler seitens dieser Therapeutin. Es dauerte etliche weitere Jahre, bis ich schlussendlich den Kontakt gänzlich abbrach und begann, aus der Täterbindung auszutreten.

Während meines stationären Klinikaufenthaltes im Alter von 30 Jahren wurde mir angeraten, Traumata fest zu verpacken. Ich berichtete von den abscheulichen Taten, Ekelsymptomen und der sexuellen Gewalt durch den Stiefvater, weil mich all das in diesem Alter stark einholte. Man ordnete mir Antiaggressionstraining an. Zur Erinnerung: Wut galt in meiner Kindheit als ein verbotenes Gefühl, wurde als Aufmüpfigkeit gesehen und dementsprechend mit Gewalt bestraft. Als einzige Frau war ich in einer Therapiegruppe mit impulsiv-aggressiven Männern. Für den Trainer war es ebenfalls merkwürdig. Eine Chronifizierung ist hier wohl nicht auszuschließen.

Weiterhin kam es in einer Tagesklinik zu erheblichen Behandlungsfehlern. Mir wurde diktiert, an einer Gruppentherapie mit Autogenem Training teilzunehmen. In meiner ersten Sitzung dissoziierte ich über mehrere Stunden und wurde in diesem Zustand bis zu vier Stunden gelassen. Erst ein Pfleger in der Spätschicht bemerkte, dass ich mich in einem dissoziativen Trancezustand befand. Er griff hier direkt ein. Wie ich später erfuhr, bildete sich dieser Pfleger auf dem Gebiet der Traumatherapie weiter. Es ist mir unerklärlich, wie es dazu kommen kann, dass in einer Klinik, in der ständig von Traumata berichtet wird, Autogenes Training vom Pflegepersonal durchgeführt wird, welches in der Stunde selbst am Training teilnimmt. Das Pflegepersonal hat dann nicht die Klienten im Blick und bemerkt auch so ihr mögliches Abrutschen nicht. Diesbezüglich fehlt es dem Fachpersonal gänzlich an Weiterbildungen und Schulungen.

Symptome wurden verschleiert

Über Jahrzehnte wurde mir eingetrichtert, ich sei an allem schuld und für all das, was mit mir geschieht und wie man mich behandelt, selbst verantwortlich.

Schließlich provoziere ich mit meiner Aufmüpfigkeit und meinem eigenen Willen alles und jeden. Immer wieder gaben mir die Täter zu verstehen, dass ich als Mensch nicht ausreiche. Schließlich hätte ich nichts anzubieten. Außer, dass ich stillhalte und sie mit mir alles machen können. Damit – so gaben sie mir zu verstehen – könne ich alles wieder gutmachen.

Ich entwickelte eine unbändige Wut und einen starken Hass dem Stiefvater und jeglicher Ungerechtigkeit gegenüber. Recht schnell wurde mir klar, wer der Marionettenspieler war. Dieser Hass richtete sich im Endeffekt gegen mich selbst. In Introjekten bestrafte ich mich, weil ich zum einen mir nicht helfen konnte. Zum anderen, weil ich unter solcher Panik stand, diese Wut nach außen zu bringen. Die Konditionierung wurde trotz fehlenden Täterkontakts in meinem Inneren weiterhin aufrechterhalten. Meine Gefühle galt es zu verbergen und ich musste die vom Stiefvater kontrollierte Identität annehmen. Es entwickelten sich bereits im Alter von 7 Jahren autodestruktive Handlungsweisen und starker Selbsthass. Zusätzlich zog ich mich immer mehr in meine Innenwelt zurück und begann zu schweigen (Mutismus). Recht schnell im Leben begriff ich, dass mir niemand glaubte.

So kam eine Zeit in meiner Jugend, in der mein Stiefvater mich vorerst gebrochen hatte. Ich fing immer mehr an zu glauben, dass benutzt zu werden das Einzige sei, wofür ich in diese Welt geboren wurde. In Situationen, in denen er mich betäubte, flüsterte er genau das immer wieder in mein Ohr. Es folgten mehrere Jahre der schlimmsten Demütigungen, Bestrafungen und sexuellen Übergriffe, welche ich über mich ergehen ließ. In dieser Zeit lebte ich kein Leben. Denn ich überlebte nur noch und war gänzlich abgestumpft.

5.5.2 Therapiebeginn

Was zur Traumatherapie führte

Ich habe im Vorfeld vielerlei unterschiedliche Therapie-Erfahrungen gesammelt. Angefangen im Alter von ungefähr 25 Jahren bei einer (kognitiven) Verhaltenstherapie, wie bereits erwähnt. Durch fehlende Aufklärung leider ohne Erfolg. Ich hatte damals keine Vorstellungen, wie eine solche Therapie abläuft. Aber ich wusste, dass etwas an meiner Familiengeschichte nicht stimmte und ich im Alltag meist zu unangemessenen, affektgesteuerten Reaktionen neigte. Bereits vor meiner Ausbildung wurde ich immer depressiver, isolierte mich immer mehr und die suizidalen Stimmen in meinem Kopf wurden immer lauter. Ich sei es nicht wert zu überleben, ich müsse sterben, hallte es immer wieder dumpf im hintersten Winkel meines Kopfes.

Nach mehreren Jahren Therapeutensuche und meinem Flehen um einen Wartelistenplatz, nach fragwürdiger Verhaltenstherapie – wie schon erwähnt ohne Beantragung und Abrechnung und mit nur fünf- bis zehnminütigen Sitzungen – war die Not zu diesem Zeitpunkt so groß, dass ich mich zunächst selbst mit 27 Jahren in eine psychosomatische Klinik einwies. Ich quälte mich jeden Tag zu überleben. Ich isolierte mich in der eigenen Wohnung. Gänzlich unterernährt, vermied ich jeden sozialen Kontakt. Wenn es sich nicht vermeiden ließ, schlüpfte ich in meine Pseudo-Identität, auf die man mich früher konditioniert hatte. Nach außen mimte ich ein perfektes Äußeres und Leben. Wieder in meinen vier Wänden, brach ich erneut zusammen. Kurz bevor ich in die Klinik fuhr, bekam ich einen Wartelistenplatz (2 Jahre) in der Gemeinschaftspraxis Vogt, bei Herrn Vogt. Bereits während meines stationären Aufenthaltes umriss ich grob meine Themen, wovon mir viele bereits bewusst waren. Das Therapieziel in der Klinik war es mich zu stabilisieren und die Dinge fest zu verpacken. Dies hatte gravierende Folgen für meine anschließende Traumatherapie. Im Alter von 28 Jahren litt ich lange Zeit unter starker dissoziativer Amnesie und idealisierte die Täter immer mehr. Scheinbar ohne bewusste Erinnerungen zeigten sich bei mir unbewusste Körpererinnerungen in Form von psychosomatischen Schmerzen. Dennoch wehrte ich mich strikt gegen die emotionalen Erinnerungen. Anfänglich fühlte ich mich in all den Gefühlen, die ich jahrelang verdrängt hatte, gefangen und hatte Angst, diese kein weiteres Mal zu überleben.

Die Hauptsymptome

Mein soziales Leben war bisher sehr konfliktbehaftet. Ich quälte mich mit starker Einsamkeit, durch vollständiges Ur-Missvertrauen und paranoide Zwangsgedanken. Jeden Tag kämpfte ich einen Überlebenskampf unter sehr hohem Grundspannungsniveau. Jeder in meinem Umfeld war ein potentieller Täter. Ich traute niemandem über den Weg und neigte in Konfliktsituationen zu abrupten Fluchtreaktionen. Ebenfalls litt ich unter starken Verleumdungs- und Verratsgefühlen in meinem Inneren. Bis heute fällt es mir schwer, Hilfe von außen anzunehmen – dies führt zu verschiedenen Konfliktsituationen in meinem sozialen Umfeld. Ich neigte auf der anderen Seite zu starker Abgrenzungsschwäche und schützte mich selbst kaum, was immer zu einer Überforderung führte, ausgelöst durch zwischenmenschliche Beziehungen. In solch schwierigen Phasen isolierte ich mich selbst und litt unter einer starken Sozialphobie. Alltagssituationen wie Einkaufen oder Straßenbahnfahren führten zu intensiven Stressreaktionen wie starkes Schwitzen, eiskalte und nasse Hände, Herzrasen und teils auch Luftnot. Gleichzeitig litt ich unter psychosomatischen Schmerzen im Vaginalbereich, an der Wirbelsäule und am Steißbein. So fiel mir anfangs in der Therapie das Sitzen schwer. Auch bekam ich immer wieder Schmerzen im Schulter-, Nacken- und

Armbereich. Es fühlte sich so an, als risse mich jemand am Arm immer hin und her oder packte mich an der Schulter und bohrte seine Finger in meine Haut.

All diese Symptome verstand ich im Verlauf der Therapie als psychosomatische Trauma-Erinnerungen. Mein Körper erinnerte all die Qualen, welche mein Gehirn lange Zeit verdrängt hatte. Meinen stetigen Kampf um Aufmerksamkeit erkenne ich heute als Traumafolgestörung. Der ungestillte Hunger nach Nähe und Nestwärme konnte lange Zeit nicht gestillt werden. Lange Zeit fühlte es sich so an, als würde genau diese Sehnsucht mich zerreißen. Als tragische Folge meiner Geschichte pendelte ich zwischen nicht mehr atmen wollen und meinem gleichzeitigen Überlebenskampf.

Die Beziehung zum Therapeuten

Zum Beginn meiner Traumatherapie war die Beziehung durch großes Misstrauen geprägt und ich reagierte mit starker Angst auf den Psychotherapeuten. Anfänglich wirkte er auf mich sehr distanziert, kühl und streng. All das rief in der Kombination große Vernichtungsfurcht hervor, hier zeigten sich deutlich meine starken Übertragungen. Auch ich verhielt mich sehr distanziert und unnahbar, um nichts preisgeben zu müssen. Insgeheim gab ich mir für alle Erlebnisse die Schuld und entwickelte große Schamgefühle.

In der ersten Phase meiner Traumatherapie wurde ich von meinem Psychotherapeuten stabilisiert. Ich befand mich in einem sehr irritierten kindlichen Zustand. Die Stabilisierung erfolge mittels psychoedukativer Aufklärung über psychodynamische Zustände und Innenprozesse mit schwertraumatischen Hintergründen. Der Wissensaustausch war für mich von enormer Bedeutung. Teils glich die therapeutische Sitzung einem Fachgespräch – wohl erstmalig erlebte ich einen Gesprächspartner, der mir auf Augenhöhe begegnete. Ich wurde nicht bevormundet, auch wenn Inneninstanzen es so auslegen wollten. Doch die positive Erfahrung und der Versuch, Vertrauen aufzubauen und Nähe zuzulassen, führten auch dazu, dass innere Gegenkräfte sich meldeten. Ich neigte zu sehr starken Übertragungs-Aggressionen und gab meinem Psychotherapeuten die Schuld, wenn Trauma-Gefühle sich meldeten und ich mich traurig, verlassen und ängstlich fühlte. Meine Introjekte redeten mir immer wieder ein, dass er mir alles wegnehmen wolle und er der eigentliche Täter sei.

Doch in meinem Inneren zeigte sich auch eine verletzliche und hoffnungsvolle Seite. Das Traumakind genoss es, nun eine Ersatz-Vater-Figur zu haben. Die Beziehungsgestaltung zu meinem Therapeuten entwickelte sich also nach einem

Schwarzweißmuster. Wie eine Art Pendel bewegte ich mich zwischen der völligen Idealisierung und absoluter Abwertung des Therapeuten. In einem lockenden Anteil versuchte ich ihn auf meine Seite zu ziehen und ihn ausschließlich für mich zu gewinnen. Wie bereits erwähnt, glich dieses Verhalten der durch die Täter in meiner Herkunftsfamilie vorgelebten besitzergreifenden und borderlinegestörten Beziehungsgestaltung. Fast jede Form von objektiver Kritik führte zu sehr starken Kränkungen meiner Inneninstanzen. Anschließend fühlte ich mich vorgeführt und gedemütigt. In diesen Situationen wurden die damaligen Gefühle „hochgeschickt". Ich nahm es als verdrehte Variante der Verlassenheitsangst wahr und fühlte mich im Stich gelassen. Aus diesen Gefühlen heraus drohte ich meist mit Kontaktabbruch. Ich rutschte in dissoziative Zustände, vergaß Therapie-Termine oder kam einen Tag zu früh und beharrte darauf, dass heute mein Termin sei und mich mein Therapeut absichtlich vergessen hätte. Auch hier neigte ich zu einem extremen Kontrollzwang hinsichtlich der Einhaltung von Regeln und Gerechtigkeit. Stellte ich doch einmal ein Versehen oder kleinere Mängel seitens des Therapeuten fest, so bemerkte ich eine sehr akribische Freude des sadistischen Anteils im Inneren.

Höhepunkte und Kriterien in der Therapie

Da ich aber gleichzeitig zwischen größter Not mit Idealisierung und Abwertung mit Verlassensaggression pendelte, ging ich immer wieder zu den Sitzungen. Es ergab sich hieraus ein Moment, in dem mein Therapeut ansprach, dass ich nie meine Kopfstimmen offenlegte. Aus großer Scham und Schuld heraus traute ich mich nicht, all meine hasserfüllten Gedanken bezüglich anderer Menschen und mir selbst gegenüber auszusprechen. Aus der Panik heraus, als böser Mensch beurteilt zu werden, und aus Angst, dass der Therapeut mich unter diesen Umständen nicht weiter therapieren würde, verschwieg ich die Introjektstimmen, obwohl diese immer lauter wurden und mich und den Verlauf der Therapie sehr stark beeinflussten. Eines Tages sprach mein Therapeut stellvertretend all meine Gedanken aus. Alle derartigen vulgären Beschimpfungen und Abwertungen gegen andere Menschen. Ich riss die Augen auf und erstarrte. Auf der einen Seite fühlte ich mich erwischt und schämte mich sehr stark für diese abscheulichen Zwangsgedanken. Ich bemerkte Hitzewallungen, auch Selbsthass und einen sich anbahnenden starken Fluchtreflex. Aber mein Therapeut verdeutlichte mir, dass all das Sätze waren, mit denen ich seit meiner Kindheit beschallt worden war. Auf der anderen Seite war es deshalb eine Erleichterung, dass diese Sätze nun ausgesprochen worden waren – und von diesem Moment an verstand ich mehr und mehr, dass er mir wirklich helfen wollte. Nirgendwo sonst konnte ich so ehrlich diese Gedanken zeigen und wurde dafür nicht verurteilt. Die stetigen Schuldgefühle, welche ich ein Leben lang mit mir trug, konnten nun reduziert werden.

Immer wieder erklärte mein Therapeut mir, dass ich als Kind im Alter von 4 Jahren nichts an meiner Lage hatte verändern können. Dass die Umstände und meine Situation als Kind festgefahren waren, ich heute aber meinen Weg gehen kann und bereits damit begonnen habe, mich von diesem Tätersystem loszulösen. Ich lernte mit der Zeit mein bisheriges Leben zu akzeptieren und daraus etwas Gutes entstehen zu lassen. Ich vertraute mich ihm an und öffnete einen sehr großen Wunsch – aber auch, dass dieser Wunsch durch abwertende Introjektstimmen vernichtet zu werden drohte und ich mir seine Erfüllung nicht zutraute. Um die Selbstwirksamkeit zu stärken und aus diesen alten abwertenden Mustern auszutreten, arbeiteten wir gemeinsam an diesem Wunsch. Durch das Vertrauen meines Psychotherapeuten in meine Person begann auch ich mir in kleinen Schritten selbst zu vertrauen.

Bis zum letzten Tag arbeiteten wir am Selbstwert, an Selbstachtsamkeit und -wirksamkeit. Heute habe ich verstanden, dass das Wichtigste ist, mir zunächst selbst Empathie und Trost zu schenken. All das, was früher passierte, habe ich im Hier und Jetzt überlebt. Das macht mich wohl zu einer sehr zähen Person, die gar nicht so schwach ist, wie es ihr immer eingeredet wurde!

Einmal in dieser Zeit hatte ich auf dem Arbeitsweg einen schwerwiegenden Verkehrsunfall. Fortan befand ich mich drei Jahre in Schmerztherapie, Ergo-, Physiotherapie und wurde von Handspezialisten betreut. Zu diesem Unfall war es aufgrund der unbewussten Körpererinnerungen und der starken negativen Gegenwehr von Inneninstanzen gekommen.

Nach der längeren Stabilisierungsphase widmeten wir uns der Traumakonfrontations-Technik (Screen-Technik). Mein Therapeut brachte mir unterschiedliche Arten der Expositionsarbeit bei. Ich stellte dabei vermehrt fest, dass das LMDR (Leg Movement Desensitization and Reprocessing) für mich hilfreich in der Bearbeitung sehr schwerwiegender emotionaler Traumata wie bspw. sexuelle Gewalt war, weil die damit emporsteigenden Erinnerungen in diesem Rahmen für mich besser aushaltbar waren. Die Erkenntnis, dass jede mir zunächst nahestehende Person zu meinen Tätern gehörte, brachte mich um den Verstand und ließ mich noch mehr in eine Hilflosigkeit und Einsamkeit rutschen. Für all die intensiven und schwer auszuhaltenden Emotionen gab ich meinem Therapeuten die Schuld. Ich hielt es nicht aus, die Verantwortung bei den eigentlichen Tätern zu suchen und wollte es, wie so oft, nicht wahrhaben. Nach fast jeder Öffnung der Taten des Stiefvaters kam auch die Gegenwirkung. Meine Innenanteile verdrehten die Tatsachen in meinem Kopf. Wenn ich nach diesen anstrengenden Sitzungen und den auftauchenden Erkenntnissen mit meinen Gegenstimmen allein war, verfiel ich oft in einen paranoiden Gedankenstrudel – Introjekte arbeiteten sich nach vorn und ich war wie fremdgesteuert.

Durch die Traumatherapie versuchte ich jedoch mit mehr und mehr Erfolg, gegen meine Anpassungsstörung zu steuern. Mein toxisches Umfeld, welches meist sehr sexualisiert war, reagierte darauf sehr gespalten. Als ich anfing, über toxische Beziehungsgestaltungen und Sexualität zu reflektieren und auch einigen Personen diesbezüglich Fragen hinsichtlich ihrer Beziehungsgestaltung zu stellen, fühlten sich diese in die Ecke gedrängt. Meist switchten sie in einen Verteidiger-Anteil und stellten sich über mich. So wurden mein Veränderungsprozess in Frage gestellt und mein Traumakind-Anteil angetriggert. Verhielt ich mich devot, blieb alles wie gehabt und ich hatte Kontakt. Stellte ich etwas in Frage, wurde ich dagegen mit Ignoranz und Ablehnung bestraft. Schon meine Erzeugerin hatte mich mit Liebesentzug bzw. Näheentzug bestraft, wenn ich (zu viele) Fragen stellte.

5.5.3 Meine gelungenen Therapiestunden

Thema, Setting mit Fotostofftier im Arrangement

Entscheidend waren für mich Traumaexpositionssettings in mehreren Varianten. Hier konnte ich Zusammenhänge erschließen, selbstständig und mit Unterstützung meines Psychotraumatherapeuten ein Ende verschiedener Traumaerlebnisse herbeiführen. Es war wichtig für mich, die Dinge zu verstehen, die jahrelang für mich unerklärlich gewesen waren. Erst durch die verschiedenen Settings und ihre Wirkung sowie Einordnung mithilfe des Psychotherapeuten konnte ich Akzeptanz entwickeln. Ich löste in diesen Settings meine körperlichen und seelischen Traumaerinnerungen auf und legte nach und nach die Schuld ab, mit der mein bisheriges Leben konditioniert worden war.

Wichtige Anteilesettings

Gemeinsam mit meinem Therapeuten entschied ich mich für dieses Setting, weil ich immer wieder in einem Täter-Kind-Anteil (dem Trotzkopf) dazu neigte, mir meine Fortschritte selbst schlechtzureden, Veränderungen nicht wertschätzen zu können und mich nur auf die negativen Dinge zu fokussieren. Noch heute stehe ich mir damit hin und wieder selbst im Weg und führe einen stetigen „Ungerechtigkeitskampf". Auch steigert dieser Anteil mein Ur-Missvertrauen enorm, sodass mir die Gestaltung von zwischenmenschlichen Beziehungen schwerfällt.

Der Trotzkopf bemitleidet sich gern selbst und aalt sich in der Rolle des Opfers. Selbst bei Minimalitäten steigerte ich mich in diesen Anteil so stark hinein, dass ich das Hier und Jetzt vergaß – wie in die Vergangenheit zurückversetzt, kämpfte ich um mein Recht und meine Glaubwürdigkeit. Hierbei handelt es sich um eine Reinszenierung des „Übermannt-werden-Gefühls" aus meiner Traumageschichte. Durch die fehlende Abgrenzung und das Ausbleiben einer Realitätsprüfung – ich hatte ja all die fürchterlichen Taten bereits überlebt! – gelang in diesem Zustand eine Fokussierung auf meine Alltagsaufgaben (mein gegenwärtiges Leben) meist nicht. Somit hielt ich den starken Widerstand aufrecht und verbot mir ein zufriedenes und selbstbestimmtes Leben im Heute.

Bevor das Setting beginnt, stellt man dem Anteil eine konkrete Frage. In meinem Fall: „Warum kocht die Feindseligkeit hoch und warum entsteht solch großer Widerstand?" Diese Frage wird an eine Auswahl momentan vorherrschender Anteile gestellt. Alle Anteile im Setting zu Wort kommen zu lassen, würde zu Verwirrungen führen und somit Widerstand erzeugen. In meinem Fall würde es auch zu großer Irritation führen, wodurch jüngere (Kind-)Anteile konfus würden und es zu einer Labilisierung käme, gesteuert von Täter-Anteilen. Im Setting wird zunächst die Gegenwart der Anteile im Inneren mit verschiedenfarbigen Reifen visualisiert (für jeden Anteil wird ein Reifen gelegt.) In einem Anteile- bzw. Inselsetting wird zunächst jeder einzelne Anteil zur momentan vorherrschenden Situation befragt. Dazu stellt man sich direkt in den Ring des jeweiligen gelegten Anteils. Anschließend verbalisiert man seine Kopfstimmen der Inneninstanz und bringt diese dadurch nach außen.

In der Ausgangssituation zählte ich den Trotzkopf (TRK) zu einem Traumakind-Anteil und wählte hierfür einen größeren blauen Reifen. Zusätzlich wird bei einem Anteilesetting immer auch der Alltagsmanager (AM), in Abb. 5.7 in Grün dargestellt, gelegt. Dieser ist die „erwachsenere" Instanz und die Kommunikationsschnittstelle zwischen allen Inneninstanzen, der sogenannte Vermittler. Weiterhin legte ich noch einen Traumakind-Anteil (abgekürzt: TK, auch Opferkind), in Abb. 5.7 in Gelb dargestellt. Er steht für die Instanz, die all die Traumatisierungen in sehr jungen Jahren erleben musste und sich leider selbst nicht wehren konnte.

Im Setting kristallisierte sich schnell heraus, dass Anteile nicht miteinander als Team agierten. Der Trotzkopf stellte sich über den Alltagsmanager und übernahm die Kontrolle meiner Innenwelt. So wurde er von der Außenwelt präsenter wahrgenommen. Dieser Anteil besticht durch eine Unfähigkeit, sich im Alltag unterordnen zu können. Meist fühlt er sich schnell bevormundet, gekränkt und resultierend daraus neigt er zu störrischem Verhalten und starken Rachephantasien. Gleichzeitig ist er sehr affektgesteuert in seinem Handeln, was meist zu negativen Konsequenzen für mich im Gesamten führt. Der Alltagsmanager rutscht mir noch heute teils weg, er befand sich damals in einer untergeordneten Position im Hintergrund. Aus Angst vor Vernichter-Energien einiger meiner Innenanteile gelingt es ihm schwer, die führende Rolle einzunehmen.

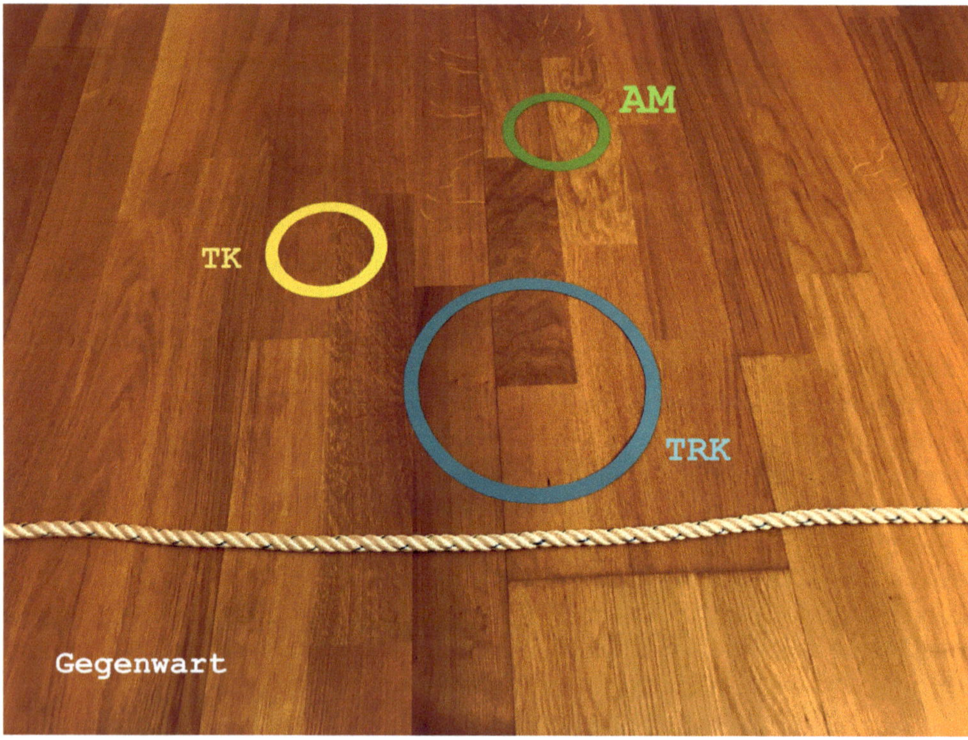

Abbildung 5.7: Ausgangssituation – Anteilesetting „Trotzkopf"

Nachdem alle Anteile zu Wort kamen, ging es im nächsten Schritt darum, den Alltagsmanager (AM) wachsen zu lassen, da er die erwachsenere Instanz darstellt, erwachsene Entscheidungen treffen und sich durch den Alltag bewegen sollte. Es wurde versucht dem Trotzkopf aufzuzeigen, dass auch er ein wichtiger Anteil ist, ohne den ich nicht überleben könnte. Der Therapeut wendete sich direkt an den Anteil und vermittelte ihm, dass er wahrgenommen wird und warum er entstanden ist. Er wurde daran erinnert, dass wir uns alle (alle Anteile) nun nicht mehr in der Herkunftsfamilie befinden und uns aus diesen Täterkonstrukten lösen können. Dabei war es auch wichtig, immer wieder zu betonen, dass wir – ich und meine Anteile – uns im Jahr 2020 befanden. Es folgte eine Reihe an Wertschätzungen der entscheidenden Lebensveränderungen und -entwicklungen (z. B. Partnerschaft, soziale Beziehungen etc.), die ich inzwischen erreicht hatte. Gleichzeitig wurde mir verdeutlicht, dass ich die Vergangenheit reinszeniere und in meiner Innenwelt fortführe, was meine Erzeugerin früher tat. In ihrem weiblichen Narzissmus gab es nie einen Raum für meine

Empfindungen und sie übermannte mich permanent. Sie erdrückte mich und versetzte mich immer wieder in eine Verantwortung, die eigentlich ihre Verantwortung war. Nachdem ich erkannte, dass ich nicht für ihre Störung und ihren Leidensweg verantwortlich gemacht werden kann, löste sich das Gefühl der Fremdbestimmung. Dieses Gefühl stammt aus einer früheren, fürchterlichen Zeit. Doch wir alle haben gemeinsam überlebt.

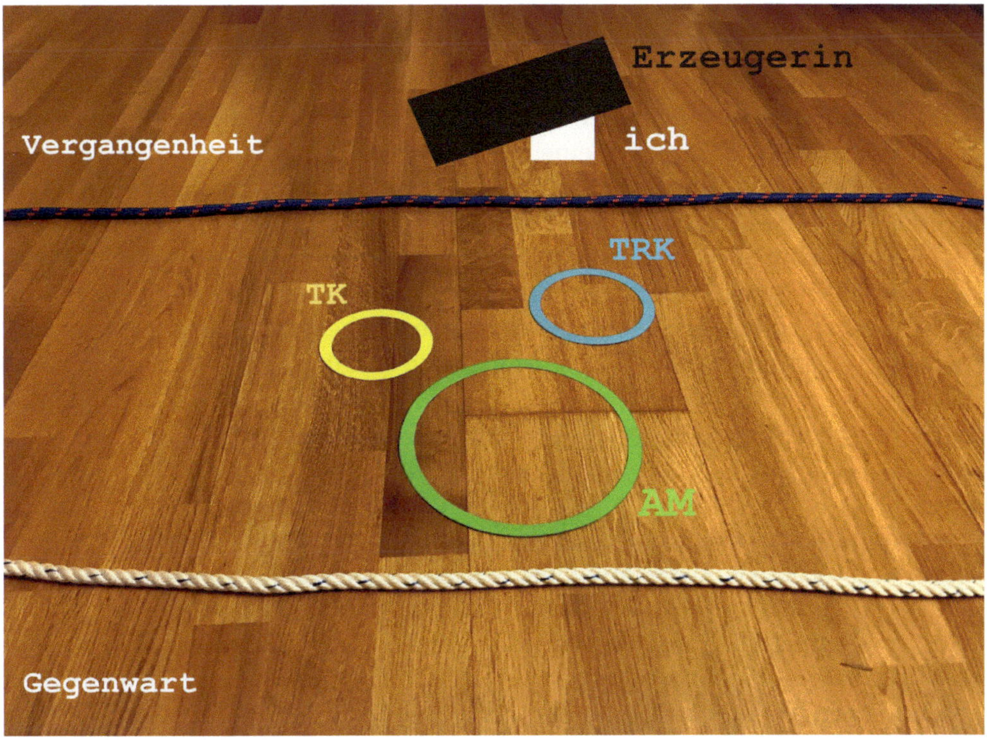

Abbildung 5.8: Abschlussbild des Anteilesettings „Trotzkopf“

Abschließend bemerkte ich ein Gefühl, dass der Alltagsmanager nun wieder stärker wurde, ich konnte ihn wieder bewusster wahrnehmen. Es trat eine gewisse Ruhe ein. Die starke Anspannung (eine verkrampfte starre Haltung, strenge Mimik etc.) löste sich auf. Das langfristige Ziel dieses Setting war es, den Alltagsmanager nach vorn zu holen, ihn wieder die Leitung übernehmen zu lassen. Dadurch, dass ich in eine Art Konferenz mit den Anteilen ging, sie anhörte und nicht wegdrückte, konnte eine Stabilisierung erfolgen. Derartige Verdrängungsmechanismen hatten in meiner Traumageschichte zu immer mehr Anspannungen und Wut geführt, auf die wiederum stark affektgesteuerte dissoziative Verhaltensweisen gefolgt waren. Starke dissoziative Situationen tauchten auch in der Therapie wieder auf, die zu Unachtsamkeit und zu dem bereits erwähnten Verkehrsunfall führten.

Wenn ich mir die Präsenz meiner verschiedenen Anteile in den jeweiligen Alltagssituationen bewusst mache, erhöht dies meine Achtsamkeit und Wahrnehmung hinsichtlich meiner dissoziativen Störung. Es ist für mich unausweichlich, mich in einem gewissen Maße mit meinen Anteilen auseinanderzusetzen. Schlussendlich macht es mich alltagsfähig und lässt eine gewisse Ordnung und Struktur in meinem Leben zu. Gleichzeitig weiß ich aus der Therapie, dass zu viel Anteilearbeit bei mir zu Spaltungszuständen führen kann. Daher ist immer ein gewisses Gleichgewicht anzustreben.

An dieser Stelle möchte ich die Gruppentherapie in den Fokus stellen. Ohne die NVM-Gruppentherapie wäre ich nicht so schnell an all die Traumaerinnerungen gekommen. Auch wenn es eine Vielzahl von Konflikten gab, war für mich das Zugehörigkeitsgefühl sehr wichtig, denn zuvor fühlte ich mich oft fremdartig und nicht zugehörig in der Welt. In einer Gruppe, in der Menschen ähnliche Themen mitbringen, kann man die Erfahrung machen, sich nicht so stigmatisiert und ausgegrenzt zu fühlen, und wenn man es doch tut, liegt das eher an Introjekten, die eine Verbesserung der eigenen Lebenslage verhindern wollen. Auch daran kann man in der Gruppentherapie arbeiten.

5.5.4 Abschlusseinschätzung

Besonders wichtig war es, das innere Kind bzw. mein Traumakind wachsen zu lassen und die Irritation im Erwachsenen aufzulösen. Somit konnten Unsicherheiten und Gedankenkreise aufgelöst werden. Ich lernte mein inneres Traumakind selbst zu trösten und gleichzeitig auch zu schützen. Aufgrund der starken Selbstabwertung war mir Selbstvertrauen leider lange Zeit verwehrt gewesen. Die Erfahrung der stellvertretenden Wertschätzung für meine geleistete Arbeit durch meinen Therapeuten während der gesamten Therapiephase (z. B. Protokolle, Textmaterial und dieser Selbstbericht) gab mir nun den Mut für ein Zweitstudium und der Glaube an mich selbst wuchs. Wie bereits erwähnt, waren auch die Gruppentherapie NVM und in diesem Zusammenhang vor allem die Erfahrungen mit den „guten Ersatzeltern" (den Therapeuten) und den „Geschwistern" (den anderen Teilnehmern) ausschlaggebend für meinen therapeutischen Weg.

Definitiv war für mich das wohl Wertvollste und Bedeutsamste an meiner Traumatherapie, die Wertschätzung von beiden Gruppentherapeuten und auch die meines Einzeltherapeuten zu erfahren. Trotz meiner stetigen Täterübertragungen, Verlassensaggression, Anfeindungen und dem Androhen von Beziehungsabbruch wurde mir weiterhin vertraut. Ich wurde weder als anstrengende Person ausgegrenzt, noch denunzierte man mich. Beide Therapeuten waren sehr geduldig mit mir, sehr zuversichtlich. Ich wurde nicht aufgegeben, wie ich es oft genug in meinem Leben erfahren hatte. Die Betonung, dass ich überlebt habe und eine sehr zähe und starke Persönlichkeit habe, bestärkte mich, mir endlich selbst zu vertrauen und Verantwortung für mich selbst zu übernehmen.

Fortan verinnerlichte ich die Tatsache, dass ich einen freien Willen und eine selbstbestimmte Wahl habe und bspw. auch die Therapie abbrechen kann. Diese Erfahrung war sehr bedeutsam. Es bahnte sich unterschwellig eine nächste Krise an und ich kam zu dem Entschluss, zunächst eine Frau als Therapeutin zu bevorzugen. Ich erklärte sehr sachlich, dass ich nicht mehr weiterkäme, dass ich die männlichen Themen nun ausreichend bearbeitet hätte. Ich müsse jetzt an Themen mit meiner Erzeugerin arbeiten, dafür bräuchte ich eine weibliche Therapeutin. Ich recherchierte weibliche Psychotherapeutinnen und besprach auch das mit meinem Psychotherapeuten. Nach 2 Wochen saß ich vor ihm und fing plötzlich, aus dem Nichts und im kindlichen Anteil, zu weinen an. Ich beteuerte, gar nicht weg zu wollen. Meine Vernichter-Introjekte hatten sich im Inneren nach vorn verlagert, übernahmen für mehrere Wochen die Kontrolle und wollten meine Reflektiertheit über diverse Traumata endlich stoppen. Die Innenanteile verdrehten erneut die Tatsachen und ich schlitterte in eine Opferrolle. In bestimmten Anteilen erklärte ich mir selbst, ich sei zu schwach und könne all die Gefühle und psychosomatischen Schmerzen nicht aushalten. Es tönte immer wieder in meinem Kopf, dass ich das nicht mehr überleben könne. Ehrlicherweise muss ich sagen, dass ich zu diesem Zeitpunkt eher meine Therapie abgebrochen hätte als tatsächlich mit einer Frau an diesen Themen weiterzuarbeiten. Heute würde ich es als emotionale Erpressung beschreiben, zu der es nach einer erneuten schweren Sitzung kam. Erneut schob ich die Verantwortung zu meinem Therapeuten und erneut boykottierte ich den eigenen posttraumatischen Reifeprozess.

Das Desaströse daran ist, dass ich in gewissen Anteilen sehr überzeugend und sachlich so argumentieren und das Ganze erklären konnte. Ich sprach mit einem unterstützenden Gruppenmitglied und auch für diese Teilnehmerin klang es alles logisch und plausibel. Vielleicht aufgrund ihrer eigenen Übertragungen auf den Therapeuten – vielleicht auch durch die Übertragungen auf meine Person. Wichtig war es dann, eine Anteile-Arbeit durchzuführen, in der der Alltagsmanager sich zunächst vor allem im hinteren Sektor meines Innenlebens zeigte. Sehr oft mussten wir mich daran erinnern, dass dieser die erwachsene und neutralste Instanz ist.

5.5.5 Meine Botschaft an andere Betroffene

Ich möchte dazu beitragen, dass Menschen in Fachkreisen sich auf dem Gebiet Traumtherapie und möglicher Verfahren stetig weiterbilden. Denn Defizite in Behandlungsansätzen, Stigmatisierungen seitens des Fachpersonals, Unwissen und Ignoranz gegenüber Trauma-Klienten führen zu erheblichen Verzögerungen in einer psychologisch fundierten (Trauma-)Therapie. Dies bewirkt Verunsicherung und Chronifizierung seitens der Betroffenen. Ein großes Thema mit dissoziativen Trauma-Klienten ist die Beziehungsgestaltung mit dem Therapeuten/der Therapeutin. Vor allem aber steigern die genannten Defizite in der Traumabehandlung die Gefahr, dass sich bei Trauma-Klienten das bereits in frühen Jahren erlernte Ur-Missvertrauen verstärkt. Ich möchte andere Klientinnen und Klienten ermutigen, sich der Gruppentherapie (KPM/NVM nach SPIM 30-Konzept) zu stellen. Ich selbst hatte schwerwiegendste Ängste und kann sagen: Ohne diese Therapieform wäre ich nicht auf meinem heutigen Wissens- und Veränderungsstand. Mein tägliches Einsamkeitsgefühl konnte gelindert, mein Selbstbewusstsein und meine Zuversicht konnten gesteigert werden. An meiner erheblichen Beziehungsstörung wurde gearbeitet und mir wurde Mut gemacht, dass ich imstande bin, eine ernsthafte partnerschaftliche Beziehung zu führen, ohne mich aufgrund einer toxischen Symbiose dabei vollkommen zu unterwerfen und meine Identität zu verleugnen. Heute bin ich verlobt und lebe mit meinem Partner seit über einem Jahr zusammen. In der Therapie arbeiteten wir unter anderem auch an meinem Tabuthema: Kinderwunsch. Aus der Angst heraus, wie meine Täter zu sein, hatte ich mir diesen Wunsch lange Zeit verwehrt. Mein Verlobter und ich erwarten jetzt unser erstes Kind. Auch wenn meine Herkunftsfamilie mir kein liebesvolles Elternhaus bieten konnte, habe ich an meiner Beziehungsstörung gearbeitet und dysfunktionale Schemata von früher ablegen können. Gemeinsam mit meinem Partner schaffe ich mir nun eine kleine liebevolle Familie.

Darüber hinaus übe ich verstärkt, meiner Intuition zu vertrauen, mich auf andere Menschen einzulassen und Vertrauen aufzubauen. Daraus ergaben sich glücklicherweise freundschaftliche Beziehungen und ein soziales Netz.

Dem Widerstand und den dazugehörigen Inneninstanzen bin ich gemeinsam mit meinem Therapeuten auf den Grund gegangen und die tieferliegenden Ursachen wurden für mich sichtbar. Ich habe eine posttraumatische Reife angestrebt und erlangt, und all das macht mich heute alltagsfähiger. Ich bin stolz, diesen Weg – zusammen mit den Vogts – gegangen zu sein, so schwer er auch manchmal gewesen sein mag. Ich bin davon überzeug, dass ohne diese Begleitung mein Weg anders ausgesehen hätte. Ich beweise jeden Tag aufs Neue die innere Stärke, mich zu ändern, aus den erlernten negativen Mustern austreten und meinen eigenen, von mir selbst bestimmten Weg gehen zu können. Ich bin den Vogts für ihre Arbeit mit uns schwertraumatisierten und dissoziativen Klienten sehr dankbar. Denn erst hier widmete man sich meinen Symptomen und meinen Erinnerungen. Niemals wurde ich hier stigmatisierend als „Problemfall" behandelt, als „untherapierbar" hingestellt, wie vor der Traumatherapie. Ich wurde in diesem Therapieprozess ernstgenommen, meine Würde wiederhergestellt.

5.6 Der provokante Delinquent

Josef Bison

Josef kam als sechsjähriger Junge wenige Monate nach der Wende 1989 mit seinen Eltern und seiner drei Jahre älteren Schwester als Spätaussiedler aus einem deutschen Ostgebiet jenseits der Oder zunächst in ein Auffanglager einer Großstadt im Ruhrgebiet. Nach einem halben Jahr prekären Lebens, welches mehr einem Warten auf gepackten Koffern glich, bekam Josefs Familie den erhofften Zuspruch für eine Sozialwohnung. Eine Besserung der Lebensumstände stellte sich in dem rauen Umfeld einer Vorortplattenbausiedlung mit hohem Ausländeranteil und noch höheren Kriminalitätsraten nur schwerlich ein. Der Vater absolvierte zunächst einen Integrationskurs und verfiel nach anfänglich frustrierenden Tätigkeiten als Bauhelfer dem Alkohol und der Lust, die Familie mit seinem Jähzorn und seinen Gewaltausbrüchen zu terrorisieren. Als auch beim Vater die Arbeitslosigkeit einsetzte, weitete sich der problematische Alkoholkonsum der Eltern in eine handfeste Sucht aus. Die Familie, insbesondere jedoch die Mutter, eine Hausfrau, sowie die Schwester mussten regelmäßig Prügel und sadistische Würgespiele des Vaters über sich ergehen lassen. Josef, selbst ebenfalls Opfer der Prügelattacken, hat die Gewalteskapaden meist eingeschlossen in seinem Zimmer in Todesängsten mit angehört.

5.6.1 Riskante „Spielchen"

Josef geriet in der Grundschule alsbald in erste Reibereien mit Gleichaltrigen und Schülern aus den höheren Klassen. Er kopierte aufgrund fehlender gesunder Vorbilder und mangelndem Sprachverständnis die aggressive und konfrontative Beziehungsführung seiner Eltern. In der Schule quälte er Mädchen, indem er sie auf der Toilette einschloss, ihnen Sachen entwendete und diese vor ihren Augen in den Gully warf, sie schubste und ohrfeigte oder mit Dreck beschmutzte. In seiner Sozialbausiedlung beschimpfte Josef ältere Teenagermädchen als Schlampen oder belauerte sie beim Sonnenbaden von den Baumkronen aus, wofür er von den beschämten Mädchen geohrfeigt wurde. Die Jungs provozierte er – ganz so, als müsse er sich selbst verteidigen – mit Beschimpfungen, ohne allerdings mit Konsequenzen zu rechnen. Der Jargon, den Josef aus seiner Nachbarschaft aufgeschnappt hatte, einem sozial randständigen, auch durch Sinti und Roma geprägten Viertel; verbale Entgleisungen, die an den derben Arbeiterjargon des Vaters erinnerten – jedes zweite Wort im Satz war ein Kraftausdruck wie „Hurensohn", „Schlampe", „Hure" oder das polnische, stark abwertende

„Kurwa" – stießen im gutbürgerlichen Vorstadtmilieu der Grundschule auf Entsetzen und Ablehnung seitens der Pädagogen. Dem „verträumten" und ängstlichen, oft alleine in Büschen herumstreunenden Josef wurde für jede Auseinandersetzung die Verantwortung zugeschrieben – er galt als der Urheber jeder Provokation. Der Junge hatte solchen Schuldzuweisungen nur wenig entgegenzusetzen und das in der Schule entstandene Bild seines „problematischen" Verhaltens wurde von Seiten der Eltern bekräftigt, die gegenüber den Lehrern zugleich eine scheinheilige Ohnmacht vorspielten. In Wahrheit erkannten besonders ältere Kinder Josefs Opferrolle intuitiv und verstrickten ihn in Prügeleien, bei denen er heftig einstecken musste, um ihn anschließend als „Provokateur" auflaufen zu lassen und sich die Hände in Unschuld zu waschen.

Josef geriet in eine Sackgasse der Gewalt und Gegengewalt, welche als einzige Konfliktlösungsmittel erschienen, und konnte dabei natürlich die tieferen Ursachen seiner inneren Spannung nicht erkennen.

Außerhalb der Schule trieb sich Josef mit anderen Außenseitern in der Nachbarschaft herum, zerstörte mutwillig gutbürgerliche Vorgärten sowie städtische Spielplatzeinrichtungen oder bemalte und zerkratzte den Lack von parkenden Edelkarossen, gerne auch von Lehrerfahrzeugen. Er bewarf fahrende LKW und Autos von Autobahnbrücken mit Steinen und Flaschen, stieg in Abbruchhäuser ein oder drang in marode Anliegerboote ein; er zündelte an allem Brennbaren oder warf Scheiben ein. Josef begann sich mit Freunden auf Bahngleisen und in Bahntunneln herumzutreiben – es ging bis zu Versuchen, Züge zum Entgleisen zu bringen. Einen Schneeball von 2 Metern Durchmesser auf den Gleisen zu platzieren, Weichen zu blockieren oder ICE-Lokomotiven mit faustgroßen Steinen zu bewerfen, waren mörderische Auswüchse seines immer riskanteren Verhaltens.

Selbst fließende Gewässer schreckten ihn nicht: Nach erneutem schweren Eingriff in den Bahnverkehr durch Steinwurf stürzte sich Josef auf der Flucht vor der plötzlich aufgetauchten Polizei in ein Kanalwehr und konnte nur durch mitvagabundierende Freunde gerade noch vor dem Ertrinken gerettet werden. Von den Freunden gab es nur Häme und Gelächter, von der Mutter Schuldzuweisungen. Sie war mehr damit beschäftigt, den Vorfall vor dem Vater zu vertuschen, um den ihr zugedachten Prügeln für die Verfehlungen ihres Sohnes zu entgehen.

Zu solchem teils lebensgefährlichen Risikoverhalten kamen immer schwerere Sachbeschädigungen jeglicher Art hinzu, die ihren Höhepunkt in einem Brandanschlag auf die Schule fanden. Unter einer Holzunterführung zündete Josef drei entrollte, aus der Schulmensa geklaute Klopapierrollen an und ging dann ruhigen Schrittes nach Hause – allerdings von Mitschülern beobachtet. Der Vater, der sich vor den Beamten außerordentlich besorgt und ratlos zeigte, schlug den Jungen mit seinem Ledergürtel halb tot, nachdem die Polizei das Elternhaus wieder verlassen hatte. Joseph wurde mit ca. 11 Jahren auch durch einen Suizidversuch der Mutter schwer traumatisiert. Diese schnitt sich beide Arme auf und besudelte die ganze Wohnung mit Blut. Der Vater, mehr um die drohende Aufdeckung der Familienverhältnisse besorgt, behandelte die Wunden zunächst mit Nähnadel und Faden, als das nicht half dann mit Stofffetzen und starkem Klebeband; Josefs Schwester wurde zur Mithilfe genötigt, während Josef selbst, apathisch und schockiert, mit dem Kommentar „alles ist gut" abgespeist wurde. Als Reaktion zündelte Josef draußen weiter, unterbewusst wohl auch, um auf sich aufmerksam zu machen. Ein in Büschen abgestelltes Sofa fiel den Flammen ebenso zum Opfer wie ein knochentrockenes Feld nahe der Schule. Wie die Pollenbüschel explosionsartig in Flammen aufgingen fand Josef so faszinierend. Beim Versuch, selbst zu löschen, rannte Josef dann der anrückenden Feuerwehr in die Arme; dem drohenden Schulverweis entging er nur dank der perfiden „Güte" des jähzornigen Schulrektors, welcher Josef zu der beschämenden Aufgabe verdonnerte, für die Dauer eines ganzen Jahres Tag für Tag in der Mittagspause mithilfe eines Greifers den Schulhof von Unrat zu reinigen. Dem Spott seiner Mitschüler ausgesetzt, von ausländischen Kindern und Jugendlichen an der Schule und in der Plattenbausiedlung drangsaliert und geprügelt, während er andererseits von zu Hause diskriminierendes Verhalten aufgesogen hatte, Rassismus, Judenwitze... – beides in der polnischen Kultur immer noch sehr salonfähig –, suchte Josef mehr und mehr Kontakt zur rechtsextremen Subkultur. Er war gerade 13 geworden

5.6.2 Der einsame Neonazi

Das folgende Jahrzehnt verbrachte Josef mit zunehmender Radikalisierung, Hass auf alles Fremde und Aggressionen gegenüber der Gesellschaft und dem Bürgertum, zugleich in absoluter Unwissenheit um die Wurzeln ebendieser Aggression. Alkohol in zunehmend rauen Mengen half ihm von der Pubertät an, seine Soziophobie und seine misstrauische Schüchternheit mit angetrunkenem Selbstbewusstsein zu überspielen.

An einem Karfreitag wird Josef im Alter von 14 Jahren bewusstlos, mit einer Alkoholvergiftung und an seinem Erbrochenen fast erstickt, von Sanitätern aufgesammelt und zur Ausnüchterung in die Klinik gebracht. Die Eltern hatten den erkrankten Jungen mit Penicilingabe draußen herumstreunen lassen, während sie selbst zusammen mit dem Großvater – erstmalig zu Besuch in Deutschland – zwei Wochen ununterbrochen dem Alkohol frönten und sich in ständigem Wechsel stritten und wieder „versöhnten". Josef begegnete auf seiner ruhelosen, aggressiven Suche nach Abenteuern einem kürzlich aus der Haft entlassenen Spätaussiedler, welcher 2 Flaschen Whisky spendierte und die Jungs zum Trinken einlud. Josef, immer wieder wie ferngesteuert vom Risiko angezogen, blieb und trank. Seine Freunde gingen heim. Als der Vater am nächsten Morgen das Krankenzimmer betritt, ist er auffallend gelassen. Der Großvater reist ab, der betrunkene Vater schleift den Jungen, seinen Gürtel um des Jungen Hals geschlungen, ins Bad und versucht ihn an der Duschstange aufzuhängen. Er „habe es satt". Nach einer nicht enden wollenden Tortur und Todesangst im Ringen nach Luft lässt der Vater erstarrt von ihm ab und Josef flieht aus der Wohnung (der Schlüssel ist diesmal glücklicherweise greifbar) und versteckt sich die ganze Nacht hinter einem Blumenkübel im Flur. Der Tötungsversuch bleibt, als Josef tags drauf heimkehrt, für immer unkommentiert.

Josef zieht sich in sich selbst zurück, er grenzt sich ab, spürt, dass seine Familie nicht normal ist, sein Leben die Hölle auf Erden. Er verachtet den Vater und bleibt aus widersprüchlich projizierter Angst um das Leben seiner Mutter bei den Eltern wohnen.

Seine eigene Angst vor Ablehnung durch das andere Geschlecht, die starke Verunsicherung über seine eigene Sexualität aufgrund seiner dicklichen, untersetzten Erscheinungsform, noch dazu jetzt kahlköpfig, mit Bomberjacke und Springerstiefeln, machen Josef die heiß ersehnten ersten Liebeserfahrungen mit Mädchen zunichte. Josef fühlt sich, umgeben von lauter Gleichaltrigen mit ihren ersten Liebschaften, immer einsamer. Er radikalisiert sich mithilfe verbotener NS-Schriften, Nazidevotionalien von Trödelmärkten und volksverhetzender Rockmusik. Seine Herkunft, eine deutsche väterlicherseits, sieht er als stolze Legitimation, auch als Spätaussiedler deutsch sein zu dürfen. Er lebt von da an nur dank seiner nunmehrigen Körperpräsenz vom Vater nun weitgehend verschont ein Leben bei seiner Ersatzfamilie, den Skinheads. Für Bekenntnisse zur Gruppenideologie erlebt Josef eine scheinbare, jedoch sehr oberflächliche Nähe und Akzeptanz.

Er besucht rechte Demos und Kameradschaftsabende, feiert mit seinen Kameraden wilde Partys zu Nazirock und Hitlergruß. Punks und Ausländer werden brutal angegriffen. Er tut, wo es nicht so auffällt, nur so, als ob er mit „reintritt", verabscheut die Gewalt insgeheim, hat Angst vor den Schmerzen nach den Kämpfen. Er liebt es jedoch gefürchtet und respektiert zu werden, mag die Anerkennung seiner Kameraden, die verbindenden Elemente Hass und Gewalt. Er entweiht jüdische Friedhöfe, begeht Landfriedensbruch, spielt sich beim Fußball als Hooligan auf und besucht Nazigedenkstätten. Er fährt auf geheime Nazikonzerte im In- und Ausland und trägt Kleidung mit verbotener Nazisymbolik. Die Schullaufbahn beendet Josef mit überdurchschnittlich guten Noten, welche im Elternhaus ein absolutes Muss sind, um Prügeln oder Stubenarrest zu entgehen. Durch eskalierende Saufeskapaden stürzt er im letzten Schuljahr jedoch soweit ab, dass ihm der Zugang zum Abitur verwehrt bleibt. Er sieht sich ohnehin in der Arbeiterklasse beheimatet und beginnt eine Handwerkslehre, einer Bildungslaufbahn heimlich nachtrauernd. Im Elternhaus war Lernen schlicht unmöglich.

Die Lehre verändert sein Denken und Fühlen. Sie weitet seine enge Weltsicht und beschert ihm freundlichen Kontakt zu Kunden und Arbeitskollegen. Diese witzeln immer, er sei ein Ausländerskinhead, nehmen ihn aber herzlich unter ihre Fittiche und bringen ihm neben Handwerk auch Disziplin, Ehrgeiz und Menschlichkeit bei. Josef beginnt zu zweifeln, wünscht sich auch mal ein geregeltes Leben mit Haus, Kindern und Familie in Frieden und Harmonie. Sein Umfeld in der rechten Szene spürt seine Zweifel. Josef wird von „Kameraden" unter falschem Vorwand in Prügeleien verwickelt, geschlagen oder hinter dem Rücken ausgelacht. Voll innerer Anspannungen, jeglicher Ventile oder Dekompensationsmöglichkeiten beraubt, beginnt Josef Punk und Rap-Musik zu hören und findet Gefallen an Marihuana als Mittel zum Davonfliegen.

5.6.3 Der berauschte Sonderling

Bei seiner Schwester, die mit 18 Jahren an Weihnachten das Elternhaus fluchtartig und für immer verlassen hatte, sowie ihren Freunden fühlt Josef sich wohl. Keine Gewalt mehr. Keine Nationalitäten. Nur Alkohol, Gras und Partys zum Vergessen der ihn langsam, aber immer öfter heimsuchenden traumatischen Horrorbilder seiner Kindheit.

Sein äußeres Auftreten nimmt durch eine in der rechten Szene aufkommende neue Bewegung – die autonomen Nationalisten, angelehnt an den schwarzen Block der Antifa – einen eher unauffälligen Skaterlook an – was Josef gerade recht kommt. Mit diesen Haaren und der mit diesem Look einhergehenden Unscheinbarkeit kann er ein Doppelleben führen. Aus Angst vor dem Verrat kann er der ihm schon längst überdrüssig gewordenen Szene nun langsam, aber stetig den Rücken kehren. Nach erfolgreich abgeschlossener Lehre wird Josef arbeitslos. Im Anschluss an ein Jahr steigenden Alkohol- und Cannabiskonsums nimmt Josef eine Arbeit in der Logistikbranche auf, freundet sich mit dem Drogenkonsum nicht abgeneigten Landsleuten gleicher Herkunft an. Viele teilen ähnliche Schicksale. Man spricht aus falscher Scham nicht darüber, aber der Rausch vereint sie im Leid. Er hat auch, Anfang 20, ersten sexuellen Kontakt mit Frauen, und beginnt von nun an, Frauen mit einer freundlichen und verständnisvollen Art ins Bett zu manipulieren. Eine vom Vater übergriffig kritisierte Beziehung zu einer älteren Frau mit Kindern animiert ihn, ausgestattet mit eigenem Geld, fluchtartig auszuziehen. Seine Beziehungen sind geprägt von Eifersucht, Betrügereien, Eine-Nacht-Bekanntschaften oder dem Verführen von ahnungslosen Freundinnen, die in ihm nur den netten Kumpel sehen. Mit seinen Kumpels gleicher Herkunft wiederum lernt er Kokain kennen. Die Droge verleiht Josef im Gegensatz zu Cannabis, das ihm zunehmend schizoide Verfolgungswahnpsychosen bereitet, eine breite Brust und eine für seine Verhältnisse lose Zunge, um mit Frauen zu flirten. Josefs erste Wohnung verkommt zu einer siffigen Säuferhöhle. Seine Arbeitsstelle wird ihm nach wiederholten Alkohol- und Kokainexzessen gekündigt. Er konsumiert viel und hat viel oberflächlichen Sex, versucht damit erfolglos seine psychische Daueranpassung zu regulieren. Durch wiederholt riskanten, weil ungeschützten Verkehr zieht er sich Geschlechtskrankheiten zu. Sein Leben plätschert in manischen und depressiven Episoden vor sich hin. Er trinkt jeden Abend harten Schnaps und kifft zu viel. Er weiß um sein Problem, die traumatischen Bilder und Alpträume quälen ihn immer stärker. Bilder einer blutüberströmten Mutter nach einer vergewaltigungsähnlichen Szene mit Messereinsatz suchen ihn aus der frühesten Kindheit in der alten Heimat heim. Er hat Flashbacks von vom Vater mit Kopfstoß gebrochenen Nasen bei Mutter und Schwester. Horroralptraumbilder einer in Terpentin getränkten Wohnung, bereit zum Abfackeln, der Vater in Handschellen und Unterhose gerade noch rechtzeitig abgeführt, und immer wieder der Gürtel und das Beinahe-Ersticken sowie die zerschnittenen Arme der blutenden Mutter. Er will sterben, aber hat Angst vor dem Tod. Die Idee sich Hilfe zu suchen, womöglich eine Therapie zu beginnen, tut er als Idee für Schwächlinge ab, da würde einem ja nur der Kopf verdreht und man ende als Zombie auf Tabletten in der Gummizelle.

Ein Bekannter – Josef ist gerade 26 – zeigt ihm Crack.

Die Droge lässt ihn abheben in ein anderes Universum, fernab der unerträglichen Realität, rettet ihn vorerst vor dem Freitod. Er wird trotzdem zum Zombie. Josef raucht die Droge, onaniert zu frauenverachtenden Vergewaltigungspornos und stranguliert sich dabei mit einem Gürtel, um den Höhepunkt in Ersticken und Rausch zugleich zu finden. Er wird vollends verrückt und schizoid, isoliert sich, lebt zwischen Arbeit und Rausch, hat psychotische Höllenfahrten; Kobolde, sich bewegende Schatten und Lichter... In anderen Albtraumfantasien verfolgen ihn der Vater, die Nazis. Er halluziniert und schläft selten mehr als vier Stunden. Josef plant seinen Tod, wie nicht anders zu erwarten, an einem symbolträchtigen Ort aus seiner Kindheit. Das Gleis – er riskierte an dieser Stelle schon mehrmals sein Leben – macht dort eine nicht einsehbare Kurve, er könnte seelenruhig warten. Bei 160 Sachen hätte der Lokführer keine Chance. Er zögert. Die Droge verspricht, kurz vor der Hoffnungslosigkeit, zuverlässig das Vergessen. Aus Geldmangel und wegen fehlender krimineller Energie, welches zu beschaffen, muss er Zwangspausen einlegen. Er rappelt sich in einer klaren Phase auf. Eine Frau inspiriert ihn noch einmal, seine verpassten Chancen zu nutzen, die Schulbank nochmal zu drücken. Er will raus aus diesem Elend, endlich die erhoffte geregelte Zukunft. Die Horrorbilder und Crackeskapaden gehen jedoch immer weiter, auf die Bilder folgt der Rausch. Sie kommen vierteljährlich für 1–3 Wochen und in den dunkeln depressiven Wintermonaten im Wochenrhythmus. Aus Angst, sich im Rausch unversehens auf den Gleisen wiederzufinden, beginnt Josef plötzlich doch eine Verhaltenstherapie. Kommilitonen und Lehrer hatten ihm dazu geraten, seine Verfassung als desolat wahrgenommen. In seiner Therapeutin sieht er eine überforderte Studentin, die mal richtig gefickt werden muss, weil sie ihn unterbewusst an seine infantile überforderte Mutter in Jugendzeiten erinnert. Josef schafft es ein paar Monate clean zu bleiben, reist zur väterlichen Familie in seine alte Geburtsstadt, will Geschehnisse aus der Vergangenheit erfragen, ist plötzlich vollends irritiert und wird dort rückfällig. Mit den in einer völlig verfehlten Therapieform aufgebrochenen Traumata kommt er nicht mehr zurecht. Kurz vor den Prüfungen seines zweiten Bildungsweges bricht Josef in einer Sitzung zusammen und wird auf eine Entgiftung mit paralleler psychiatrischer Notfallambulanz eingeliefert. Josef weint eine Woche lang. Nach 31 Jahren findet sein Leben eine Wendung.

5.6.4 Interpretationen (ca. 7 Jahre später)

Ich bin der heutige Josef und sehe meine Geschichte nach erfolgter Traumatherapie wie folgt:

Meine frühe Kindheit war geprägt von Gewalt und Streit, Eifersuchtswahn und Schuldzuweisungen zwischen den Eltern. Es gipfelte immer in väterlichen Prügeln und Würgeangriffen auf die Mutter oder Gürtelhieben bei meiner Schwester und mir. Im Anschluss mussten wir des Nachts herumlungern oder im Keller schlafen, wenn er uns rausschmiss. Ich kannte nur Trauma und Vernachlässigung. Ich kannte auf dem Heimweg nur Angst und Bauchkrämpfe. Schon da dissoziierte ich immer weg, träumte mich in Fantasiewelten oder zu meinen Cartoonhelden. Meine Eltern erschütterten meine Vorstellung von zwischenmenschlichen Beziehungen nachhaltig. Mein Verhaltenserleben war bis Mitte zwanzig Ich-synton, ich war distanziert und soziophob, dachte immer, ich bin unnormal. Die Eltern schämten sich eigenartigerweise für mich und erzählten jedem, ich sei ein komischer Kauz, weil ich zurückgezogen und mit wenig Kontakt zu Gleichaltrigen in meinem Zimmer lebte. Diese Isolation war ihr Werk, es durfte gar niemand zu uns, die Zustände mussten verborgen bleiben.

Meine kompensatorische Wut projizierte ich auf die Gesellschaft. Sie hatte ihren Ursprung immer in der Wut auf den Vater. In meiner Abhängigkeit und unreflektierter Fremdscham nahm ich die Familie paradoxerweise immer in Schutz und hasste sie zugleich dafür, dass ich dies machen musste.

Meine riskanten Fehlleistungen waren, wie spätere Erkenntnisse zeigten, auch auf reinszenierte Nahtoderfahrungen der frühesten Kindheit und ein kompliziertes Geburtstrauma mit Geburtsstillstand zurückzuführen.

Ein entgleister Zug hätte, wie ich unbewusst wollte, endlich jemanden auf den Plan rufen sollen, mich da herauszuholen.

Die Schule als mögliche Kontrollinstitution versagte an dieser Stelle auf ganzer Linie, suchten alle Beteiligten doch die Ursache des Systemsprengens nur im Phänomen meiner Fehlhandlungen, anstatt mich als abhängiges Kind und Spiegelbild meiner Eltern zu betrachten.

Meine unterdrückte Wut auf den autoritären Vater und mein Hass auf die devot-infantile Mutter manifestierten sich im Kampf gegen alle vermeintlichen Autoritäten in schwerster Täterübertragung auf Lehrer, Staat und Polizei bzw. der Manipulation selbstwertgestörter und unterwürfiger Mädchen. Ich provozierte in Vateranteilen das genaue Gegenteil von respektvoller Beziehung zu Mädchen, indem ich mir mittels Ignoranz und Beschimpfungen deren Zuwendung erhoffte. Mein aggressiver homophober Vater bezichtigte mich alsbald der Homosexualität, nötigte mich jedoch zugleich sexuell in Form übergriffiger „Vater-Kind-Schmatzer" mit Zungeneinsatz bis zur Pubertät, ohne sich zu fragen, was seine Sexualisierungen neben der Prügel bei mir eigentlich auslösten. Hier war lange Zeit kein Licht ins Dunkel zu bringen. Angewidert von seinen ekelhaften Küssen und von der Homophobie meiner männlichen Familienangehörigen geprägt, reihte auch ich mich in die institutionelle Homophobie der rechten Szene ein – auch als Wehrhaftigkeit gegen den Vater zu verstehen.

Das Tabu, womöglich die Familienbande zu verraten, war tief in meinem innerseelischen Erleben verankert, die Täterbindung zu intensiv. Allen ersten Zweifeln zum Trotz klammerte ich mich ob des mir als „normal" verkauften Lebens, und obwohl ich es durch harmonische Erlebnisse in Freundesfamilien besser wusste, in infantiler Hoffnung auf väterliche Anerkennung und mütterliche Zuwendung ans Elternhaus, grenzte mich innerlich aber zugleich paradoxerweise mit voller Überzeugung vom Gewaltverhalten des Vaters gegenüber Frauen und Kindern ab. Ich trug dabei immer ein diffuses Gefühl von „Das kann alles nicht richtig sein" in mir.

Mit zunehmend körperlicher Präsenz – der Vater ließ nach ersten Handgerangeln bereits respektvoll von mir ab – agierte ich Zustände des Verrücktwerdens zunehmend in jähzornigen impulsiven Vaterintrojekten ab. Mit ca. 20 – ich hatte die Ausbildung gerade beendet, um mich herum führten alle früheren Freunde bereits ein geregeltes Leben – kamen mir erste Zweifel. Die Gewaltausbrüche gegen den Staat oder Ausländer befriedeten den Ursprungskonflikt mitnichten. Ich erkannte meine Xenophobie mit den ersten freundlichen Kontaktaufnahmen zu verschiedenen Nationalitäten in der Arbeitswelt als Angst, selbst fremd zu sein. Fremd in meiner alten Heimat, fremd in Deutschland, fremd in der Familie oder unter Gleichaltrigen und fremd im eigenen wegdissoziierten Körper. Nur Drogen blieben nach dem Szeneaustritt noch als Ersatz für die in mein Leben wiedereinkehrende Leere.

Die Suchtexzesse begreife ich heute als Dissoziationszustände im komplexen Traumachaos, Exzesse, die mit wechselnden Krisen und immer härteren Substanzen mehr und mehr Einzug in mein Leben fanden. Da Drogen in der rechten Szene – obwohl in der NS-Zeit Pervitin als „Panzerschokolade“ die traumatisierten Soldaten zum nimmermüden Kampf anhalten sollte – verpönt waren, blieb der Alkohol als vermeintlich deutsches, aber auch heimatliches Kulturgut die einzige Alternative. Zudem bereiteten die Alkoholeskapaden des Vaters den Weg für eine Trinkerkarriere, so der Alkohol auch aggressiv-impulsive Vateranteile eins zu eins bediente. Ich war eine exakte Kopie meines Peinigers geworden. Rückblickend blieb mir mit der rechten Szene eine Heroinjunkie-Vergangenheit wohl erspart. Wäre stattdessen die linke Szene meine Protestfamilie geworden, eine Szene, in der harte Substanzen wie Heroin zu den Hauptdrogen gehörten, weiß ich nicht, ob ich meine Zwanziger erreicht hätte.

Cannabis diente nach meiner heutigen Einschätzung dann in den ersten depressiven Phasen zur Entspannung der melancholisch-suizidalen Mutteranteile. Das Gras half, die zunehmenden Flashbacks zeitweilig zu lindern, sorgte aber für wachsende unerträgliche Isolation und Verfolgungswahn. Ich schuf mir, wie damals in der Realität, ein seelisches Kinderzimmer, in dem ich mich einsperrte und die Einsamkeit meiner Kindheit reinszenierte.

Ich konnte mir selbst beim Irrewerden zusehen, riss mir gelegentlich büschelweise die Haare aus. Ich bekam schon Angst vor dem ersten Zug des nächsten Joints.

Kokain war der zwingende Ausweg aus diesem Irrweg. Im Gegensatz zum sedierenden Cannabis verlieh das Pulver Flügel und Selbstbewusstsein, lockerte die Ängste und half mir, Frauen auszunutzen. Die neu erlebte Freiheit ging mit den infantil-naiven und stark sexualisierenden Anteilen beider Elternteile einher. Schneller, perverser Sex und Frauenverachtung spiegeln meinen Mutterhass in dieser Zeit ebenso wider wie das Ausleben des introjizierten Frauenbildes meines Vaters, in dem die Frauen zu bloßen Sexobjekten wurden. Nachdem ich es bei sämtlichen Frauen in meinem Umfeld durch Betrügereien und Lügen verspielt hatte und mein immer mehr verfallendes Äußeres abstoßend geworden war, trat Crack in mein Leben. Frauen benötigte ich dann nicht mehr.

Crack war ohnehin besser als Sex: Eine Droge, die vorrangig der Dissoziation Vorschub leistete, mich ins Nirwana beförderte und die Flashbacks, die es substanzinduziert hervorrief, im nächsten Augenblick gleich wieder beseitigte. Ein Teufelskreis. Crack erlaubte mir den Konsum aller Substanzen, da es die Wirkung von Alkohol, Cannabis und Kokain gänzlich relativierte. Ich war unten angekommen, mich selbst strangulierend, mit Hardcorepornos masturbierend, wohl wissend, dass ich das Trauma das Erhängtwerdens provozierte und sogar herbeifantasierte – der Alte *sollte* mich so finden und sehen, dass dies sein Werk war, dass ich brav war und es für ihn zu Ende gebracht hatte. Ich dachte im Wahn, meine Eltern mit meinem Tod für all die Grausamkeiten zu bestrafen, die ich erleiden musste. Sie sollten in Reue darüber bis zu ihrem eigenen Tod nicht mehr glücklich werden.

Den Tod vor Augen, ein Fünkchen Überlebenswillen im hintersten Eck meiner Seele, begann ich nach besagtem Zusammenbruch eine sechsmonatige Therapie in einer Entzugsklinik. Wohl auch, weil ich zu kraftlos war, um mich noch gegen die Hilfestellung zu wehren. Aufgrund von Regelverstößen musste ich kurz vor Ende mein Zimmer räumen. Ich blieb jedoch sauber und ließ mich weiterhin medizinisch mit Antidepressiva betreuen. Therapie erschien mir nun als einzig gangbarer Ausweg. Ich erlangte meine ersehnte Hochschulreife ohne große Hindernisse und verließ daraufhin die Stadt. Ich fand eine Partnerin und gründete eine Familie. Ich war überfordert mit meiner neuen Vater-, Partner- und Studentenrolle, erlitt immer wieder, wenn auch nur für 24 Stunden, Rückfälle. Der Drang wegzudissoziieren war mir nicht bewusst, Trauma noch kein Begriff in meinem Wortschatz. Ich empfand mich als Junkie. Eine erneut begonnene Verhaltenstherapie brach die Horrorbilder jedoch wieder auf. Ich konsumierte das erste Mal Heroin und ging aus Schrecken vor meinem eigenen Tabubruch umgehend noch in derselben Nacht für ein halbes Jahr in eine tiefenpsychologisch orientierte Suchtentwöhnung. Dort erfuhr ich das erste Mal von Trauma und Dissoziation und fand mich plötzlich in besagter Traumaopferrolle wieder. Eine andere Sichtweise – bis dahin dachte ich immer nur, Opfer von Krieg und Pädophilen seien traumatisiert – ebnete mir den Weg, mich meiner Vergangenheit zu stellen. Die anschließende Traumatherapie liefert die Grundlage für diesen Artikel.

Therapiestunden zu den schwersten, in diesem Artikel dargelegten Gewalterfahrungen halfen mir, die falsche Schuld und Scham darüber abzulegen. Die Angst, noch einmal sterben zu müssen, schwand und konnte mühevoll als „Scheißerlebnis“ integriert werden. Es waren auch ebendiese Assoziationsarbeiten, die mir halfen, mein schweres Misstrauen gegenüber dem Therapeuten im letzten Therapiejahr, dem letzten von dreien, abzubauen. Sein Rückhalt bei therapeutischen Elternkonfrontationen, sein Verständnis und eine noch nie erlebte liebevolle väterliche Zuwendung sowie schwarzer Humor über meine sadistischen Eltern machten diese Beziehung für mich glaubhaft und für ein Gelingen der Therapie notwendig.

Schwere Gewalterfahrungen konnte ich in Wechselwirkung in Traumaexpositionen, der parallelen Therapiegruppe und der Arbeit am eigenen Täterverhalten, oftmals sehr gut von der Gruppe gespiegelt, mit erhellender Klarheit integrieren. Polternd-aggressive Vateranteile konnte ich in dieser Weise ebenso ruhiger stellen wie suizidal-depressive Mutteranteile. Die Eltern bei therapeutischen „Aussprachen“, vielmehr Anklagen, nochmal als kaputte und für mich inzwischen harmlose Gestalten wahrzunehmen, half meinen Traumakindanteilen zudem, sich nachhaltig von den Tätern von damals abzugrenzen und die auf mir abgeladene Schuld zurück zu den Verursachern zu schieben.

Ich führe heute ein Leben ohne Drogen und Alkohol und meide gewaltverherrlichende Musik oder frauenverachtende Pornografie. Mich damit ins Nirwana zu dissoziieren erscheint mir nicht mehr als sinnvolle Lösung, sondern als pathologische Chronifizierung schädlicher Täteranteile. Ich bin zweifacher Familienvater, kann meinen Kindern eine friedliche und behütete Kindheit bieten sowie eine ehrliche und respektvolle Beziehung mit meiner Partnerin führen. Ich begreife mich als wertvolles Mitglied der Gesellschaft und darf einer neu erlernten Tätigkeit nachgehen, die mir Freude bereitet. Ich sehe aber auch viele Missstände und habe ein Herz für die Gebeutelten und Schwachen in unserer Mitte, gehörte ich doch schließlich selbst einmal dazu. Ich blicke mit Zuversicht in die Zukunft und freue mich am Leben und ein Überlebender zu sein. Es gab immer einen Satz, er mag pathetisch klingen, aber er half mir im Leidensdruck nicht aufzugeben und war mir immer eine vielschichtige Inspirationsquelle.

„Wo die Angst ist, da ist der Weg!“

Kapitel 6

Neues aus der SPIM 30-Werkstatt

6.1 Besonderheiten der indizierten Nutzung von Beseelbaren Therapieobjekten zur traumapsychotherapeutischen Arbeit bei dissoziativen Patienten

Ralf Vogt

Beseelbare Therapieobjekte sind Symbolisierungsobjekte zur vertieften Nutzung von atmosphärischen Übertragungen bei dissoziativen Psychotraumafolgestörungen (vgl. Vogt, 2020, S. 149–160). Durch zwischenmenschliche Gewalt traumatisierte Menschen haben nach unseren klinischen Erfahrungen sehr sensible intersubjektive Wahrnehmungsantennen für die Gestalt einer Interaktion, den Raum, in dem sie stattfindet, und das emotionale Klima in Wechselwirkung mit anderen Menschen.

Im SPIM 30-Modell versuchen wir diese sensiblen Bedingungen der TraumaklientInnen zu berücksichtigen, indem wir die intuitiven Fähigkeiten dieser Menschen mit Traumanachfolgestörungen durch die Nutzung Beseelbarer Therapiemedien diagnostisch mit einbeziehen und diese in psychotherapeutische Interventionen einfließen lassen.

Wir verstehen jedoch unser mediales Übertragungsangebot analytisch gesehen als indizierte Ergänzung im aktuellen Therapieprozess – hierbei gibt es abgestufte Regeln des sinnhaften Einsatzes von Materialien, denn es geht nicht darum, die Beseelbaren Therapieobjekte so oft oder so viel wie möglich einzusetzen, sondern nach konkretem Bedarf. Das heißt, Interventionstechniken müssen immer individuell an den Prozess des Therapiegeschehens angepasst und mit den beteiligten KlientInnen sensibel abgestimmt werden. Wenn also in der Traumaexpositionsarbeit aufgrund der guten Symbolisierungsfähigkeit der PatientInnen keine zusätzliche Arbeit mit beseelbaren Therapieobjekten notwendig ist, kann auch der Aufwand, zusätzlich mit Symbolisierungsmedien zu arbeiten, vermieden werden, da bspw. eine rein imaginative Traumabearbeitung genügt. Das Besondere bei der Arbeit mit dissoziativen Traumaklienten ist jedoch, dass posttraumatische Verarbeitungsstörungen zur dissoziativen Abspaltung von Gefühlen und erheblichen Gedächtnisfragmentierungen führen bzw. geführt haben. Mit den Möglichkeiten unseres SPIM 30-Modells geben wir daher bei solchen Störungsmustern assoziative Start- und Verarbeitungshilfen in einem erweiterten, modifizierten Setting, in dem Beseelbare Therapieobjekte zu Helfern werden. In solchen experimentell in Abstimmung mit den KlientInnen umgesetzten Settings werden implizite und analoge Gedächtnisstrukturen aktiviert, indem die beseelbaren Therapiemedien als atmosphärische Triggerhilfen dienen. Die KlientInnen arbeiten dabei sehr eigenständig – angeregt durch ihre eigenen Assoziationsketten – mit den Symbolisierungsmedien. TherapeutInnen assistieren im Prozess als BegleiterInnen quasi hinter den intuitiv handelnden KlientInnen. Sie agieren zurückhaltend und sensibel gerade bei möglichen Hilfen durch Körperkontakt. Erfahrungen mit mäßigem körperorientiertem Kontakt sind hier auch Voraussetzungen für spätere multimodale Settingerweiterungen.

Die konkrete Form des beziehungsseitigen Kontaktes, wie eine Hand-Ellbogen- oder Kopfberührung durch die TherapeutInnen, wird im Voraus auf wechselseitige Passung hin abgestimmt. Als Faustregel gilt, dass körperorientierte Settings und erst recht Berührungssettings positiver Vorerfahrungen bedürfen und somit in der Regel in Steigerungsstufen mit Zustimmung umgesetzt werden. Die Hinführungen zu solchen Beziehungserfahrungen werden zumeist bereits in den SPIM 30-Kontaktsettings mit Distanzierungsmitteln wie etwa mit Stäben (vgl. Vogt, 2004 und später) angebahnt. Umgesetzt werden können sie nur von SPIM 30-geschulten BehandlerInnen mit ausreichend Selbst- und Interaktionserfahrung. Die Abstufungsfolge des Einsatzes von Beseelbaren Therapiemedien kann man sich im therapeutischen Prozess wie folgt vorstellen:

6.1.1 Stufen des indizierten Einsatzes von Beseelbaren Therapieobjekten

1. Zunächst lernen KlientInnen durch analytische Psychagogik das allgemeine Wirksamwerden von Übertragungen und Reinszenierungen begrifflich verstehen.

2. Sie sollen die Übertragungen in alltäglichen Situationen der Beziehungsarbeit grundsätzlich auffinden können.
3. Durch den Einsatz von Kontaktmedien in Distanzinteraktionen – wie Kontaktstab, Vertrauensseil, Regressionsball u. a. Settings – werden Widersprüche zwischen augenblicklich reflektierter, d. h. gewollter, und unbewusst realisierter, d. h. mitunter agierter Übertragung in der Reinszenierungstendenz bewusst gemacht (vgl. Fallbeispiele in Vogt, 2007 und später). Falls hier bereits eine Fülle von traumatischem Gedächtnismaterial emporsteigt, könnte mit imaginativer Psychotherapie gearbeitet werden und der weitere Einsatz von Beseelbaren Therapieobjekten ist nicht zwingend erforderlich.
4. Falls dissoziative Übertragungsmomente spürbar werden, wenn es z. B. zu einem plötzlichen Überschließen von Übertragungen kommt oder umgekehrt wichtige Übertragungen paradoxerweise ganz ausbleiben, ist dies die Indikation zur Änderung des Settings. Bei dissoziativen KlientInnen können z. B. die natürlichen Gefühle der Empörung als Opfer sexualisierter Gewalt ausbleiben. Dann ist es möglich, Beseelbare Therapieobjekte mit Distanz einzubauen. Als Prototyp könnte ein Anklagesetting genutzt werden, in dem z. B. Sack und Keule als Ausdrucksmittel und Roter Klotz als Tätersymbol gelten. Falls diese Settingerweiterungen viel Traumamaterial emporfördern, könnte mit narrativen oder imaginativen Psychotherapiesettings erfolgversprechend weitergearbeitet werden.
5. Wenn jedoch komplexe, systemische Übertragungsmomente fehlen, wenn TraumaklientInnen keine assoziativen Zugänge zu den dissoziierten und emotional abgespaltenen Traumavorfällen haben, weil diese gerade nicht zugänglich sind oder zugänglich bleiben, könnten Beseelbare Therapiemedien in der Aufstellungsarbeit für besondere Bezugspersonen eingesetzt werden. Die assoziativen Räume wachsen durch die operationalisierte Multiperspektivität und das Anzapfen von intuitiven Wahrnehmungsspeichern der dissoziativen KlientInnen.
   Falls hier traumaassoziative Steine ins Rollen kommen, kann bspw. mit Screentechnik oder der Fußbodenmatte (vgl. Vogt, 2013, sowie Fotos in diesem Band) weitergearbeitet werden.
6. Falls die Schwere von körperlichen Gewaltübergriffen bei KlientInnen mit anderen Methoden nicht fruchtbar bearbeitet werden kann und bspw. die Gedächtnisfragmente nur durch Körpertrigger lebendig geblieben sind, ohne mit anderen Erinnerungsstrukturen verknüpft werden zu können, wäre eine fokussierte Szenenarbeit mit Beseelbaren Therapieobjekten eine indizierte Anwendungschance.
   Dazu werden – manchmal ähnlich der Polizeiarbeit von Profilern – Szenen mit geeigneten Objekten nachgestellt. Das heißt, auch eine Täterfigur könnte mithilfe eines Gegenstands – wie Decke, Kissen, Tonne u. ä.

– durch KlientInnen bewusst nachgestellt werden. Das geht natürlich nur mit zuvor getesteten Klienten, die mit o. g. Vorstufen der beseelten Traumaarbeit zurechtkamen, gut auf Reorientierungsinterventionen ansprechen und diesen Schritt selbst für wichtig erachten. Die Selbststabilisierungskompetenz ist zur Bewältigung von Flashback- und Intrusionstriggern eine wesentliche Voraussetzung, damit diese fokussierte Szenenarbeit gelingen kann.
Wenn durch diese Settingerweiterung wichtige Traumafragmente als Schlüsselpositionen aufgefunden und heilsam bewegt werden können, ist wiederum ein vereinfachender Settingwechsel im o. g. Vergleichssinne möglich.

7. Wenn jedoch das Erinnerungsgeschehen weiter unzuverlässig und sprunghaft ist, könnte ein SPIM 30-Psychotherapeut auch auf eine traumaanalytische Anteilearbeit einschwenken. Die beseelte Arbeit mit den SPIM 30-Ringesettings fördert das strukturelle Begreifen und Verarbeiten von dissoziativen Erinnerungsfragmenten, welche sich in psychodynamischen Kräftepotenzialen sammeln und quasi Persönlichkeitssteuerungsanteile der dissoziativen KlientInnen darstellen.

Die beseelten Ringekonstellationen auf dem Fußboden (vgl. auch Fotos im Anhang dieses Bandes) ermöglichen, dass die wichtigsten Anteilegruppen, d. h. die Opfer- und Täterspeicheranteile, separat zum Erinnerungspotenzial des dissoziativ versenkten Traumas befragt werden können und sich die Aussagen nicht immer verwirrend vermischen (müssen). Besonders die Ergänzung durch Täterintrojektspeicherwissen eröffnet häufig neue Dimensionen der innerdynamischen Erforschung (vgl. Vogt, 2018). Falls hierdurch der traumapsychologische Zugang des Opferklienten fruchtbar und nachhaltig befördert wird, kann an dieser Stelle mit anderen Expositionstechniken wie SPIM 30-LMDR oder Fußbodenmatte angeknüpft und engagiert weitergearbeitet werden. Da jede wichtige Traumaarbeit das Kräftegleichgewicht dissoziativer Persönlichkeitsanteile verändert, ist die Settingarbeit eine häufig genutzte Therapiemethodenerweiterung im SPIM 30-Konzept.

Abschließend soll noch einmal explizit darauf hingewiesen werden, dass der Einsatz o. g. Therapiemittel nur fachgerecht funktioniert und verantwortet werden kann, wenn im Verfahren geschulte SPIM 30-TherapeutInnen diese Methoden mit ausreichender Selbsterfahrung anwenden. Routine stellt sich durch kontinuierliche Supervision nach und nach ein, sodass die Indikationswahrnehmungen professionell trainiert werden können.

6.2 Analytisch-körperorientierte Grundlagen für die Methodenvielfalt des SPIM 30-Behandlungsmodells für dissoziative Traumafolgestörungen

Ralf Vogt

Die psychotherapeutische Arbeit mit dissoziativen Psychotraumastörungen verlangt nach unserer Auffassung im SPIM 30-Modell ein sehr flexibles und methodenintegratives Vorgehen, um den äußerst komplexen beziehungsdiagnostischen Untersuchungsaufgaben als auch den mehrdimensionalen Veränderungsanforderungen in der Psychotraumatherapie bei von Menschen gemachten Traumaschädigungen in den sachlichen Rahmenbedingungen gerecht werden zu können. Hierzu beschreiten wir seit 2004 mit dem Ansatz der Beseelbaren Therapiemedien mithilfe selbst kreierter und modifizierter Konzepte (vgl. Vogt, 2004, 2013, 2020 u. a.) vielfältige methodische Wege. Neben den neuen Studien zu körperanalytischen Strukturen wollten meine Frau und ich natürlich die klassischen Theoriefundamente der modernen Psychoanalyse (vgl. Rudolf, 2004, 2019) sowie der multimodalen Einzel- und Gruppenkörperpsychotherapie (vgl. Maaz, 2001; Geuter, 2015; Moser, 2001; Trautmann-Voigt/Voigt, 2020) in unsere Überlegungen einbeziehen, um respektvoll gegenüber vorangegangenen Forschungen und Erkenntnissen, die effektiv mit unserem Ansatz zu verknüpfen sind, den wissenschaftlichen Rahmen für unser eigenes Vorgehen abzustecken.

Rudolf (2004, 2019) hat in seinen Ausarbeitungen für eine strukturbezogene modifizierte Psychotherapie das tiefenpsychologisch-psychoanalytische Modell als erweiterten Rahmen der Psychotherapierichtlinien in Deutschland entworfen. Sein Ziel bestand darin, den psychoanalytischen Indikationsrahmen für frühe Strukturstörungen zu verbreitern. Dazu werden verschiedene Ansätze und psychoanalytische Theorietraditionen miteinander synthetisiert: die klassischen postfreudianischen Grundlagen der Objektbeziehungstheorie nach Balint (1937, 1970), Kernberg (1978), der Relationalen Psychotherapie (Altmeyer u. Thomä, 2006) u. a., spätere Erkenntnisse der Bindungs- und Säuglingsforschung (Bowlby, 1951, 1980; Lichtenberg, 1981; Stern, 1979; Spitz, 1969), neuere analytische Konzepte der Mentalisierung bei Frühstörungen von Bateman und Fonagy (2009) sowie das interaktionelle Prinzip von empathisch-interaktiver Antwort von Heigl-Evers und Heigl (1987) u. a.. Hierdurch wird im Grunde der Paradigmenwechsel in der Psychoanalyse – in Relation zur frühen Psychoanalyse

–, der sich allgemein seit den 1990er Jahren andeutet, fortgeführt und fruchtbar überarbeitet.

Für den Bereich der Kinder und Jugendlichen hat Rudolf mit Horn (Horn u. Rudolf, 2002) eine parallele Konzeption entworfen und an diesen therapeutischen Trend angepasst.

Durch diese Reformansätze in der analytisch-tiefenpsychologischen Psychotherapie ist eine neue Methodenvielfalt möglich geworden, die wir konzeptionell als *Multimodalität* bezeichnen können. Die methodische Öffnung für kreative und variablere Settings, die über die bisherigen klassischen Ansätze hinausgehen, soll hier in der Modifikationstheorie begründet werden. In Rudolf (2004, 2019 u. v. a.) wird ausgeführt, dass die Übertragungs- und Widerstandsarbeit in der klassischen Form, mit Konfrontationen mittels Deutungen, aufgrund der fragilen ICH-Zustände bei frühen Störungen in der Psychotherapie nicht als primäre bzw. primär-sinnvolle indiziert ist. Stattdessen sind vielfältige Mittel hilfreich und notwendig, die gegenüber der dyadischen Beziehungsarbeit eine neue Art der triadischen Methodik eröffnen. In solchen triadischen Konstellationen werden KlientInnen mit dynamischen Entwicklungsdefiziten behutsamer und damit schonender in die systemische ursachenorientierte Behandlungsarbeit eingeführt, womit ihnen adäquate Erkenntnisse und neue Beziehungserfahrungen ermöglicht werden, ohne dass indessen der analytische Bezugsrahmen verloren geht.

Das modifiziert Triadische oder der „Objektdritte" bei der therapeutischen Arbeit kann eine methodische Erweiterung der Arbeit am Symptom als Innerem Objekt der Psyche des Patienten sein, es kann aber auch eine Erweiterung mittels eines äußeren Objekts sein, das als Symbol und Ausdrucksmittel für die patientenseitigen Projektionen und Interaktionshandlungen steht. Es geht also sowohl um beziehungsseitige als auch um methodische Modifikationen in der traumaorientierten Psychotherapiearbeit nach der SPIM 30-Konzeption.

Geißler (1994) spricht in seiner Konzeption einer körperorientierten analytischen Psychotherapie von einem beziehungsseitigen Arbeiten AN der Übertragung (vgl. auch die Konzeption von Vogt, 2004 u. später) gegenüber der klassischen Bearbeitung der Übertragung IN der Beziehung. Auch Moser (1994), Heisterkamp (2002) und Maaz (1997a; b) gehen mit einer ähnlichen Theorieauffassung an diese Beziehungsarbeit bzw. -struktur in der therapeutischen Arbeit mit dem Körper heran. Somit wird das unbewusste, mit Konflikten verwickelte Körpersymptom nicht mehr in einer vorrangig konfrontativen Deutung operationalisiert, sondern es wird als interaktives Symptom des Klienten gemeinsam erspürt und in einen Ausdruck gebracht, wie es der Pionier der analytischen Körperpsychotherapie, Wilhelm Reich (1933), schon in den 1930er Jahren begonnen und antizipiert hat. Der Unterschied zur Herangehensweise Reichs:

Heute bliebt der oder die frühgestörte PatientIn mehr Subjekt des gemeinsamen Interaktionsgeschehens. Wilhelm Reich hatte in seinem experimentellen Vorgehen noch sehr häufig – gemäß dem medizinischen Krankheitsmodell seiner Zeit – den Körper der KlientInnen als Objekt betrachtet und operationalisiert. Reichs Therapieinterventionen zielten als Anweisungen häufig auf eine therapeuteninduzierte Körpersymptombearbeitung, in deren Mittelpunkt die Körperkatharsis stehen sollte (vgl. die Kritik von Geißler, 1994). Diese Vorgehensweise wird heute bei frühen strukturellen Störungen als zu riskant angesehen, weil sie zu unerwarteten malignen Regressionen (Geißler, ebd.) oder unreflektierten Täterintrojekt-Chronifizierungen, mitunter auch zu Täterimplantat-Switchen, führen kann (vgl. Vogt, 2012, 2020 u. a.). Im Gegensatz dazu steht in der heutigen Zielstellung die körperorientierte Erweiterung der Methodik *mittels des Körpers als Dritten*, sodass strukturelle Störungen eher durch ein fokussiertes Arbeiten mit dem interagierenden Körper behandelt werden können. Dazu dienen auch verschiedene Konzepte bzw. Praxen, die hier nur kurz benannt werden sollen: So etwa das Konzept der ACHTSAMKEIT (vgl. Schellenbaum, 2001; Weiß und Frank, 2002; Geuter, 2015), das psychagogische gemeinsame Suchen nach einem wahrnehmungssensiblen Körpersymptom, das indizierte Einladen zu spezifischen Experimenten (Thielen, 2009, 2013) sowie das psychagogische Überführen eines innerseelischen Problems in eine externe verkörperte Objektgestalt (Vogt, 2004, 2007, 2018) mithilfe sogenannter Beseelbarer Therapieobjekte oder externaler Anteilestrukturbilder (Objekt- oder Ringesettings o. Ä.) als Gestalten für dieses innerseelische Empfinden.

Mit seinem Behandlungsmodell für die Psychodynamische Einzelpsychotherapie hat Maaz (1997a) einen analytisch-tiefenpsychologischen kombinierten Behandlungsansatz vorgestellt, der zeitgemäße körperorientierte analytische Therapiesettings mit einer fokussierten therapeutischen Beziehungsarbeit verbindet. In dieser Konzeption gelten besondere Regeln der interaktiven Echtheit und Selbstkongruenz, wie sie auch für frühe Störungsmuster nützlich und notwendig sind. Diese analytischen Interaktionsmuster entsprechen praktisch in gewissem Sinne dem Prinzip der empathisch-realitätsbezogenen Antwort, wie es im Modell von Heigl-Evers und Heigl (1987) propagiert wird. Dies bewirkt, dass starke Projektionen, wie sie bei Frühstörungen relativ häufig auftreten, nicht so sehr Gefahr laufen, in eine paranoide Distanz abzudriften. Außerdem wird der Realitätsaspekt der gegenseitigen Bezogenheit in der intersubjektiven Szene (vgl. Mitchell, 2005; Luborsky, 1999; Thomä u. Kächele, 1984) nie außer Acht gelassen: Im Fall etwa einer neurotischen Artikulation eines strukturell gestörten Patienten kann so der realitätsbezogene Gehalt einer evtl. aggressiven Beziehungsattacke gegen den Therapeuten wohlwollend herausgefiltert werden. Insofern wird der Klient in seiner Not mit dem verstehbaren Kern seiner Beziehungswahrnehmung ernst genommen und zugleich zu einem besseren Beobachter und Versteher seines Körpergedächtnisses inklusive seiner psychodynamischen Impulse.

Im Deutungskontext der traditionellen Psychoanalyse wäre in einem klassischen analytisch-tiefenpsycholgischen Setting eher eine zurückhaltende Distanzierung des Behandlers und eine konzept-beziehungsgeleitete Intervention wahrscheinlich. Traditionell würde man möglicherweise eine ödipale Deutung eines neurotischen Machtkampfes formulieren, weil die Form der PatientInnenaussagen auf schwere Projektionen hinweisen würde. Maaz arbeitet hier im Kontrast dazu z. B. mit einer Doppelstrategie: Zum einen geht es um ein gutes Verstehen der dynamisch vorgetragenen bzw. zum Teil agierten Kommunikationsangebote, zum anderen kann der Therapeut seine eigene emotional erlebte Gegenübertragung direkt einbringen, um so das Realitätswahrnehmungsprinzip in Bezug auf den Klienten zu stärken. Dieses Vorgehen entspricht somit dem Ansatz der modernen Relationalen Tiefenpsychologie und Psychoanalyse (Altmeyer u. Thomä, 2006). Indem reflektierende Metaebenen technisch mit einbezogen werden, kann im Erleben des Klienten sowohl die partnerschaftliche Gleichwertigkeit gestärkt als auch insgesamt seine störungsbedingte Destruktivität in differenzierter Weise begrenzt werden.

In Vogt (2013, S. 75–80) wird bei der Übertragung generell zwischen den Aspekten *Realität, Überzeichnung* und *Verkennung* unterschieden. In der klassischen analytischen Methodik steht häufig zunächst der Verkennungsaspekt im Fokus, da Sigmund Freud hier umfassende Vorleistungen in seinem Werk hinterlassen hat (vgl. Freud, 1939). Würde man nun frühgestörte KlientInnen nach dieser Elle messen, so hätten sie aufgrund der bei ihnen häufig noch wenig differenzierten Kommunikations- und Beziehungsfähigkeiten mitunter keine echte Chance, das partnerschaftliche Bindungs- und Beziehungsangebot der Psychotherapie anzunehmen. Körper und Seele sind in dieser psychodynamischen Interaktionskonzeption von Maaz verschiedene Medien desselben Austauschrahmens.

Ein anderer Methodenzugang, der sich im Rahmen einer modifizierten analytisch-tiefenpsychologischen Psychotherapie anbietet und von dem eine große Zahl frühgestörter KlientInnen profitiert, ist die Katathym-Imaginative Psychotherapie (KIP), wie sie von Leuner in den 1960er Jahren entworfen wurde und heute von einer Vielzahl von KollegInnen angewendet wird (vgl. Leuner, 1962, 2012). Hennig und Fikentscher (1996) haben diesen Ansatz im mitteldeutschen Raum für ambulante und klinische PatientInnen sowohl im Neurosebereich als auch bei Frühstörungen zur Anwendung gebracht und vertieft. In ihren wissenschaftlichen Arbeiten konnte belegt werden, dass die Imagination gerade bei strukturellen Störungen, aber auch zu Beginn einer Psychotherapie im Allgemeinen, eine fundamentale diagnostische Quelle für nichtsymbolisierte Fragmente als auch für symbolisierte Muster psychischer Störungen sein kann.

Das „Dritte" ist hier der imaginierte Raum der KlientInnen, in welchem sie sowohl Teile ihrer eigenen seelischen Störung projektiv externalisieren als auch die aktuelle therapeutische Beziehung mit ihren Mitteln in visuellen oder vorgestellten Bildern symbolisiert abbilden können. Da die KIP-Regieprinzipien der TherapeutInnen immer den Phasenkriterien des Behandlungsverlaufes und dem individuellen Stand der Einsichtsfähigkeit des Klienten entsprechen, können TherapeutInnen hier in der psychotherapeutischen Begleitung besonders sensibel, adaptiv und modifizierend vorgehen. Diese beziehungsseitige imaginativ-modale Anpassung der TherapeutInnen ist gerade in der Behandlung struktureller, früher psychischer Störungen eine fruchtbringende psychotherapeutische Behandlungskonzeption. Das imaginative „Dritte" begünstigt, dass diese KlientInnen nicht ausschließlich verbal mit symbolischen Sprachmitteln über ihre gefühlten Defizite und Symptome Auskunft geben müssen, zumal sie interaktiv eher Furcht vor einer unklar-distanzierten Beziehungsgestaltung haben. Der imaginativ-modale Zugang stellt dagegen eine störungsgerechte modifizierte Form der analytisch-tiefenpsychologischen Behandlungsarbeit dar, weil das Medium Imagination strukturell veränderte Ausdrucksmöglichkeiten zulässt und so als das „Dritte" in die Darstellungswelt integriert und auf einer eher beziehungsneutralen Ebene verarbeitet werden kann.

Auch dieses Beispiel verdeutlicht, dass eine methodische Öffnung des allgemeinen klassischen Therapiesettings eine sinnvolle und indizierte Erweiterung des Behandlungsspektrums darstellt, ohne dass wichtige Prämissen der traditionellen Arbeit wie die Theoriebausteine der Übertragung, Gegenübertragung und Deutungsarbeit grundsätzlich verworfen werden. Vielmehr ermöglicht die Einbeziehung des Dritten als Medium, also hier des Projektiv-Imaginativen Inneren als Bildschirm des Klienten, eine indirektere und effektivere Zugänglichkeit der analytischen Behandlungsgegenstände. Die Entdynamisierung des psychotherapeutischen Vorgehens berücksichtigt auch die Vulnerabilität der schwierigen Beziehungsgestaltung bei früh traumatisierten Menschen. Man kann sogar sagen, dass im Gegensatz dazu eine zu enge Fixierung auf ein klassisch-traditionelles Vorgehen aufgrund der größeren Neigung dieser PatientInnen zu Täterübertragungen zu einem Mehr an dynamisch-aggressiver Abwehr als Reflex eines existenziellen Bedrohungserlebens führen könnte. Oder aber es könnte zu einem frühen Zusammenbruch des Abwehrsystems wie maligner Regression oder psychosomatischen Symptomentfaltungen vielfältiger Art kommen (vgl. Vogt, 2012, 2020).

Luise Reddemann (2001, 2004) plädiert außerdem für mehr ressourcenorientiertes Vorgehen im Rahmen der Imaginativen Psychotherapie, so wie es u. a. auch von Rudolf (2004, 2019) als ICH-stützende Therapieform in der analytisch-tiefenpsychologischen Psychotherapie bei strukturellen Störungen favorisiert wird. Reddemann (ebd.) hat als führende Psychoanalytikerin der Imaginativen Psychotherapie im deutschsprachigen Raum ihren Ansatz explizit auf PsychotraumapatientInnen ausgerichtet und fruchtbare Settingerweiterungen mit Formen der Amplifikation mittels Metaphern von Kunst und Kulturhistorie geschaffen, so wie es bereits C.G. Jung u. a. Anfang des letzten Jahrhunderts angeregt und praktiziert haben (vgl. Jung, 1967).

Mir selbst sind diese o. g. Verfahren der körper- und imaginationsorientierten Psychotherapie auch aus meinen psychotherapeutischen Ausbildungsjahren gut vertraut, sodass meine Frau und ich diese grundsätzlich in die Traumapsychotherapie-Konzeption einbezogen haben. Im psychotherapeutischen Prozess unserer eigenen SPIM 30-Konzeption im noch jungen Feld der Tiefenpsychologie und Psychoanalyse haben wir uns etwa seit dem Jahr 2000 mehr und mehr den Komplextraumatisierten bzw. Dissoziativen Psychotraumafolgestörungen zugewendet (vgl. Vogt, 2004, 2007, 2013). Auch in unserem Behandlungsansatz SPIM 30 sind die o. g. Elemente der Einbeziehung von Körperlichkeit, Imagination, Ressourcenorientierung inklusive der supportiven Beziehungsgestaltung der genannten AutorInnenkollegen enthalten (vgl. ebd.), wozu natürlich auch Implikationen der Bindungs- und Säuglingsforschung moderner Prägung gehören (vgl. Stern, 1996 sowie Trautmann-Voigt und Voigt, 1996 u. v. a.).

Die Einbeziehung des Dritten in der spezifizierten Methodendimension einer analytischen Psychotherapie von dissoziativen Traumafolgestörungen verwirklicht sich in unserem Therapiemodell SPIM 30 dadurch, dass abermals methodische Settingerweiterungen für die analytische Übertragungs- und Beziehungsarbeit geschaffen werden, welche die Entwicklung einer strukturadäquaten Einsichtsfähigkeit in psychodynamische Traumastörungszustände und deren konflikthafte Wechselwirkungen ermöglichen. Darüber hinaus habe ich gemäß dem Junktim von Freud (Aussage 1927, zit. in GW 14, 1956, S. 293), in dem er in der Psychoanalyse vom Praktiker eine Haltung von Heilen *UND* Forschen als durchgängige Arbeitshaltung erwartet und fordert, mit Wirksamkeitsstudien unser Behandlungsmodell von 2002 bis heute immer wieder vertiefend erforscht (vgl. Vogt, 2004 bis 2020). Dabei sind neuartige multimodale Settings für die analytisch-tiefenpsychologische Behandlung früher Traumastörungen entstanden (vgl. Vogt, ebd.). Leider wissen wir über S. Freud entgegen dieser Junktim-Aussage auch, dass er später restriktive Haltungen gegenüber seinen Schülern einnahm, wenn diese seinem Eindruck nach von seinen Theorien abwichen (vgl. Texte über die Freudschüler Wilhelm Reich und Sandor Ferenczi bei Kollbrunner, 2001, S. 221–227; Roudinesco u. Plon, 2004, S. 243–246 u. 847–853; Nitzschke, 2002). Wie dem auch sei – zur besseren Bewusstmachung und Bearbeitung von schweren Projektionen bei von Menschen gemachten Psychotraumastörungen habe ich auch Therapiemedien als „verstofflichte", materialisierte Mittel entwickelt, die eine beseelte Symbolisierung wichtiger Problematiken von schwer traumatisierten Menschen ermöglichen. Das triangulierende Dritte ist dadurch ein konkret sichtbarer und ggf. auch berührbarer Symbolisierungsgegenstand in der Behandlungsarbeit. In Vogt (ebd.) sind diese Beseelbaren Therapieobjekte zumeist farblich abgebildet und in diversen Settingkonstellationen zu sehen. Diese Symbolisierungsobjekte können nun als experimentelle Erweiterung des für PatientInnen erlebbaren Übertragungsrahmens angesehen werden, da sie zum einen atmosphärische Übertragungsräume antriggern helfen, die gerade bei PsychotraumapatientInnen recht schnell von selbst entstehen, was im Rahmen klassischer Methodenbegrenzung aber eher als eine Störgröße denn als Hilfe erscheinen würde. Für das dissoziative Gedächtnis von komplextraumatisierten Menschen können diese Medien außerdem Brücken für spontane Erinnerungseinfälle sein (vgl. 2007, 2018, 2020 u. a.). Zum anderen sind diese Übertragungsobjekte auch häufig negativ-beseelte Repräsentanten der traumatisch symbolisierten Beziehungswelt im geschützten Behandlungsraum der dosierbaren Triggerwelt. Dieses gestalttherapeutische Anzapfen von schweren und schwersten Übertragungsstörungen bei dissoziativen PsychotraumapatientInnen ist möglich, weil gerade dieses Klientel durch zwischenmenschliche Gewalt, zumeist von nahen, wichtigen Bezugspersonen, fahrlässig oder vorsätzlich traumatisiert wurde (vgl. Vogt, 2016) und somit offenkundig oder unterschwellig ein schweres Triggerpotenzial mit atmosphärischem Bedrohungserleben aufweist. Das gilt unterschwellig auch dann, wenn der bewusste Kontakt des Klienten zum Therapeuten allgemein freundlich erscheint und die Rahmenbedingungen der Therapie positiv reflektiert werden. Diese Problematik, die bei zwischenmenschlich traumatisierten KlientInnen existiert und als Kern der Bindungs- und Beziehungsstörung angesehen werden kann, habe ich ab 2012 im Konzept der Täterübertragungen, Täterintrojekte und Täterbindungen zunehmend ausführlicher beschrieben und hinsichtlich ihrer Genese durch Fallstudien analytisch erläutert (vgl. Vogt, 2012, 2016, 2020 sowie die Fotos von Beseelbaren Therapieobjekten und deren Settingvarianten in den genannten Büchern und im vorliegenden Band).

Es gibt nämlich Übertragungsfixierungen bei diesen zwischenmenschlich frühtraumatisierten Menschen, die selbst durch ein partnerschaftliches Ansprechen nicht nachlassen oder durch ein wohlwollendes Ansprechen sogar noch größere Vorsicht und Distanz der traumatisierten KlientInnen gegenüber ihren TherapeutInnen erzeugen. Die komplextraumatisierten KlientInnen erspüren in dissoziativer Weise hierbei oft eine beziehungsseitige Überlegenheit des anderen, die sie in ihrem starken Kontrollbedürfnis bzw. in der stetigen Furcht vor Vernichtung in unterlegenen Beziehungen pathologisch an die Verursacher der Störung erinnert bzw. atmosphärisch in Alarmbereitschaft hält. Das Beseelbare Therapieobjekt – bspw. der Rote Riesenklotz – zieht nun bei einer gewissen produktiven Arbeitshaltung des Klienten im Therapieprozess die negative Triggeratmosphäre auf sich und kann so als Projektionsmedium, das den äußeren einstigen Hauptverursacher symbolisiert, aber auch einen „Restteil" von Affekten gegen den aktuellen Nebenauslöser (den Therapeuten in der aktuellen Therapieszene), das Setting triangulierend ergänzen. Insofern wirkt das durch TraumapatientInnen per intuitiver Triggerkraft ausgewählte atmosphärische Projektionsobjekt tatsächlich wie ein beseelter materialisierter therapeutischer Helfer, welcher vorrangig die negative Übertragungsenergie der reinszenierenden Kraft aufnimmt und so den Psychotherapeuten von der verdichtenden oder verkennenden Projektionskraft entlasten kann. Dadurch mildert sich die Täterübertragungsfixierung des Klienten auf den Psychotherapeuten und es kann wieder AN der Übertragung bzw. der verursachenden Herkunft der Triggerreize gearbeitet werden. Dazu können auch im Rahmen von fokussierter Szenenarbeit unternommene experimentelle Untersuchungen als FSA-Settings dienen, indem belastende fragmentarisch erinnerbare bzw. bis dato unstrukturierte Traumaszenen aus dem dissoziativen Untergrund erforscht werden.

Mithilfe rollenspielartiger Statement- und Echosettings (vgl. Vogt, 2013, S. 145–151) können auch beseelte Täterbindungsszenarien dieser Störungen in ein Gestaltbild gebracht und mit psychodramatischen Mitteln gelockert werden, was ebenfalls die psychotherapeutische Arbeitsbeziehung entlastet. Nicht zuletzt sind in Vogt (2007, S. 214–218; 2013, S. 145–153) Täterintrojekt-Settings aus dem SPIM 30-Programm skizziert, durch deren Anwendung die schwierigste Seite von Menschen gemachter psychischer Gewalttraumata bearbeitet werden kann. Schwer erkennbare Gewalt- und Rachefantasien, dysphorische Grundstimmungen, impulsive Aggressionsdurchbrüche und paranoid-destruktive Beziehungsattacken belasten die analytisch-tiefenpsychologische Behandlungsarbeit erheblich. Das wurde meines Erachtens zu Beginn der modernen Traumatherapie etwas unterschätzt. Schwere Auto- und Fremdaggressionen müssen aber einbezogen werden, wenn man auf ein adäquates Therapieren des heutigen Resultates von zwischenmenschlichen Gewaltkatastrophen abzielt. Traumatisierte KlientInnen mit strukturellen Störungen dieser Couleur werden im SPIM 30-Programm deshalb zunächst einer ausführlichen und anschaulichen Psychagogik unterzogen, wodurch sie im Glücksfall bereits hier die unbewusst-automatisierten, nicht selbst verschuldeten Mechanismen im psychophysiologischen Apparat bzgl. der bis dato nicht wahrgenommenen gewaltindizierten Introjektionen, Implantationen und Konditionierungen/Programmierungen studieren können. Letztlich können dadurch die aggressiven Potenziale solcher autodestruktiver wie interaktiver, zum Teil vernichtender Kräfte entdynamisiert werden.

Durch diesen Prozess können diese Mechanismen in der heutigen Psychotherapie in die therapeutische Verantwortung der PatientInnen gebracht werden, anstatt weiter als interaktive Regulationsmuster im HEUTE ausagiert werden zu müssen. Bausteine dieser Psychagogik zur Gewaltintrojektion können in Vogt (2012, S. 31–82; 2016, S. 146–153; 2020, S. 161–172) nachgelesen werden. Wichtig ist, dass diese frühtraumatisierten KlientInnen über das Schema der Schweregrade von Regulationsstates (vgl. Vogt ebd.) die Prägungsformen der Gewalt in der menschlichen Psyche verstehen lernen und auch spontane Impulse nicht als durchweg „angeboren" oder als „objektiven Ausdruck" des eigenen ICH-syntonen Willens missverstehen, wie Impulse aus dem eigenen psychischen Apparat ohne alternatives Theoriemodell den KlientInnen sonst anmuten mögen. Ebenso möchten wir, dass unsere traumatisch schwer geschädigten KlientInnen nicht in das Gegenteil verfallen und die automatisierte Gewaltimpulsprägung für eine latente Schizophrenie halten, wenn gewalttätige innerpsychische Bilder oder akustisch-destruktive Kommentare mit Sogwirkung im Seelischen aufbrechen, weil sie zunächst nur schwer kontrolliert werden können.

Eine psychoedukative Aufklärung stellt daher den lohnenswerten Beginn einer modifizierten multimodalen analytisch-tiefenpsychologischen SPIM 30-Psychotraumatherapie für strukturell gewalttraumatisierte, dissoziative KlientInnen dar. Ohnehin ist das allgemeine trauma-psychologische Zeitgeistwissen unserer Gesellschaft auf einem ungenügenden Stand. Gerade in Deutschland ist man in kurzer Folge durch zwei verheerende Weltkriege gegangen, in deren Anschluss Jahrzehnte lang die Bevölkerung keineswegs die entstandenen gewalttraumatisierenden Opfer- und Täterprägungen aufarbeiten konnte – oder wollte (vgl. Mitscherlich & Mitscherlich, 1977). Daher werden Einflüsse von transgenerationalen Opferübertragungen, z. B. in Form von weitergegebener Depressivität und Leere, sowie die Auswirkung von transgenerationalen Täterintrojekten, etwa in Form von cholerischer Aggressivität und zwanghafter Destruktivität, gesellschaftlich nicht adäquat wahrgenommen, geschweige denn verstanden. Diese Themen werden leider nicht in ihrer Breite in der Gesellschaft – von Schule bis Seniorenheim – sensibel thematisiert. Das spüren wir auch täglich bei unseren KlientInnen. Gerade bei dissoziativen Traumastörungen planen wir daher im analytisch-tiefenpsychologisch modifizierten SPIM 30-Programm rationale wie emotionale Phasen zur psychagogischen Veranschaulichung und Nachreifungszeit in puncto neuer Begrifflichkeiten ein, denn auch dies hilft, Aspekte von agierenden Beziehungskonstellationen zwischen KlientInnen und PsychotherapeutInnen zu entdynamisieren. Die psychagogisch-dynamische Anteilearbeit mit dem Ringesetting (vgl. Vogt, 2013, S. 133–223; Fotos in Vogt, 2018, S. 220–223) stellt dabei eine weitere objekterweiternde fruchtbare Methodenintegration dar, mit der in entdynamisierter interaktiver Beziehungsspannung in analytischen Settings bei o. g. TraumapatientInnen sehr effektiv und analytisch gearbeitet werden kann.

Letztlich bleibt die Arbeit trotz intensiver Aufklärung zur Schaffung einer mündigen KlientInnen-BehandlerInnen-Beziehung noch immer schwierig genug. Die modifizierte Form der SPIM 30-Analysearbeit gibt die Theorie vor, die in multimodaler Ausführung in die intersubjektive und interaktive Praxis umgesetzt wird.

Zusammenfassend kann festgehalten werden, dass die o. g. Herleitungen zu den möglichen und sinnvollen analytisch-tiefenpsychologischen Modifikationen und Multimodalitäten innerhalb einer Variabilität von Settings – theoriegeleitet und praktisch flexibel – einander bedingen und therapeutisch stimmig zusammengehören.

Gerade im Bereich von schweren Wahrnehmungs-, Gefühls- und Verhaltensstörungen mit zum Teil schwer zugänglichen Mentalisierungs- und Gedächtnisstrukturen benötigen wir in der Psychotherapie alle verfügbaren methodischen Mittel, diese individuell zu behandeln. Vorgaben traditioneller Konzeptionen können durch adaptive Versionen ergänzt oder abgelöst werden. Das tiefere Verständnis, das wir bei der Analyse eines bindungsgestörten Traumapatienten mit chronifizierten interaktiven Missverständnissen gewinnen können, sollte uns psychotherapeutisch öffnen.

Das „Dritte" als zusätzliches Beziehungsanalyseobjekt – in materialisierter oder imaginierter Symbolform – ist der wohlwollende Helfer, der auf natürliche Weise dabei unterstützt, psychotraumatische Projektionen zu bündeln und traumatische Störungsenergien für KlientInnen und TherapeutInnen adäquat abzuleiten. Das ist ein wesentliches theoretisches und praktisches Anliegen des SPIM 30-Behandlungsmodells, wofür wir weitere Bausteine eines „Dritten" erforschen werden. Dies ist erforderlich, solange es in unserer Praxisarbeit TraumaklientInnen gibt, für die die Arbeit mit diesen Objekten methodisch notwendig und lohnenswert ist – und das ist sie im Sinne einer wertschätzenden, individuellen Förderung von Heilung, da jeder einzelne Klient, jede einzelne Klientin einen eigenen Zugang zur interaktionellen Beziehungsarbeit hat und auf seine oder ihre Weise mit den angebotenen Modalitäten in der Psychotherapie zurechtkommt und umgeht.

Das trägt letztlich auch zu einer sich stetig weiterentwickelnden modernen Psychoanalysekooperation bei, in der das einstige Junktim von Freud (s. o.) gelebte Praxis wird.

6.3 Probleme mit Übertragung, Gegenübertragung und Intersubjektivität bei dissoziativen Traumafolgestörungen

Ralf Vogt

6.3.1 Einleitung

Nach Roudinesco und Plon (2004, S. 1064–1070; 328–330) wurde der Übertragungsbegriff zwischen 1900 und 1909 durch Sandor Ferenczi und Sigmund Freud in einem angeregten Briefwechsel (mit über 1000 Briefen) eingeführt. Nach Ferenczi gelten die Übertragungswünsche eigentlich den ersehnten bzw. gefürchteten Eltern und werden auf den Therapeuten im wahrsten Sinne des Wortes *übertragen*. Freud beschreibt als positive Übertragungsrichtung die Sehnsucht nach Liebe und Zärtlichkeit, als negative Ausprägung dagegen Feindseligkeit, Misstrauen und Aggression. In seinem sexuellen Theoriemodell definiert Sigmund Freund allerdings den Begriff der *Übertragungsneurose* als Kompensationsleiden der ursprünglichen sexuellen Nähewünsche der Kinder gegenüber ihren Eltern. 1895 postulierte Freud zwar noch die *Verführungstheorie* als Konzept, nach dem sexuelle Übergriffe der Eltern gegenüber dem Kinde dem Leiden des Patienten zugrunde liegen. In den Jahren 1897–1907 nimmt er jedoch diese Konzeption schrittweise zurück – nach und nach wird in der Folge die sogenannte *Fantasiehypothese* zu seinem Postulat. Demnach leidet das unreflektierte Kind an sexuellen Nähesehnsüchten – wie dem Ödipuskomplex – und überträgt die nicht wahrgenommenen Frustrationen der Abweisung durch die Eltern auf andere Ebenen der Psychosomatik, auf die Ebene von Leistungs- oder Zwangsverhalten (Konversion).

Ab ca. 1923 sieht Freud die *Übertragung* als mächtigstes psychoanalytisches Hilfsmittel an, weil sich hier die Übertragungsliebe reinszeniert. Deshalb gilt Freuds Augenmerk der Beziehungsabstinenz, nachdem er Beispiele von Verliebtheiten seiner PatientInnen in der Praxis als auch in den Fallbeispielen von Sandor Ferenczi und Carl Gustav Jung kennengelernt hatte. Winnicott sieht die Übertragung als Wiederholung der Mutterbindungserfahrung, weshalb er wie Ferenczi frühe Mutterdefizite in die analytische Behandlung integrieren will. Auch Kohut beschäftigt sich im Konzept der Spiegelübertragung mit den mütterlichen Defiziten und Übertragungswünschen bei frühen Entwicklungsstörungen. Die unterschiedlichen Ansätze dieser klassischen Konzeptionen entsprechen dem unterschiedlichen Umgang mit der zentralen Frage: Inwieweit sollen übertragene Sehnsüchte von PatientInnen in der Psychotherapie nur bewusst gemacht, als frustrierend erkannt und betrauert werden – oder ist eine partielle, mehr oder weniger umfangreichere Erfüllung der Basisdefizite erforderlich und dem Frustrationsansatz überzuordnen?

Der Begriff der *Gegenübertragung* entwickelte sich nach Roudinesco und Plon (2004, ebd.) ebenfalls im Rahmen von Briefwechseln von Ferenczi, Freud und Jung zwischen 1908 und 1909. In diesen Briefen beschreiben sie, dass sie als Analytiker in ihrer Praxis emotionale Abgrenzungsprobleme gegenüber ihren PatientInnen haben und sich diese emotionalen Aspekte in ihren Reaktionen auf ihre KlientInnen offenbar systematisch in die Analysen einmischen. 1913 vertritt Sigmund Freud noch die Auffassung, dass Analytiker die Gegenübertragung überwinden müssten, um wieder so neutral wie möglich arbeiten zu können. Sandor Ferenczi ist dagegen schon bald überzeugt, dass man die Gegenübertragung aktiv zum Verstehen der prägenden Botschaften der Patienten nutzen könne. 1978 postuliert Racker, die Gegenübertragung sei gerade der fruchtbare Übertragungsteil und müsse daher eine zentrale Stellung in der Analysearbeit einnehmen. Nach Einschätzung von Altmeyer und Thomä (2006) gehen heutzutage, etwa seit dem Jahr 2000, die alten analytischen Konzepte von Übertragung und Gegenübertragung im Modell der *Intersubjektivität* auf. Beide Autoren heben hervor, dass dieser Paradigmenwechsel nach dem Übergang von der Ein- in die Zwei-Personen-Analyse – entsprechend der Bewegung der Objekt-Beziehungstheorie der 1950/60er Jahre – jetzt unaufhaltsam voranschreite.

Demnach hängt der analytische Gegenstand nicht nur an zwei individuellen Auffassungen über die Welt, sondern an viel umfangreicheren Bedingungssystemen, die Analytiker und Analysand umgeben. Dazu gehörten ab sofort auch:

- neurobiologische Forschung mit den Grundlagen der Informationsverarbeitung;
- die Säuglings- und Bindungsforschung mit den Grundlagen der frühen Prägung durch Erziehungsträger;
- die neue Entwicklungspsychologie und deren Einbeziehung von Familiensystemen und Langzeiteinflussmodellen;
- die neue Sozialpsychologie und deren Modelle sozialer Vernetzung, sozioökonomischer Verhältnisse und Veränderungsperspektiven.

Nach Altmeyer und Thomä (ebd.) muss die moderne intersubjektive Psychoanalyse all diese Wirkungsvariablen in ihrer Wechselwirkung für Analytiker und Analysand erfassen und in der analytischen Arbeit berücksichtigen können.

6.3.2 Die Übersetzung der intersubjektiven Maßstäbe in die analytische SPIM 30-Konzeption

Erweiterung des Übertragungsbegriffes

Eine Erweiterung von Übertragungsräumen wurde bereits 2004 (vgl. Vogt, 2004) mit dem Konzept der Beseelbaren Therapieobjekte (damals Stufe SPIM 10) begonnen. Fortan ging es nicht mehr nur um die Analyse von Interaktionsvariablen des Gesprächs, sondern aufgrund der traumatisch bedingten Dissoziativität unserer KlientInnen um Erweiterungen mittels eines „Dritten" in der Beziehung: Das Beseelbare Therapieobjekt ermöglicht einen Raum, in dem TherapeutIn, PatientIn und Objekt im Wechselwirkungsmodus stehen.

Hierdurch wurde das Augenmerk unserer Übertragungsanalyse mehr und mehr auf die atmosphärische Übertragung gelenkt, da TraumapatientInnen den Interaktionsraum noch mehr als andere PatientInnen in einer nicht-rationalen Triggeratmosphäre erleben. Menschen, die durch zwischenmenschliche Gewalt überrollt, verletzt und gedemütigt worden sind, schalten unwillkürlich zusätzlich zur verbalen Wahrnehmung einen atmosphärischen Beziehungs- und Umweltradarschirm ein, um so mögliche komplexere bedrohliche Informationen erfassen zu können. Dadurch wiederum verändern und erweitern sich auch das Betrachtungsfeld und der Handlungsrahmen der TherapeutInnen: Die therapeutischen Möglichkeiten der diagnostischen Wahrnehmung und Intervention weiten sich aus, wofür es konsequenterweise ein Mehr an variablen objekt- und körperorientierten Settings braucht, um diese Informationsbreite psychoedukativ sichtbar und interaktiv nutzbar machen zu können. In Vogt (2004, 2007) finden sich dazu Fallbeispiele. Aber nicht nur die klassischen Strukturen, sondern auch die Begrifflichkeiten der Übertragung und Gegenübertragung wurden im SPIM 30-Konzept erweitert. 2012 und 2013 (vgl. Vogt, 2012, S. 23–48; 2013, S. 75–79) haben wir begonnen, Übertragung und Introjektion als unterscheidbare Dynamiken der Beeinflussung gesondert zu betrachten, weil der analytisch-therapeutische Behandlungsansatz hier traumapsychologisch sehr verschieden ist. Während man beispielsweise Übertragungsdynamiken eines Kindstates psychagogisch gut abfangen kann, erfordern Introjektstates der KlientInnen in stärkerem Maße begrenzende und konfrontierende Interaktionstechniken anzuwenden, was PsychotherapeutInnen in ihrer Selbsterfahrung auch bei sich selbst unterscheiden lernen müssen. Darüber hinaus haben wir im Falle einer klassischen Übertragung drei Aspekte der Übertragungsinformation differenziert:

1. Welcher Teil der Wahrnehmung ist in der aktuellen Übertragungssituation *realitätsgerecht* – wenngleich dies nicht optimal zum Ausdruck gebracht werden kann?
2. Was wird im Kontext der Übertragungswahrnehmung *übertrieben* erlebt und dargestellt?
3. Was wird im Kontext der gesamten Übertragungsszene schlichtweg *verkannt, verwechselt, falsch wahrgenommen und ausgedrückt*?

Eine ähnliche Abstufung haben wir für die Introjektstärken bzw. deren Impulsstärken vorgenommen (vgl. Vogt, 2013, ebd.). Hier liegen 3 Introjektstufen vor:

1. Introjektqualität. Vom Betroffenen kann wahrgenommen und reflektiert werden, dass der Verhaltensimpuls ICH-dyston ist und das eigene Verhalten überzogen ist.
2. Implantatsqualität. Dies bedeutet, dass Impulse relativ unkontrolliert hervorschießen und erst im Nachhinein als ICH-dyston erkannt und reflektiert werden können. Trotz der Möglichkeit, dies zu erkennen, gibt es in Zukunft aber wieder Impulsdurchbrüche.
3. Konditionierungs- bzw. Programmqualität. Diese Introjektstärke zeugt von einem quasi roboterhaften Impulsgeschehen, wo praktisch der normale Verstand (z. B. der Alltagsmanagerstate) ausgeschaltet ist und die „kopflose Handlung" nur durch physische Gegebenheiten begrenzt wird. Dieses Verhalten kann vor der Handlung kaum erahnt werden und wird nach der Tat häufig bestritten.

Das differenzierte Übertragungs- und Introjektionskonzept konnte nach und nach für alle Regulationsstufen des SPIM 30-Schweregradkonzepts der kumulativen States der Verhaltensorganisation (vgl. Vogt, 2012, 2013 sowie Vogt, 2020, S. 161–180) beschrieben werden. Gerade in der letzten Veröffentlichung werden die Stärke und das Zusammenspiel von Übertragungs- und Introjektzuständen zunehmend als Ausdruck einer traumatisch geprägten Innendynamik der selbstregulativen Kräfte im Individuum verstanden und so besser im Zusammenhang des Auftretens in der Wechselwirkung mit anderen Menschen verstehbar. Als kurze Veranschaulichung des Schweregradkonzepts der Regulationszustände soll diese Übersichtstabelle genügen (aus Vogt, 2018, S. 189):

6.3.3 Die Erweiterung der Gegenübertragungsanalyse

Bei der Gegenübertragungsanalyse sind die o. g. Sachverhalte natürlich auch in der Wechselwirkung mit den BehandlerInnen zu sehen, die dann als InteraktionspartnerInnen sozusagen zu einer Variable im System werden. Hierdurch

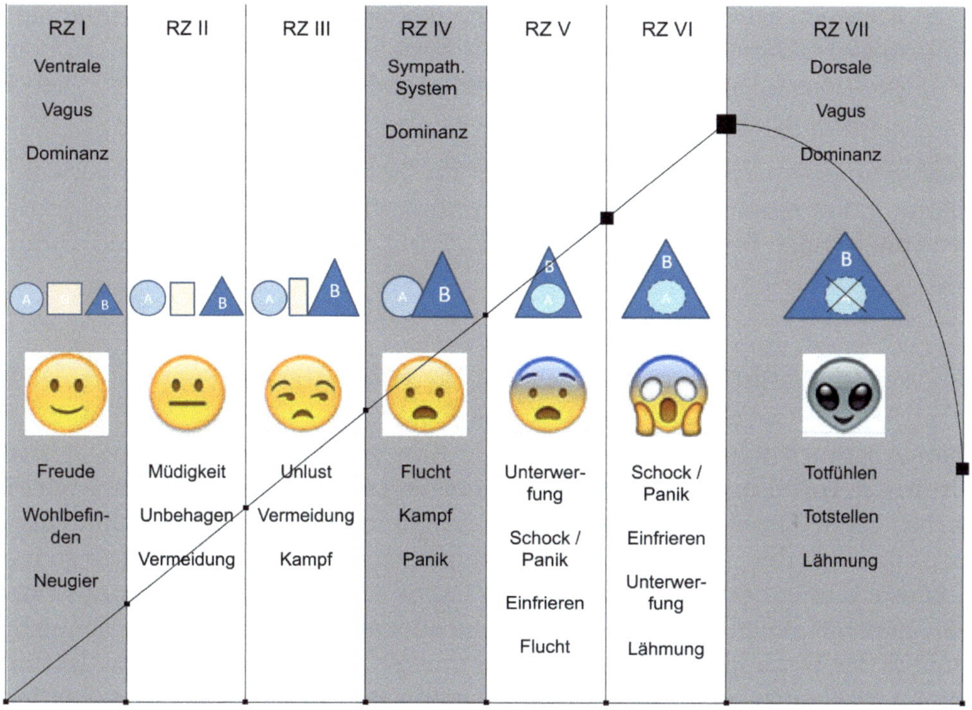

Abbildung 6.1: Schweregrade der psychophysischen Regulationsstates in Verbindung mit Kriterien der Dissoziation und der Polyvagal-Theorie nach Porges (2011)

kommen wir auch nahezu nahtlos zur Erweiterung der Gegenübertragungsposition und zur Intersubjektivität. Im Rahmen der Gegenübertragung sind seitens der SPIM 30-TherapeutInnen folgende intrapsychischen Wahrnehmungsebenen zu reflektieren:

1. Was lösen die KlientInnen in unserem Erleben aus? Wofür steht dieses Gefühl im biografischen Kontext der KlientInnen? Zeigen diese Verhaltensweisen Übertragungs- oder Introjektstates der KlientInnen?
2. Steht das Verhalten im TherapeutInnenerleben im Widerspruch zu den verbalen Äußerungen? Um welchen der o. g. Anteile geht es wirklich, da Dissoziativität oft nicht selbst wahrgenommen wird?
3. Welche Übertragungen und Introjekte bringe ich mit meinem Lebenshintergrund selbst ein? Wie haben sich eventuell diese Lebensprägungen interaktiv eingemischt?
4. Gibt es gemeinsame Themen von aktueller sozialer Konflikthaftigkeit, die KlientInnen und BehandlerInnen gleichermaßen für die Gesellschaft ausagieren?

5. Kann ich selbst den Fokus für eine interessante/notwendige Interventionsarbeit für eine bestimmte Stunde finden? Könnte bspw. eine Traumaexpositionsarbeit durch unseren möglichen Beziehungskonflikt als Nebenschauplatz verhindert werden?

Dies sind auch Grundfragen unserer SPIM 30-Fortbildung und -Supervision. Alle o. g. Erweiterungsaspekte münden nun, wie bereits angekündigt, in das neue analytische Konzept der Intersubjektivität ein (vgl. Altmeyer und Thomä, oben).

6.3.4 Die Konkretisierung der Intersubjektivität

Dem Anspruch folgend, das analytische Konzept der Intersubjektivität auch für unsere FortbildungskandidatInnen lebendig werden zu lassen, habe ich die nachfolgende Grafik zur Veranschaulichung entworfen. In diese Rahmenfenstergrafik fließt der Gedanke ein, dass wir je nach individueller Bedeutung eines Lebensabschnitts eines Klienten/einer Klientin – bzw. der bis heute prägenden transgenerationalen Vorfahren – in wenige oder auch in viele der Rahmenbedingungen der Vergangenheit zurückgehen müssen, um die Lebens- bzw. Traumagenese im Heute verstehen zu können. Gerade in Deutschland kann es vor dem Hintergrund zweier Weltkriege viele alte transgenerationale Erfahrungen, Leidensgeschichten und Täterintrojektionen geben, die noch heute virulent sind und die es im Indexklienten zu verstehen gilt. Grundsätzlich sind natürlich die Lebensgeschichten beider InteraktionspartnerInnen interessant, da es ja um Wechselwirkungen (unbewusster Natur) auf allen Ebenen geht. Die Rahmendimensionen sind:

- die individuelle familiäre Herkunft inklusive der früheren Entwicklungsumstände;
- die aktuellen individuellen Lebensumstände in beruflicher und familiärer Hinsicht – einschließlich der gegenwärtigen sozioökonomischen Umstände;
- die verzweigte transgenerationale Herkunft der Volksgruppe als einer Schicksalsgemeinschaft inklusive deren sozioökonomischer Lebensumstände.

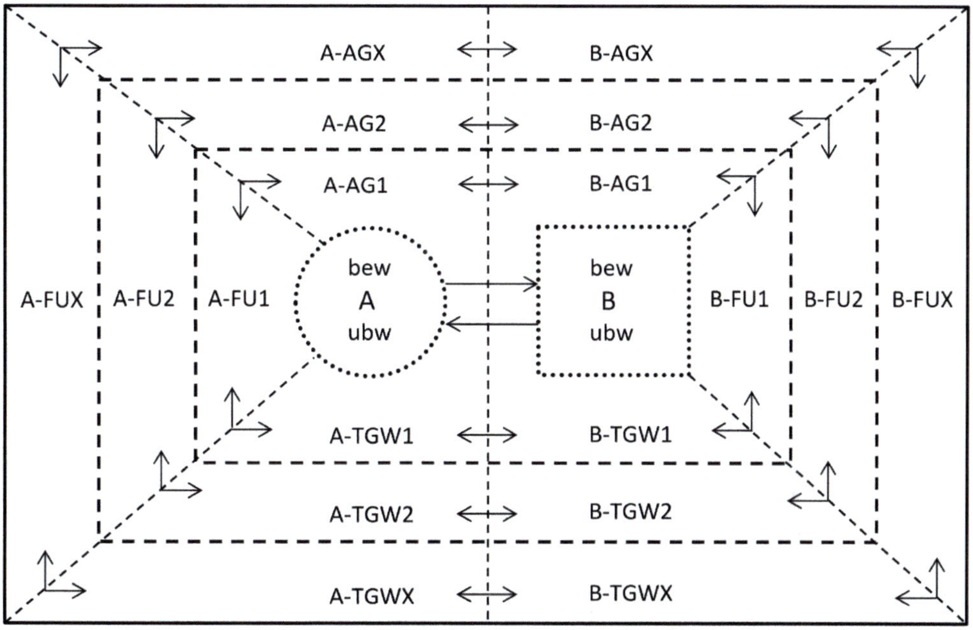

Abbildung 6.2: SPIM 30-Schema der polydimensionalen, intersubjektiven bewussten und unbewussten Wechselwirkungsrahmen im verbalen, symbolischen bis atmosphärischen Interaktionsprozess der Individuen A (z. B. KlientIn) und B (z. B. BehandlerIn)

Modell der Intersubjektivität – Legende

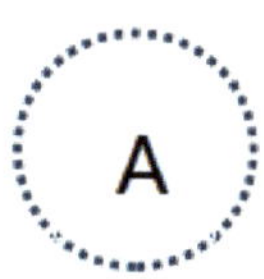

– Interaktionsraum des Individuums A (z. B. KlientIn), wobei modellhaft der obere Teil des Interaktionsraumes mehr bewusst (bew.) und der untere Teil mehr unbewusst (ubw.) ist.

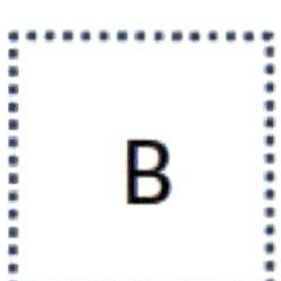

– Interaktionsraum des Individuums B (z. B. BehandlerIn), wobei modellhaft der obere Teil des Interaktionsraumes mehr bewusst (bew.) und der untere Teil mehr unbewusst (ubw.) ist.

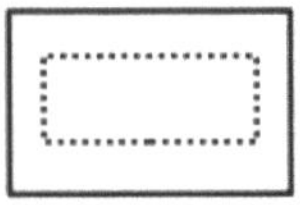

– Rahmen, in denen sich die Interaktionen bzw. Wechselwirkungen abspielen. Die Anzahl der Rahmen soll der Anzahl der unterscheidbaren Rahmenkriterien entsprechen. Die Rahmen von A und B werden in der Interaktionsszene zu einem gemeinsamen, wechselseitigen Beeinflussungsrahmen. Diese sind für A und B jeweils parallel in 3 Sphären gegliedert. Nach dem Bindestrich ergeben sich demnach für A und B folgende Einflusssphären in der Kommunikation:

- FU (mit Rahmenkriterien 1, 2, ... X):
  F → individuelle familiäre Herkunft und
  U → Umwelt der früheren individuellen Entwicklung
  Beispiel:
  F ≙ Familiäre Herkunft
  1 – Kind eines Ehepaars mit erfolgreicher Handwerksfirma
  2 – aufgestiegen aus Arbeitermilieu mit Abendschule und Fleiß
  X – Flüchtlingsfamilie aus Vertriebenengebiet Schlesien mit Vermächtnis ums Leben gekommener Angehöriger
  U ≙ Umwelt der früheren Entwicklung
  1 – Intellektuellenmilieu mit Privatschule nach Montessori
  2 – Gelderwerb steht in Vertriebenenfamilie über allem
  X – Workaholic-Legenden sind in der Familie „fleißige Helden"

- AG (mit Rahmenkriterien 1, 2, ... X):
  A → Aktuelle Lebensumstände, Familie, Beruf u. ä. sowie
  G → gegenwärtige gesellschaftliche Umstände – soziale, ökonomische, kulturelle, naturgegebene u. a. Reaktionen
  Beispiel:
  A ≙ Aktuelle Lebensumstände
  1 – durch aktuelle Corona-Pandemie läuft Handwerkerfirma im Krisenmodus
  2 – Großmutter des Patienten muss ins Pflegeheim und PatientIn Besuche absichern
  X – Familie muss Ferienwohnung an der See wegen Teuerungen und Umsatzeinbußen aufgeben
  G ≙ Gegenwärtige gesellschaftliche Lebensumstände
  1 – Bauboom in der Stadt verteuert Mieten für Gewerbetreibende
  2 – kleine Handwerkerfirmen haben Probleme mit der Online-Auftragsannahme
  X – Steuerreform reorganisiert die Vermögenssteuer, die kleine Familienunternehmen benachteiligt

- TG (mit Rahmenkriterien 1, 2, ... X):
  - T → verzweigte transgenerationale Herkunft der Volksgruppe und deren Lebensumstände als Schicksalsgemeinschaft
  - G → verzweigte gesellschaftliche Umstände der Vergangenheit der Volksgruppe – soziale, ökonomische, kulturelle (Archetypen), naturgegebene u. a. Reaktionen

  Beispiel:

  T ≙ Transgenerationale Herkunft und deren Lebensumstände
  - 1 – Familien der Eltern des Patienten kommen aus Sachsen-Anhalt und Nordrhein-Westfalen
  - 2 – Transgenerational sind die Familien aus einfachen Verhältnissen in Schlesien und bürgerlichem Status aus dem Elsass, womit osteuropäische und westeuropäische Einflüsse zu Kontroversen führen
  - X – Verhältnisse der Groß- und Urgroßeltern haben Verluste des I. Weltkriegs zu verkraften (ehemals verfeindete Volksgruppen)

  G ≙ Gesellschaftliche Lebensumstände der Vergangenheit
  - 1 – Bedingungen der ostdeutschen Familienlinie nach der Bodenreform in der sowjetischen Besatzungszone plus Bedingungen der westdeutschen Familie im Rahmen des Marschallplanes der amerikanischen Besatzungszone nach dem II. Weltkrieg
  - 2 – Teilnahme der Großelternpaare im II. Weltkrieg als Kinder oder Erwachsene (Traumata)
  - X – Prägung der Vorgeneration durch Weltwirtschaftskrise ab 1929 sowie dem I. Weltkrieg (Traumata)

Diese Schemata zeigen, wie zwei InteraktionspartnerInnen aufeinandertreffen – diese werden nicht mehr als „TherapeutIn" und „PatientIn" bezeichnet, sondern als A und B, weil sich hier zwei Individuen mit ihren Lebensgeschichten treffen, die einen spezifischen Interaktionsraum mit Sprache, Verhalten, Atmosphäre usw. gemeinsam füllen und verändern. Es gibt bei diesen InteraktionspartnerInnen bzw. in der Interaktion bewusste und unbewusste, bekannte und unbekannte sowie ggf. traumatische und nichttraumatische Einflussgrößen, die das Geschehen gesetzmäßig ebenso wie spontan beeinflussen. Natürlich wird es in der Behandlungspraxis nicht immer nötig und möglich sein, diese schematisch dargestellten Dimensionen systematisch zu untersuchen. Aber von BehandlerInnenseite sollte die Bereitschaft vorhanden sein, diese zu erfassen, wenn es um gründliche Traumaarbeit im familiären Kontext geht. Spätestens bei Stagnationen des Therapieprozesses oder unerwarteten Wendungen im Behandlungsverlauf sollte sich der Fokus für weitere Hintergrundinformationen öffnen. Ebenso müssen dissoziative TraumaklientInnen angehalten werden, ihre eigene Vergangenheit und transgenerationale Kontexte umfassend zu erforschen, wozu KlientInnen nicht immer voll bereit sind, etwa wenn sie einem veralteten medizinischen Versorgungskonzept anhängen, Angst vor Traumatriggern bei der Suche nach traumarelevantem Material haben oder weil es vonseiten der Herkunftsfamilie aus verboten ist, peinliche oder schmutzige Hintergrundgeschichten aufzudecken. Deshalb greifen auch manche KlientInnen lieber zur Depressionstablette, weil sie damit im familiären Umfeld keinen Ärger bekommen.

Als Einschub zu diesem Abschnitt möchte ich die Grundsätze der Intersubjektivitätstheorie anfügen sowie Ausführungen zu deren Implikationen für die Praxis sowie zur Ableitung von Alltagskommunikationsregeln. Dies dient als eine Art Anhang zu dem hier Ausgeführten und damit der Nutzung dieses Textes im Rahmen der SPIM 30-Fortbildung. Die folgenden Übersichten sollen helfen, den hier vorliegenden Text sowohl zusammenzufassen als auch praktische Orientierungen für den Behandlungsalltag abzuleiten.

6.3.5 SPIM 30-Grundsätze der psychotherapeutischen Subjektivitätsszene

I Subjektive und objektive Umstände interagieren ganzheitlich in der Kommunikation. Sie umfassen alle Lebensumstände des Makro- und Mikrokosmos, ob sie nun reflektiert werden oder nicht.

II Psychodynamisch wirken bewusste und unbewusste Wechselwirkungs-Prozesse durchdringend, parallel, mehr oder weniger oszillierend und ganzheitlich, sie beeinflussen dabei die gemeinsame Interaktionsszene aller teilnehmenden Subjekte. Somit wirken psychodynamisch alle Rahmenkräfte aufeinander ein, die durch Fokus und Atmosphäre der Interaktion angetriggert werden.

III Ein psychotherapeutisch gelungener Interaktionsprozess ist für die KlientInnen öffnend und wachstumsorientiert und kann ebenso fruchtbar und kapazitätserweiternd auf die BehandlerInnen wirken. Auf der bewussteren Ebene werden im abschließenden Ergebnis, nach harmonischen und weniger harmonischen Phasen, ein besseres Erkennen des Anderen sowie des Entwicklungsziels möglich und auf der unbewussten Ebene werden größere Nähegefühle in der Nachwirkung spürbar.

IV Die Positionen der Individuen A und B sind allgemein relativ in der Funktion der kommunikativen Wechselwirkung: Dabei ist der eine Pol dieser Wechselwirkung mehr am Entwicklungsziel orientiert (in der Regel die BehandlerInnen-Position), der andere Pol eher das Veränderungsziel verweigernd (in der Regel die KlientInnen-Position).

V Die Mehrzahl der intersubjektiven Wechselwirkungsprozesse gestaltet sich von selbst durch die mehrdimensionalen Rahmenkriterien. Hier gibt es zum Teil komplexe Mehrdimensionalität, die es zu beachten gilt – bei gleichzeitigem Fokus eines konkreten Beziehungsthemas. Das ist quasi das Kommunikationsdilemma von atmosphärischem Radar und fokussiertem Lichtkegel im dynamischen Beziehungsthema.

VI Die optimale Kommunikation zwischen A und B kann sowohl in reflektierten, zustimmenden verbalen Sequenzen als auch in atmosphärischen annehmenden Rahmengefühlen erlebt oder gespürt werden.

VII Die interaktive psychotherapeutische Szene ist:

- multidipendent

Beide InteraktionspartnerInnen sind von einer Vielzahl von eigenen und übergeordneten familiären und sozialen Einflüssen geprägt. Die interaktive psychotherapeutische Szene ist zudem

- ökologisch-integriert,

weil beide InteraktionspartnerInnen mit einer Vielzahl individueller objektiver Gegebenheiten und Lebensumstände verwoben sind. Dies sind ökologisch-gesellschaftliche und naturgegebene Umstände ihrer aktuellen Lebenszeit sowie Auswirkungen vorangegangener, historischer Gesellschaftsprozesse und der epochalen Lebensumstände.

6.3.6 SPIM 30-Implikationen der Intersubjektivität

1. Die therapeutische Intersubjektivität enthält viel mehr Gegebenheiten in der Interaktion, als mit den bisherigen, traditionellen Begriffen Ü (Übertragung) und GÜ (Gegenübertragung) beschrieben und erfasst wurde.
2. Menschen haben Lebensgeschichten und sind in gesellschaftliche Umstände eingebunden, die die Eignung oder Passung von TherapeutIn und KlientIn mit bestimmen.
3. Wenn das Interaktionsergebnis mit der traditionellen Ü-GÜ-Analyse mittelfristig keine wachstumsorientierte Beziehungsatmosphäre zulässt, sind Teile der komplexen Rahmenbedingungen mit in die Analyse einzubeziehen.

4. Beide InteraktionspartnerInnen brauchen zur Erweiterung ihres interpersonellen und intrapsychischen Problembewusstseins ein äußeres Korrektiv. Für KlientInnen sollte dieses im Rahmen des Behandlungsauftrags aufgrund des vorhandenen Selbsterfahrungsvorsprungs der/die PsychotherapeutIn sein. Für BehandlerInnen sollte es der Supervisor sein, der blinde Flecken auf BehandlerInnenseite und unerkannte Umstände des/der KlientIn erkennt.
5. Entsprechend der multidependenten und komplexen Interaktionshintergründe sollten den KlientInnen multimodale Behandlungsansätze angeboten werden, worin alle bekannten Psychotherapieverfahren mit erfolgreichen Theoriebausteinen sowie Interventionstechniken von der Psychoanalyse bis hin zur Körperpsychotherapie, von der Verhaltenstherapie bis hin zur Traumapsychotherapie enthalten sein sollten. Entscheidend wird sein, dass biografische und soziale Hintergründe von Störungen transgenerational erfasst werden und alle unbewussten Prägungsprozesse sowie objektiven, aktuellen und historischen Umstände der Lebenswelt mit einbezogen werden: Ein auf Symptome fokussiertes Vorgehen allein kann einer Störungsursache und der sozialen Vernetztheit somit nicht gerecht werden.
6. Das multimodale Interaktionsrepertoire anzuwenden, bedingt auch, dass die PsychotherapeutInnen eine breite Ausbildung in vielen professionellen Verfahren erhalten und verschiedene Interaktionsformen, Beziehungshaltungen und Zielkonzeptionen anbieten können. Dazu bedarf es auch einer wissenschaftlichen Integration der wichtigsten Verfahren, um eine ganzheitlich-integrative Behandlungsform in der Zukunft zu lehren und komplex zu beforschen.
7. Die PsychotherapeutInnen stellen mit ihrer individuellen Lebenserfahrung, kulturellen Kenntnissen und mit ihrer methodischen Flexibilität ein Schlüsselproblem dieses intersubjektiven Ansatzes dar. Es liegt aufgrund der hier dargelegten Implikationen auf der Hand, dass dieser Beruf, um der Komplexität der Aufgabe gerecht zu werden, nicht gleich nach dem Universitätsstudium vollumfänglich ausgeübt werden kann.
   Lange Ausbildungszeiten mit multimodaler Supervision und der Vermittlung universellen sozialen, soziokulturellen und historischen Wissens sind vonnöten, sodass Schritt für Schritt die komplexen Basisvariablen erworben werden können.
8. Übergangsweise sollte daran gedacht werden, dass eine aktuelle inhaltliche Zuordnung von KlientenInnen mit bestimmter Problematik nur möglich ist, wenn der Behandlungsbedarf vom Wesen erfasst und therapieorientiert diagnostiziert werden kann. So kann eine zeitweilige Indikation für ein verfügbares multimodales Verfahren mit einem/einer derzeit individuell passenden TherapeutIn abgestimmt, dass heißt die Indikation in

die Behandlungszielsetzung einbezogen werden. Das heißt es ist mitunter effektiver, einen bzw. eine aktuell passenden Therapeuten/Therapeutin zu suchen als o. g. Entwicklungsschritte abzuwarten.

6.3.7 Zur alltäglichen Arbeit mit Übertragungs- und Introjektionsformen im SPIM 30-Setting

Das Minimum der von SPIM 30-BehandlerInnen zu realisierenden Kommunikationskompetenz besteht aus folgenden Problemanalysen:

Bereich I: Passung

a Passen KlientIn und TherapeutIn vom Grundverständnis ihrer familiären Herkunft, der erfahrenen Lebensumstände sowie der transgenerationalen Einflüsse zusammen?

b Könnten sich aus wichtigen o. g. Hintergrunddifferenzen individuelle Beziehungskonflikte und systematische Fehldeutungen ergeben?

c Welche dieser objektiven Unterschiede sind durch offene Aussprachen reduzierbar – welche eher nicht?

Bereich II: Übertragungen

a Welche Grundübertragungen zeigen sich bei KlientIn A in Interaktion mit TherapeutIn B bezüglich o. g. differenter Interaktionsrahmen sowie aufgrund der Alters-, Geschlechts- und sozialer Unterschiede – als RAHMENÜBERTRAGUNG?

b Welche Übertragungen sind aufgrund der negativen Vorerfahrungen der KlientInnen in der Wahrnehmung nicht grundsätzlich inadäquat, aber in der Verhaltensantwort eingeengt bis überreagierend – als DISTANZIERUNGSVERLUST-ÜBERTRAGUNG?

Beispiel: Ein Klient nimmt die autoritären Züge eines Arbeitgebers richtig wahr, weil diese tatsächlich ein Problem (auch für andere) sind. Er kann diese Erkenntnis aber nicht relativieren – d. h. nicht mit KollegInnen abstimmen.

c Welche Übertragungen sind aufgrund der negativen Übertragungen der KlientInnen sowohl in der Wahrnehmung als auch der äußeren Gegenreaktion überzogen (im Vergleich zu anderen) – als ÜBERZEICHNUNGS-ÜBERTRAGUNG?

Beispiel: Ein Klient nimmt – als einziger im Betrieb – den Chef als autoritär wahr und reagiert trotzig gegen Anweisungen (was Kollegen auch bemerken können).

d Welche Übertragungen von KlientInnen sind aufgrund der negativen/traumatischen Vorerfahrungen in Wahrnehmung, Reaktion und Zusammenhang ganz unangebracht – als VERKENNUNGS-ÜBERTRAGUNG?

Beispiel: Ein Klient nimmt einen Kollegen als autoritären Chef wahr, mit dem er gar nicht zusammenarbeitet, und bekämpft diesen mit großer Energie.

Bereich III: Introjektstufen der KlientInnen

1. Welche Basisintrojekte zeigen sich bei KlientIn A in Interaktion mit TherapeutIn B bezüglich der o. g. Interaktionsrahmen sowie aufgrund der Alters-, Geschlechts- und sozialen Unterschiede als RAHMENINTROJEKTIONEN? ≙ Introjektstufe Null

2. Welche Introjektionen sind aufgrund negativer Vorprägungen der KlientInnen relativ stereotyp und nur mit Mühe reflektierbar und neutralisierbar? ≙ Introjektstufe I (Reflexionsstufe)

   Beispiel: Ein autoritär erzogener Klient erlebt seinen empathisch fragenden Therapeuten als „Memme“ und „Weichei“.

3. Welche Introjektionen sind aufgrund negativer Vorprägungen von KlientInnen weitgehend automatisiert – implantiert und zunächst nicht bzw. eher nach einer Handlung rückschauend reflektierbar? ≙ Introjektstufe II (Nachträglichkeitsstufe)

   Beispiel: Ein sehr autoritär erzogener Klient in identifizierter Großfamilie kann mit einem empathischen Therapeutenverhalten gar nichts anfangen und fühlt sich durch dessen Verhalten gekränkt, entwertet und nicht ernstgenommen.

4. Welche Introjektionen sind aufgrund äußerst negativer und transgenerational stark automatisierter Vorprägungen so automatisiert-konditioniert, dass sie auch nach einer Handlung gar nicht bzw. nur mit langfristigen und aufwändigen Einsichtsdiskussionen aufgelockert werden können? ≙ Introjektstufe III (Dissoziationsstufe)

   Beispiel: Ein frühzeitig und stetig mit gewaltsamen Mitteln autoritär gedrillter Klient in absolut täterloyaler Großfamilie (Familienehre) erlebt bei einem empathischen Therapeutenverhalten Verachtung, Ekel und Wut bezüglich der subjektiv erlebten „schwulen Gehirnwäsche".

6.3.8 Ausblick

Abschließend soll zu den wissenschaftsintegrativen Forderungen von Altmeyer und Thomä (2006, s. o. im Text) Stellung genommen werden. Die neurobiologische Forschung ist seit jeher Gegenstand der SPIM 30-Psychoedukation (vgl. Vogt, 2004 bis 2020). Für KlientInnen haben wir dazu Schautafeln und Arbeitsblätter entwickelt, damit die Neurobiologie grundsätzlich verstanden sowie durch körperorientierte Methoden bewältigt werden kann (vgl. Vogt, 2008, 2009). Auch der Säuglings- und Bindungsforschung gilt schon lange unser Augenmerk (vgl. Vogt, 2004 bis heute, insb. 2016). Zudem beziehen wir seit einiger Zeit verstärkt Erkenntnisse der pränatalen Traumapsychologie mit in unsere Arbeitsorientierung ein (vgl. Hochauf, 2007). Gerade dieses Gebiet sollte noch intensiver durch Fallbeispiele erforscht werden – wie beispielsweise das Trauma des pränatal verlorenen Zwillings (Austermann & Austermann, 2013). Aus der Entwicklungspsychologie haben wir viele Spiel- und Nachnährungssettings für unsere Arbeit entlehnt und mit eigenen Settingbeiträgen ergänzt (vgl. Vogt, 2007, 2020).

In Puncto sozialpsychologischer Integration setzen wir stark auf unsere transgenerationale Ausrichtung (vgl. Vogt, 2014) – gerade in Bezug auf Phänomene wie familiäre Hintergründe von Verrat – sowie auf das einbezogene Stufenkonzept zur Gruppenpsychotherapie (vgl. Vogt, 2004, 2007, 2016). Stets war es uns wichtig, soziale Systeme mit zu erfassen und auch den Fokus auf das abschließende Angebot einer Gruppenpsychotherapie für TraumaklientInnen zu setzen, um diesen eine gründliche Selbsterfahrung und soziale Integration zu ermöglichen. Gerade weil Trauma in der Regel einsam und zurückgezogen macht, kann die Bildung einer Solidargemeinschaft, in der sich alle angenommen fühlen, für dissoziative KlientInnen ein unverzichtbares Tor zur Rehabilitation in die Gesellschaft sein.

Kapitel 7

Anhang

7.1 Erweiterte Fotoauswahl zu SPIM 30-Therapiesettings

Die folgende Fotoauswahl zu SPIM 30-Therapiesettings zeigt ausnahmslos nachgestellte Szenen mit Personen, die sich zur Abbildung bereit erklärt haben, es sind keine Originalbilder mit Patienten. Alle dargestellten Szenen entsprechen der Grundidee der fokussierten Szenenarbeit in SPIM 30 (FSA).

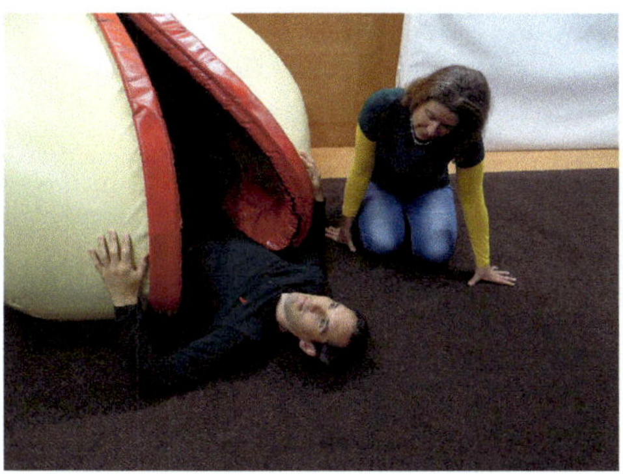

(a)

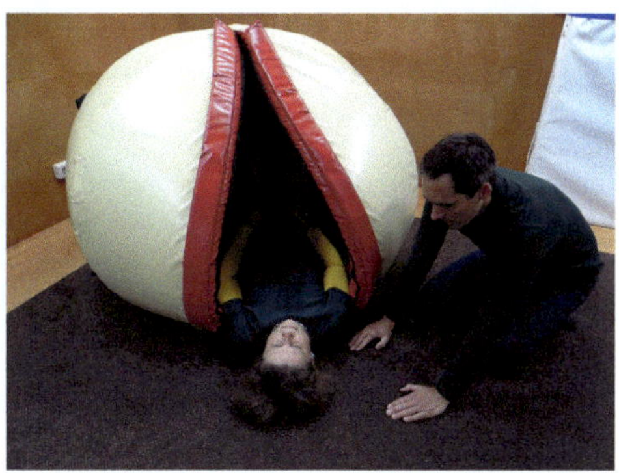

(b)

Abbildung 7.1: Fokussierte Traumaszenenarbeiten mit dem beseelten Riesenobjekt als Uterusinszenierung für die Modellierung einer Kaiserschnittproblematik.

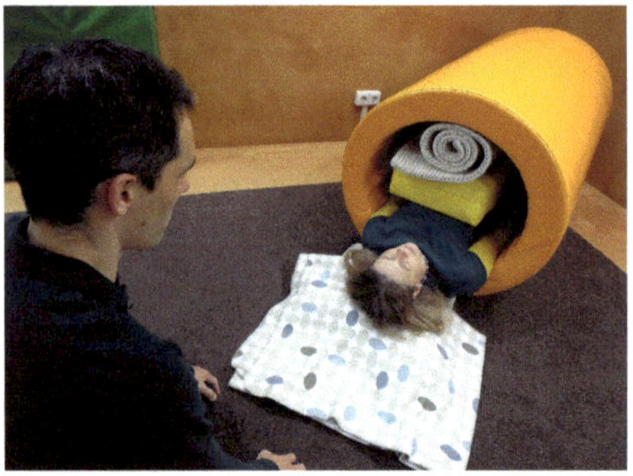

(a)

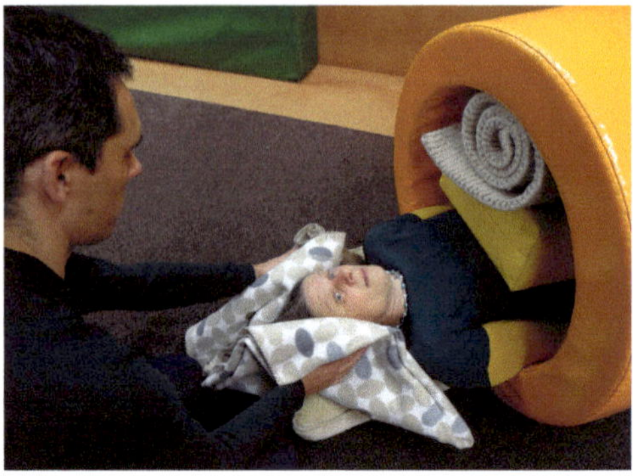

(b)

Abbildung 7.2: Fokussierte Traumaszenenarbeiten mit dem beseelten Riesentonnenobjekt als Geburtskanalinszenierung für die Modellierung einer Zangen-/ Saugglockengeburtsproblematik.

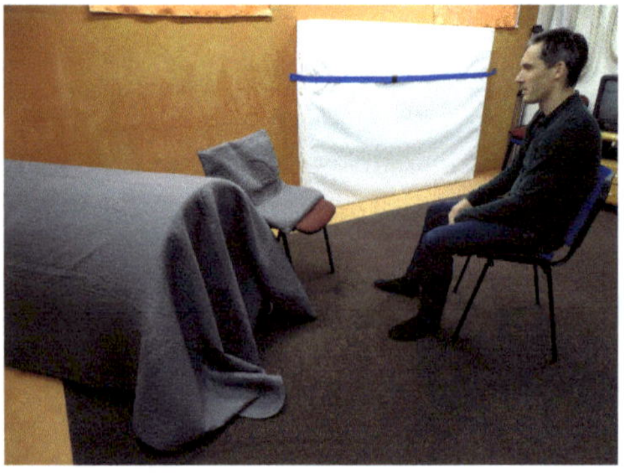

(a)

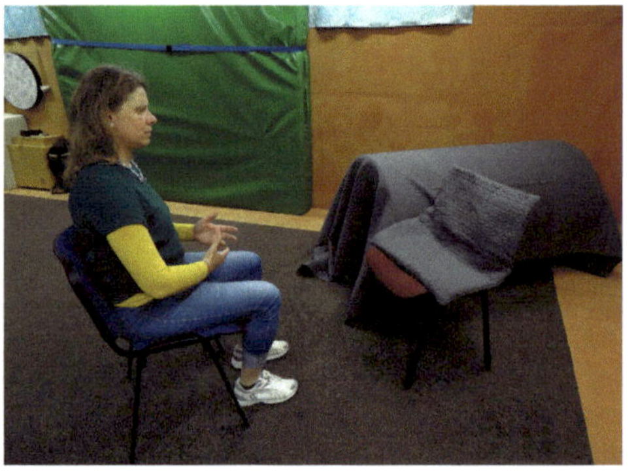

(b)

Abbildung 7.3: Fokussierte Szenenarbeit zum nachträglichen Abschiedsgespräch mit einer wichtigen verstorbenen Person mit nachträglichen Botschaften und ggf. offenen Fragen, wobei die verdeckte Tonne hier das Sargsymbol, der verdeckte Stuhl den beseelten Platz des Verstorbenen darstellt.

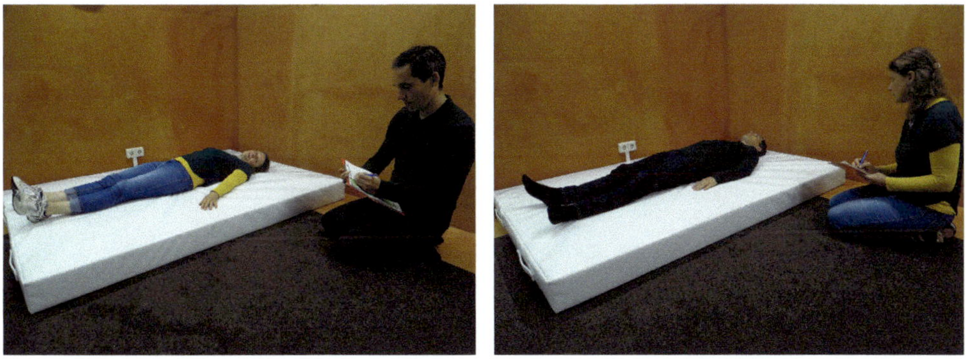

(a) (b)

Abbildung 7.4: Assoziative Traumaexpositionsarbeit mit der Schaumstoff-Fußbodenmatte.

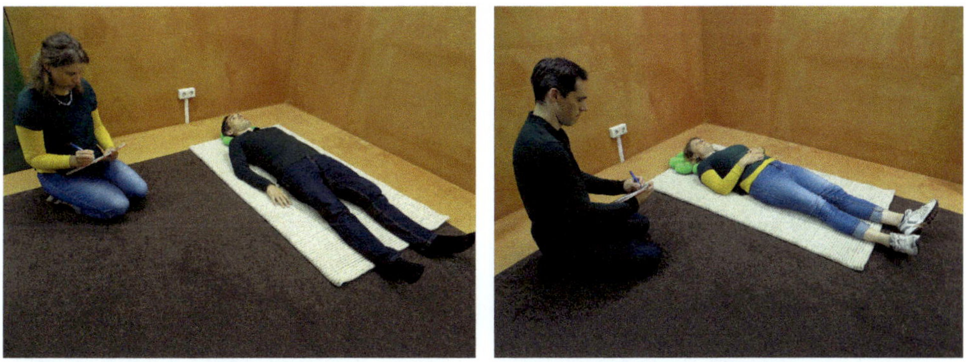

(a) (b)

Abbildung 7.5: Assoziative Traumaexpositionsarbeit auf Rollfilzmatte.

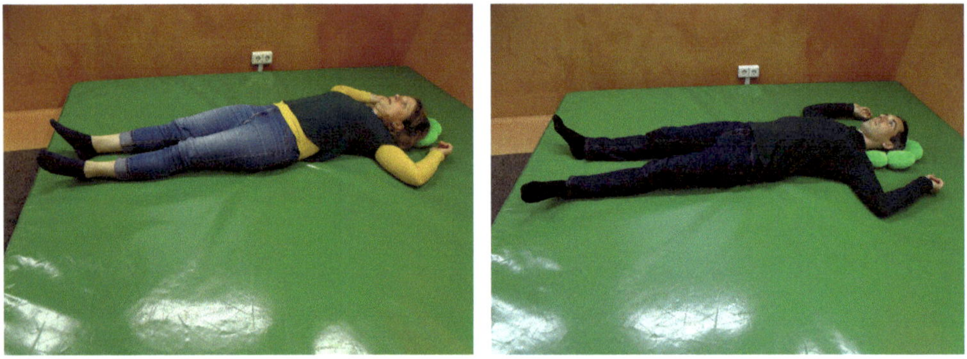

(a) (b)

Abbildung 7.6: Fokussierte Szenenarbeit mit der Riesenmatte für die Problematik Verlorensein im Baby-/Kleinkindbett.

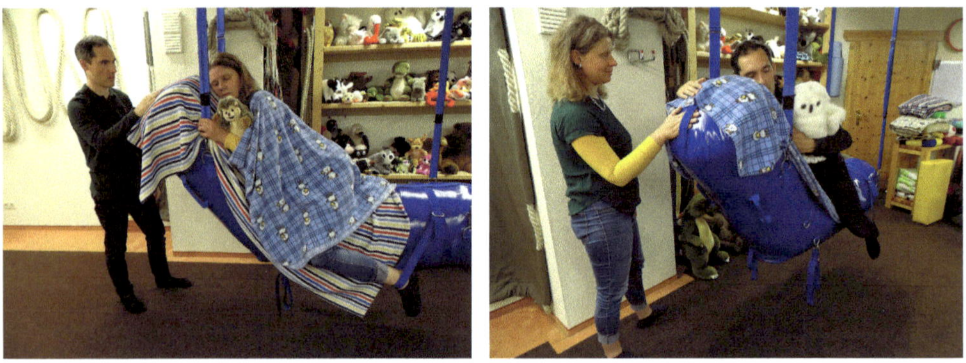

(a) (b)

Abbildung 7.7: Fokussierte Szenenarbeit mit dem schwingenden Klammerpferd inklusive Kuscheltier und Kuscheldecke als haltgebende Trostobjekte für ein inneres Kleinkindgefühl.

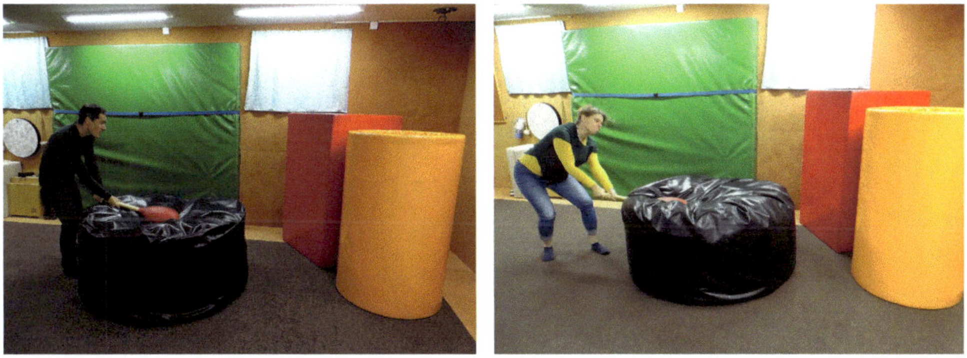

(a) (b)

Abbildung 7.8: Beseelte Anklagesettings für zwei Frustrationspersonen, wobei bspw. der Rote Riesenklotz und die Orange Riesentonne als anzuklagende Statementobjekte dienen und Sack und Keule als verstärkende Ausdrucksobjekte für die KlientInnen.

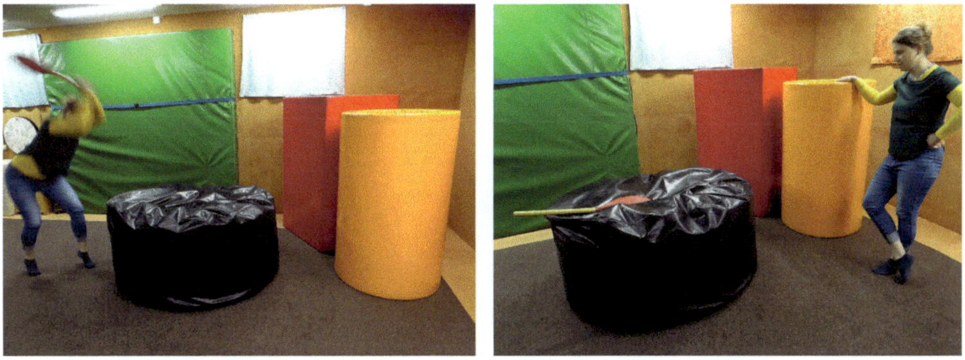

(a) (b)

Abbildung 7.9: Beseelte Anklagesettings mit erweitertem einfachen Echostatement der symbolisierten Anklagepersonen. Dabei üben die KlientInnen Anklage- und Feedbackpositionen nacheinander im Rollenstatement selbst aus.

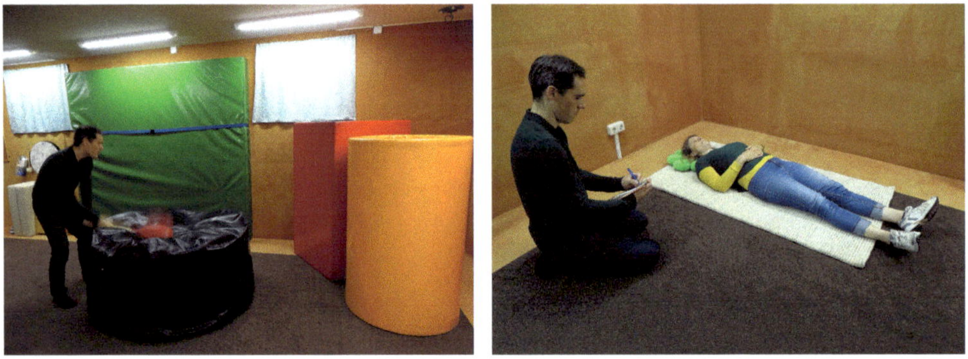

(a) (b)

Abbildung 7.10: Beseelte Anklagesettings mit erweitertem einfachen Echostatement der symbolisierten Anklagepersonen. Dabei üben die Klienten Anklage- und Feedbackpositionen nacheinander im Rollenstatement selbst aus.

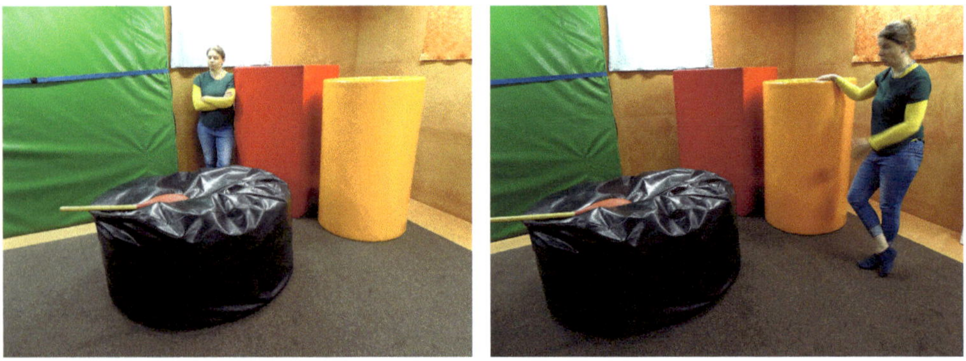

(a) (b)

Abbildung 7.11: Beseelte Anklagesettings mit erweitertem zweifachen Echostatement der symbolisierten Anklagepersonen. Dabei üben die Klienten Anklage- und Feedbackpositionen nacheinander im Rollenstatement selbst aus.

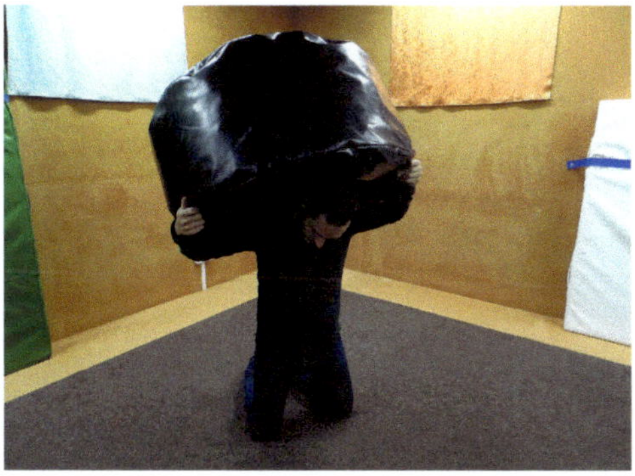

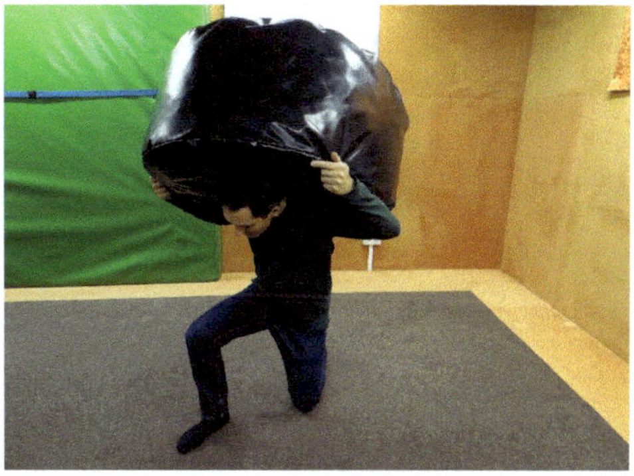

(a) (b)

Abbildung 7.12: Fokussierte Szenenarbeit mit dem beseelten Schwarzen Sack als symbolisierte Seelenlast (bspw. in Bezug zu einem Auftrag) – Thema: Nicht mehr Aufstehen können.

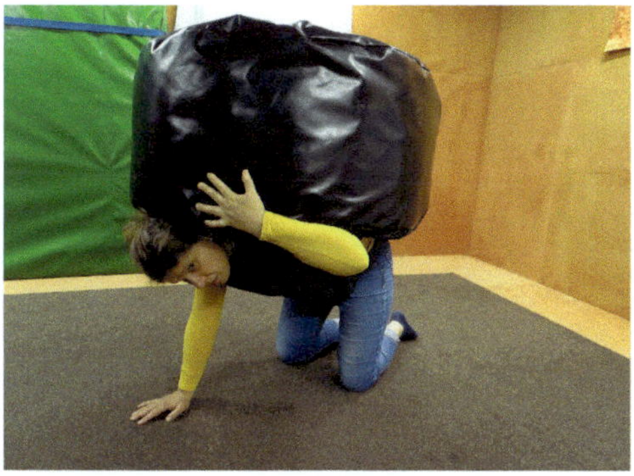

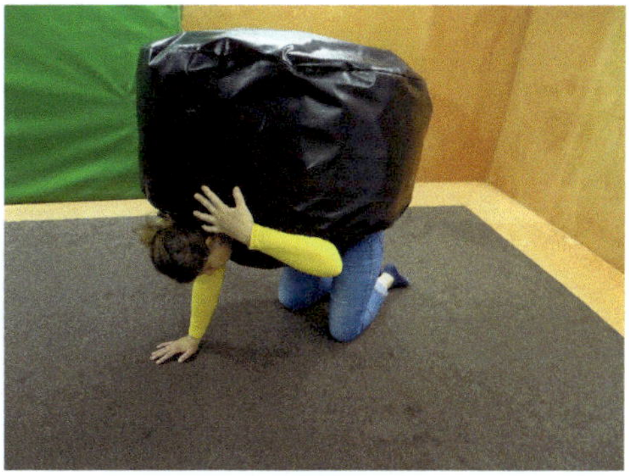

(a) (b)

Abbildung 7.13: Fokussierte Szenenarbeit mit dem beseelten Schwarzen Sack als symbolisierte Seelenlast (bspw. in Bezug zu einem Auftrag) – Thema: Sich als Lastenesel fühlen.

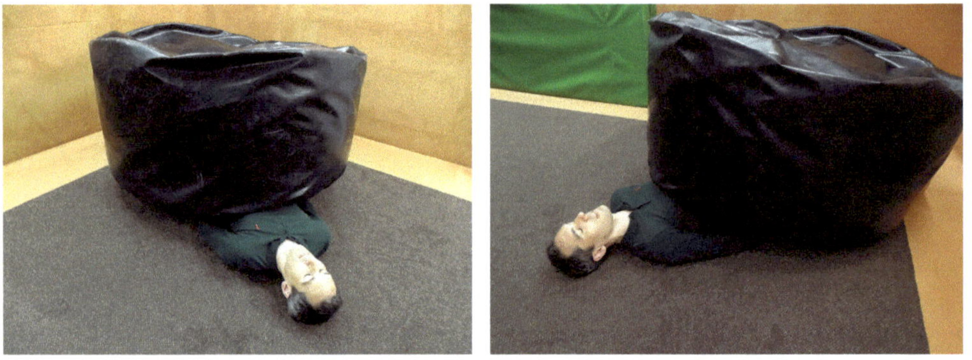

(a) (b)

Abbildung 7.14: Fokussierte Szenenarbeit mit dem beseelten Schwarzen Sack als symbolisierte Ohnmacht (bspw. in Bezug zu einem Auftrag/Personen) – Thema: Sich erschlagen fühlen.

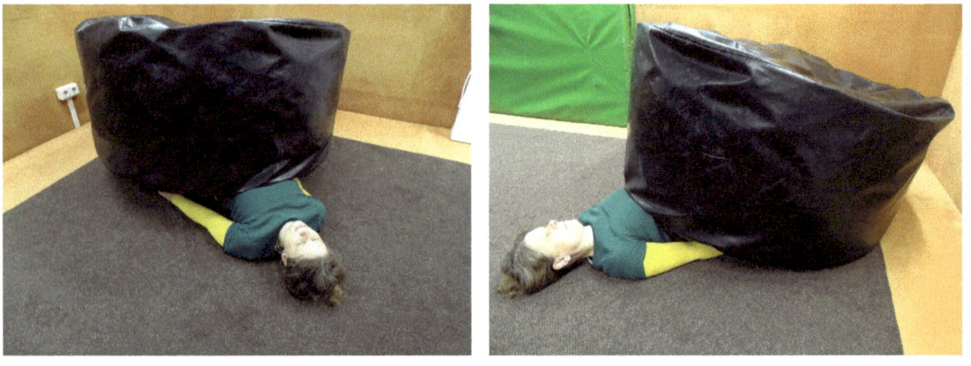

(a) (b)

Abbildung 7.15: Fokussierte Szenenarbeit mit dem beseelten Schwarzen Sack als symbolisierte Ohnmacht (gegenüber einer Person mit Tätereigenschaften).

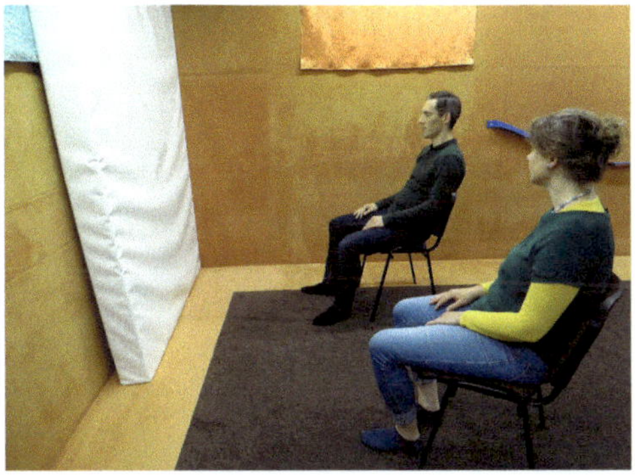
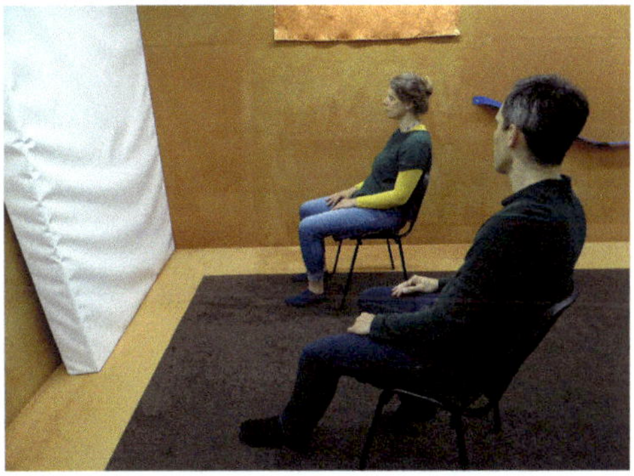

(a) (b)

Abbildung 7.16: Assoziative Traumaarbeit mit der Screentechnik vor der Weißen Wand.

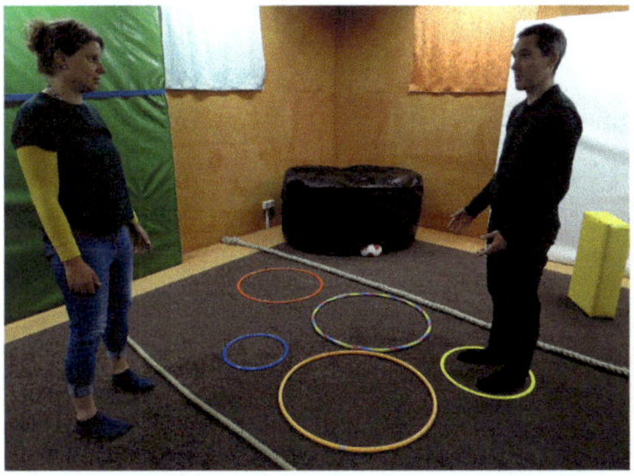
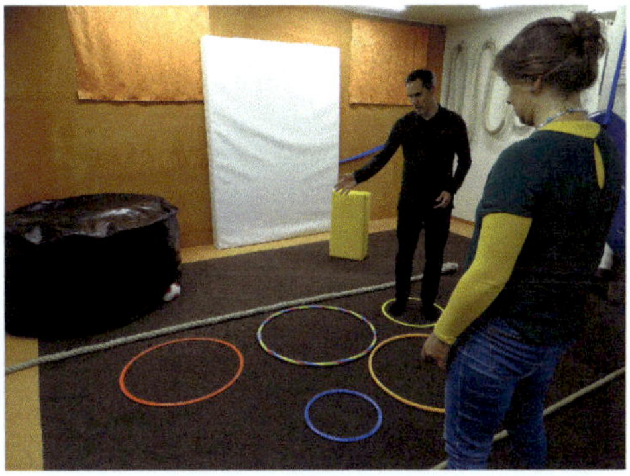

(a) (b)

Abbildung 7.17: Biografische Anteilearbeit, wobei hinter dem zweiten Seil beseelte Symbole für die Herkunftsfamilie/Beeinflusserstruktur stehen und zwischen den Seilen Ringe für die klienteneigenen Prägungsanteile liegen.

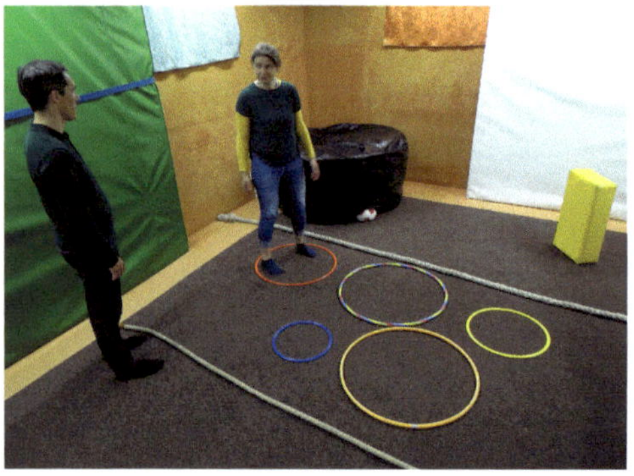

(a)

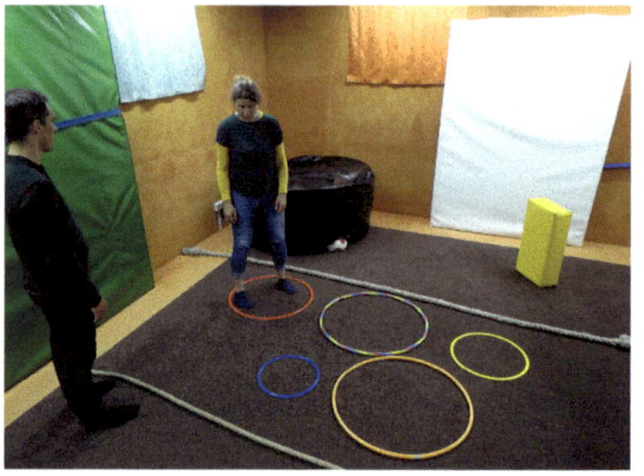

(b)

Abbildung 7.18: Biografische Anteilearbeit, wobei hinter dem zweiten Seil beseelte Symbole für die Herkunftsfamilie/Beeinflusserstruktur stehen und zwischen den Seilen Ringe für die klienteneigenen Prägungsanteile liegen.

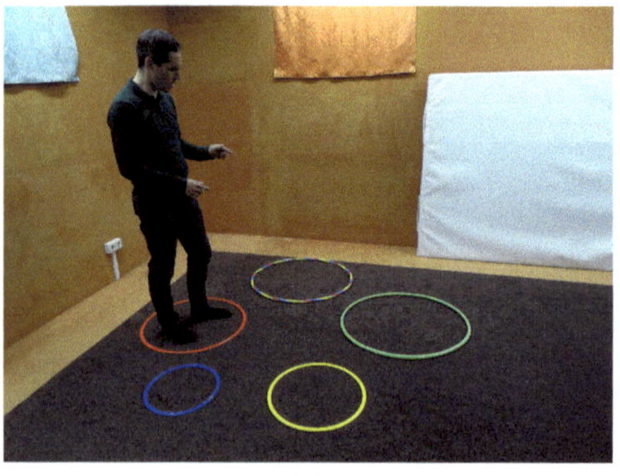

(a)

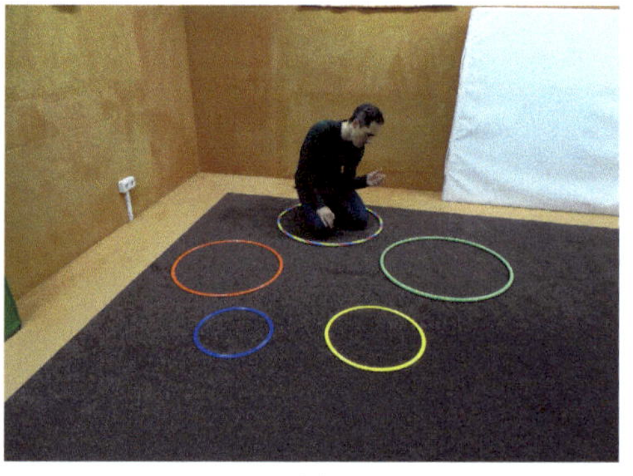

(b)

Abbildung 7.19: Innere Anteilestrukturarbeit von Klientin, wobei die Ringgrößen, -positionen, -farben und -stellung zur Außenwelt als Symbol bspw. für Macht, Herkunft, Ambivalenz in der Innendynamik stehen.

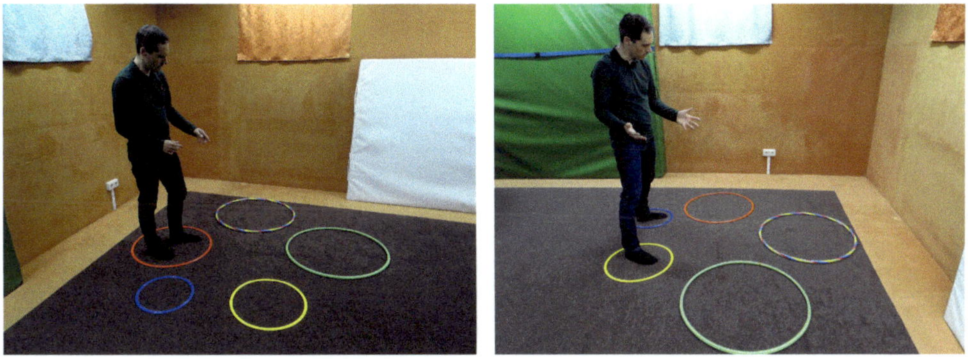

(a) (b)

Abbildung 7.20: Innere Anteilestrukturarbeit von Klientin, wobei die Ringgrößen, -positionen, -farben und -stellung zur Außenwelt als Symbol bspw. für Macht, Herkunft, Ambivalenz in der Innendynamik stehen (Beispiel 1b).

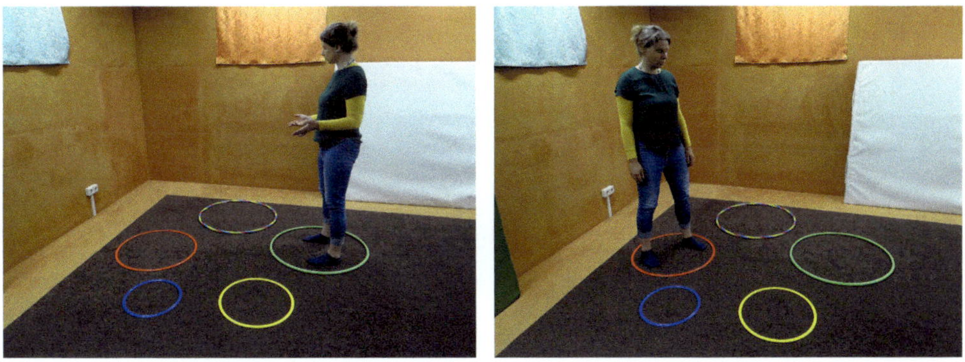

(a) (b)

Abbildung 7.21: Innere Anteilestrukturarbeit von Klientin, wobei die Ringgrößen, -positionen, -farben und -stellung zur Außenwelt als Symbol bspw. für Macht, Herkunft, Ambivalenz in der Innendynamik stehen.

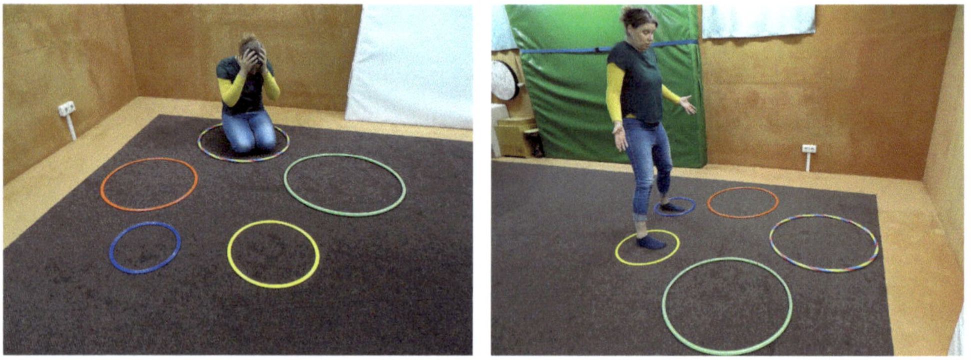

(a) (b)

Abbildung 7.22: Innere Anteilestrukturarbeit, wobei die Ringgrößen, -positionen, -farben und -stellung zur Außenwelt als Selbstwahrnehmungssymbole bspw. für Macht, Herkunft, Ambivalenz oder Kooperation stehen.

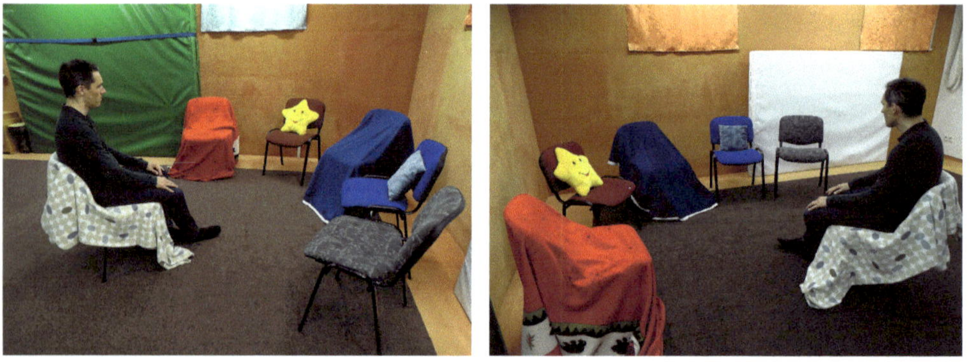

(a) (b)

Abbildung 7.23: Anteilesetting – Innere Konferenz – als selbstständige Übungsprozedur der Klienten zu Hause (mit Opfer- und Täteranteilen).

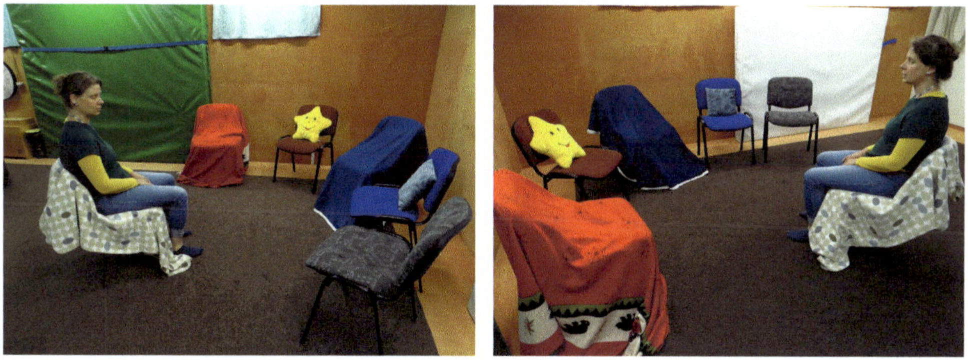

(a) (b)

Abbildung 7.24: Anteilesetting – Innere Konferenz – als selbstständige Übungsprozedur der Klienten zu Hause (mit Opfer- und Täteranteilen).

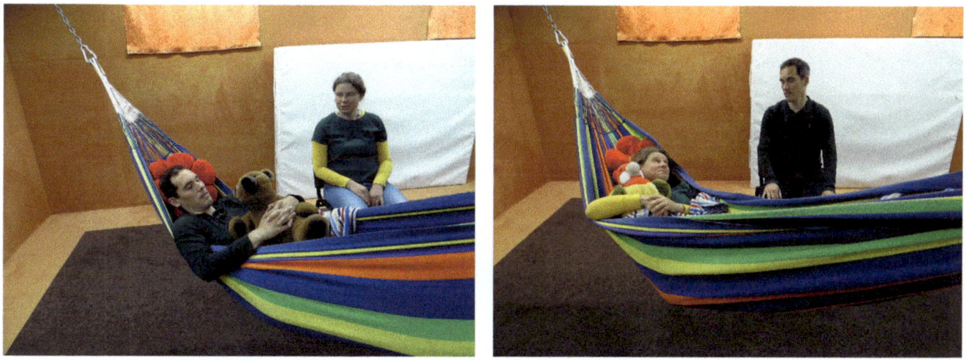

(a) (b)

Abbildung 7.25: Setting mit kleinkindlich orientierter Hängematte mit Kuscheltieren und Kuscheldecke zum Erleben von möglichen Tiefenregressionen bei Schaukeln und Kleinkindtalk.

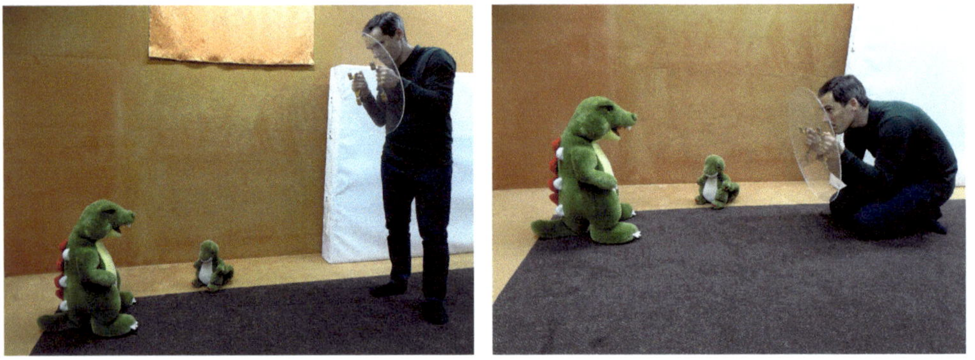

(a) (b)

Abbildung 7.26: Setting zum Einrichten und Trainieren von emotionsärmeren/-freien Beobachterinstanzen mit einem Plexiglasschild als Beobachterposition.

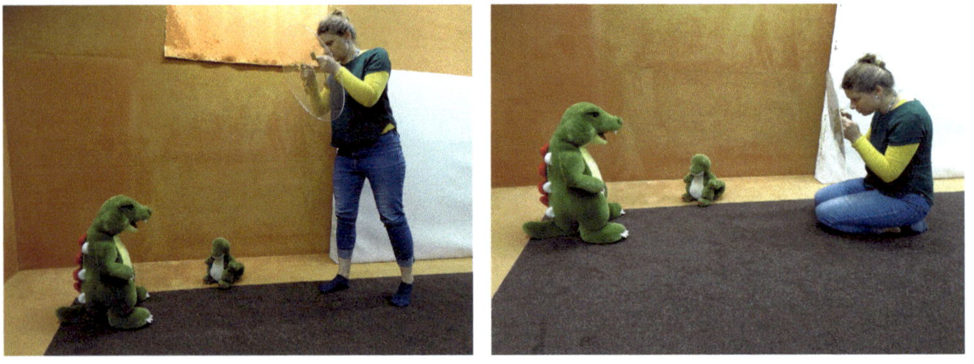

(a) (b)

Abbildung 7.27: Setting zum Einrichten und Trainieren von emotionsärmeren/-freien Beobachterinstanzen mit einem Plexiglasschild als Beobachterposition.

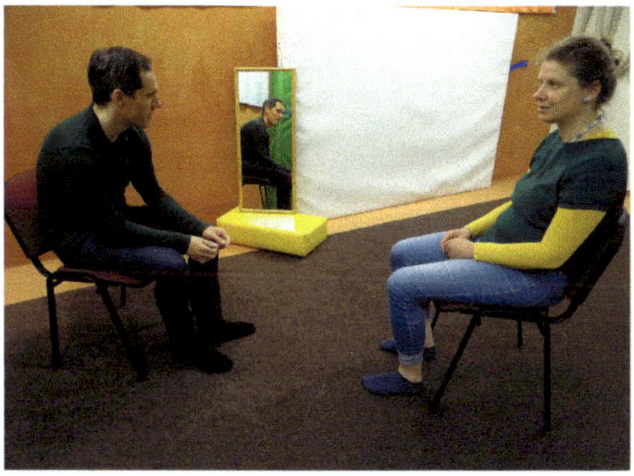

(a)

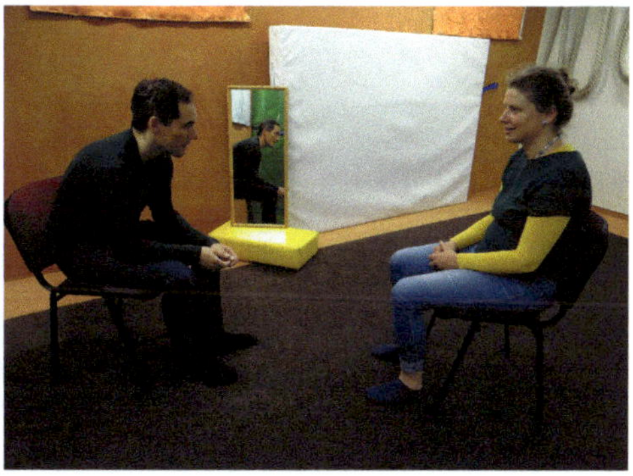

(b)

Abbildung 7.28: Setting zum Einrichten und Trainieren von inneren Vorstellungsräumen zur Selbstwahrnehmung und Mentalisierung von Körperbildern.

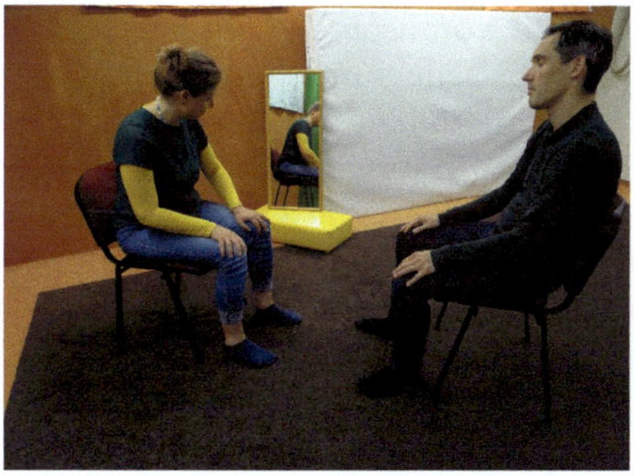

(a)

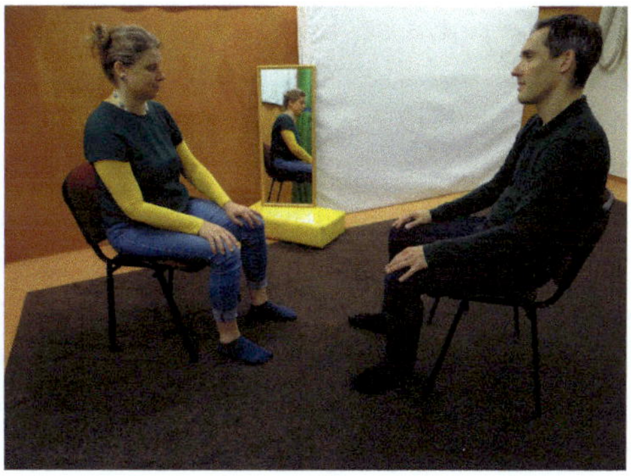

(b)

Abbildung 7.29: Setting zum Einrichten und Trainieren von inneren Vorstellungsräumen zur Selbstwahrnehmung und Mentalisierung von Körperbildern.

7.2 Zugangsinformationen zum SPIM 30-Programm

Für Fortbildungen nach dem SPIM 30-Modell gibt es diverse Zugangsmöglichkeiten. Interessierte Kliniken oder auch staatlich anerkannte Ausbildungsinstitute sowie andere Organisationen können Übersichtsvorträge, Grundlagen- und Spezialseminare oder Fortbildungsmodule in unserem Institut buchen. Andererseits bieten wir AnfängerInnen, Seiteneinsteigern und anderen interessierten BerufskollegInnen auch Schnupperkurse direkt am Trauma-Institut-Leipzig (TIL) an, die auf der Webseite des TIL eingesehen und gebucht werden können (`www.traumainstitutleipzig.de`). Die Tagungen findet man über die Webseite *Traumapotenziale* (`www.traumapotenziale.de`).

In den Schnupperkursen wird das Arbeitskonzept im Allgemeinen erläutert und über Trainingsvideos demonstriert. Dabei können alle aufkommenden Fragen zum konkreten Vorgehen nach dem SPIM 30-Modell gestellt werden. Spezielle Kenntnisse im Fachgebiet werden nicht vorausgesetzt, es wird jedoch versucht, auf die verschiedenen Bedürfnisse der TeilnehmerInnen differenziert einzugehen. Diese Schnupperkurse sind außerdem eine Gelegenheit, sich im Nachhinein für eine SPIM 30-Traumafachberater-, Traumafachpädagogen- oder Traumapsychotherapeuten-Fortbildung zu entscheiden, die jeweils in geschlossener Form angeboten wird. Die Zulassungsbedingungen und -prozeduren für unsere Fortbildungslehrgänge sind über die oben genannten Webseiten einsehbar. Vor Vertragsrealisierung werden Aufnahmegespräche geführt, in denen inhaltliche Fragen abgeklärt werden können. Danach können beide Seiten entscheiden, ob es „passt".

Schreiben Sie dazu am besten eine E-Mail an: `info@traumainstitutleipzig.de`. Für die Schnupperkurse in unserem Institut oder in Ihrer Behandlungseinrichtung gilt der nachfolgende Abstract.

7.2.1 Das SPIM 30-Programm

Indikationen:

Das SPIM-30-Behandlungsmodell für von Menschen gemachten Psychotraumata (man-made-disaster)

Indikationen sind bspw.:

- körperliche Gewalt zuhause
- sexuelle Gewalt jeder Art

- familiäre Vernachlässigung
- soziale Katastrophen nach Krieg, Vertreibung, früher Entwurzelung
- Folgen von Folter und Inhaftierung
- schwere familiäre Zerrüttungen nach Scheidung der Eltern, Tod von Familienangehörigen
- Mobbing von MitschülerInnen
- lange frühe Aufenthalte in Krankenhäusern, Wochenkrippen, Heimen
- wenn Kinder von psychisch labilen Erziehungsträgern genötigt wurden, sie zu stabilisieren
- Seelische Verformungen jeglicher Art durch Rituelle Gewalt und Mind Control

Häufige Diagnosen

Chronifizierte Traumanachfolgestörungen wie PTBS, DESNOS, DDNOS, DIS, dissoziative Störungen des Jugendalters, Borderline, somatoforme dissoziative Störungen (Konversionsstörungen), schwere neurotische Entwicklungen, Persönlichkeitsstörungen, psychosomatische Störungen unklarer Genese u. v. a.

(Achtung: Viele KlientInnen können sich zunächst wegen des dissoziativen Selbstschutzes an psychotraumatische Schweregrade von Vorfällen nicht erinnern und leiden an unspezifischen Symptomen.)

Besonderheiten von SPIM 30

- Einzelne Bausteine können gut in bisherige Verfahren wie AP, TP, VT oder die KJP-Methodik integriert werden (theoretische Übersetzungen für Täter-Übertragungen/Täter-Introjekte/Täter-Bindungen im tiefenpsychologisch-analytischen Kontext).
- Umfangreiches methodisches Spektrum mit sehr vielen Manual-Handouts zum Erlernen des Programms.
- Umfassende Psychoedukation für KlientInnen zur Hirnphysiologie sowie über interaktive Settings zur Externalisierung seelischer Zustände (Diagnostik, Reorientierung).
- Einbeziehung geeigneter körperorientierter Methoden für komplextraumatisierte/ dissoziative PatientInnen zur effektiven Stabilisierung und Reorientierung.
- Konzeption der unterschiedlichen Schweregrade von traumatischen Regulationsstörungen des Erlebens und Verhaltens (Introjektionsmodell), Arbeit mit Affektstörungen.

- Anschauliche Bearbeitungssettings für die ambulante oder stationäre Einzel- und Gruppenpsychotherapie mit Persönlichkeits(trauma)anteilen.
- Rollenspiele, Gestalttherapiesettings und szenische psychotraumatologische Arbeit bei Strukturkonflikten.
- Stetige Einbeziehung neuer Erkenntnisse aus der internationalen Fachdiskussion, z. B. Einbeziehung von traumatisch geprägten (Täter-)Aggressionen u. v. a.

SPIM 30-Schnupperkurse als Überblicksseminare

Schnupperkurse im SPIM 30-Modell werden im Trauma-Institut-Leipzig in der Regel jedes Jahr einmal angeboten. Dazu gibt es allgemeinen Zugang in Form eines offenen Anmeldeverfahrens. Die Teilnahme an nachfolgenden Methodikkursen erfordert eine Bewerbung, da diese Spezialausbildung immer in geschlossener Fortbildungskonstellation stattfindet. Sie beginnt in der Regel alle zwei Jahre neu und erstreckt sich mit 10 Methodik-Seminaren zu je 2 Tagen über 2,5 Jahre (Turnus ca. alle 3 Monate 1 Seminar). Hierbei können die nachfolgenden Fachtitel im SPIM 30-Verfahren erworben werden:

- **Traumafachberater und Traumafachpädagoge – SPIM 30**
  bspw. für SozialarbeiterInnen, Klinikpersonal, HeilpraktikerInnen, SozialpädagogInnen, ErzieherInnen, LehrerInnen, KonfliktmediatorInnen u. v. a.
- **Traumapsychotherapeut – SPIM 30**
  für approbierte psychotherapeutisch tätige Ärzte, PsychologInnen, psychotherapeutische HeilpraktikerInnen. Siehe Website.

Nähere Information und Anmeldung: `http://www.traumainstitutleipzig.de`

Jede Veranstaltung ist mit 16 Fortbildungspunkten der OPK (Ostdeutsche Psychotherapeutenkammer) zertifiziert, die auch von der Sächsischen Landesärztekammer (SLÄK) anerkannt werden und somit auch für die anderen Bundesländer übertragbar sind.

7.2.2 Trainer

Dr. rer.nat., Dipl.-Psych. Ralf Vogt

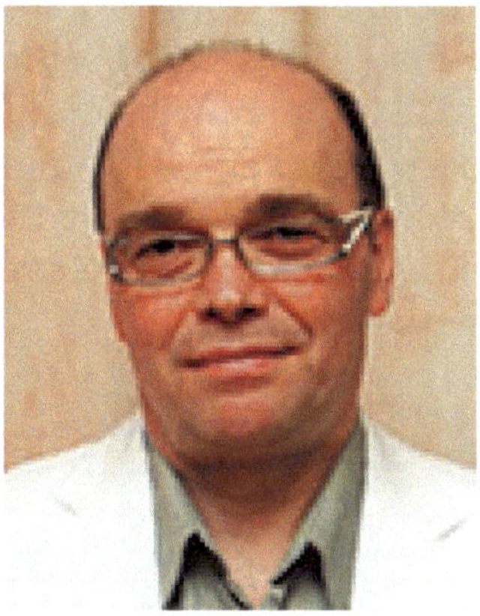

Zertifizierter Psychotraumatologe, Psychoanalytiker, psychologischer Psychotherapeut, Therapeut für Katathymes Bilderleben, systemischer Familientherapeut, u. a. Past-Board-Member der Internationalen Psychotraumafachgesellschaft ISSTD (International Society for the Study of Trauma and Dissociation). 2011 Fellow Award sowie 2017 Cornelia B. Wilbur Award der ISSTD für besondere theoretische und praktische Beiträge im Fachgebiet. Mitglied ISSTD, ESTD, DeGPT, DGK.
Gründungsmitglied der ESTD.

Dipl.-Psych. Irina Vogt

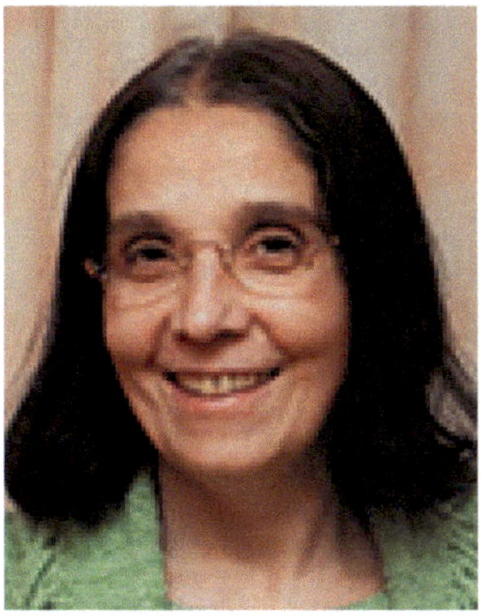

Zertifizierte Psychotraumatologin, Tiefenpsychologin, psychologische Psychotherapeutin. Analytische Körperpsychotherapeutin und Entwicklung spieltherapeutischer Konzepte. Trägerin des Fellow Award 2011 der ISSTD (International Society for the Study of Trauma and Dissociation) für besondere theoretische und praktische Beiträge im Fachgebiet. Mitglied ISSTD, ESTD, DeGPT.

Gründungsmitglied der ESTD.

7.2.3 Die SPIM 30-Konzeption - historisch

Das komplexe Behandlungsprogramm SPIM 30 wurde aus der langjährigen Praxis mit komplextraumatisierten/dissoziativen Störungen in Etappen entwickelt: Von 1996 bis 2000 schuf Dr. Ralf Vogt zunächst den Vorläufer – SPIM 10-KT –, von 2000 bis 2010 wurde dieses Konzept von ihm und Frau DP Irina Vogt zum SPIM 20-KT-Konzept sowie seit 2010 zum SPIM 30-Modell weiterentwickelt. Somit wurde diese Konzeption in mehr als 20 Jahren immer weiter vervollständigt und wissenschaftlich durch Studien erforscht. Das Konzept befindet sich fortlaufend in praxisorientierter Erweiterung und Vertiefung, indem etwa weitere Anwendungsbereiche für Erwachsene und Kinder beschrieben werden.

7.2.4 Literaturauswahl

1. Vogt, R. (2004). Beseelbare Therapieobjekte. Strukturelle Handlungsinszenierungen in einer körper- und traumaorientierten Psychotherapie. Gießen: Psychosozial.
2. Vogt, R. (Hrsg.) (2010). Ekel als Folge traumatischer Erfahrungen. Psychodynamische Grundlagen und Studien, psychotherapeutische Settings, Fallbeispiele. Gießen: Psychosozial.
3. Vogt, R. (Hrsg.) (2012). Täterintrojekte. Diagnostik und Behandlungsmodelle dissoziativer Strukturen. Kröning: Asanger.
4. Vogt, R. (2013). SPIM 30. Behandlungsmodell für dissoziative Störungen. Kröning: Asanger.
5. Vogt, R. (Hrsg.) (2014 a). Verleumdung und Verrat. Dissoziative Störungen bei schwer Traumatisierten als Folge von Vertrauensbrüchen. Kröning: Asanger.
6. Vogt, R. (Hrsg.) (2016). Täterbindung. Gruppentherapie und Soziale Neurobiologie. Kröning: Asanger.
7. Vogt, R. (Hrsg.) (2018). Das traumatisierte Gedächtnis - Schutz und Widerstand. Wie sich traumatische Belastungen in Körper, Seele und Verhalten verschlüsseln und wieder auffinden lassen. Berlin: Lehmanns Media.
8. Vogt, R. (Hrsg.) (2020). Scham und Schuld bei traumatisierten Menschen. Beschämen und Beschuldigen als Machtmittel zwischenmenschlicher Gewalt. Berlin: Lehmanns Media.

Lehrfilme und Materialien

Zur Veranschaulichung der therapeutischen Arbeit sind vom Trauma-Institut-Leipzig 46 Lehrfilme auf 23 DVDs hergestellt worden. Diese sind eine wichtige Lernhilfe für AusbildungskandidatInnen und können nach Rücksprache erworben werden. Das bloße Anschauen der Videos ersetzt natürlich keine

Ausbildung, da sich die Inhalte der Indikationen zum therapeutischen oder beraterischen Vorgehen nicht durch die Betrachtung der Filme von selbst erschließen.

Materialien des SPIM 30-Programms können für den ausschließlichen Eigenbedarf einer klinischen Einrichtung oder einer einzelnen Fachpraxis selbst hergestellt werden. Ein Vertrieb durch Einrichtungen oder Einzelpersonen sowie durch Dritte ist ohne Zustimmung von uns nicht gestattet (Geschmacksmusterschutz).

Beim Wunsch nach einem konkreten Therapiehilfsmittel können wir bei Einzelanfragen behilflich sein (E-Mail: `info@traumainstitutleipzig.de`).

7.3 Abkürzungsverzeichnis

Die Mehrzahl der Abkürzungen gehört zu SPIM 30-Settings, welche an den entsprechenden Stellen in diesem Band sowie im SPIM 30-Buch (Vogt, 2013) näher erklärt werden.

ACE	Adverse Childhood Experiences Studie: in den USA durchgeführte Langzeitstudie zu den Erfahrungen von 17.000 Erwachsenen hins. traumatischer Kindheitserfahrungen und gesundheitlicher Folgen.
AM	Alltagsmanageranteil
BO	Beseelbares Therapieobjekt. Bestandteil des Therapiemethodeninventars des Behandlungsmodells SPIM 30
DDNOS	Dissociative Disorder Not Otherwise Specified (s. DSM-IV)
DESNOS	Disorder of Extreme Stress Not Otherwise Specified (s. DSM-IV)
DID	Dissociative Identity Disorder (s. DSM-IV)
DIS	Dissoziative Identitätsstörung (s. ICD 10)
DSM-IV	4. Version des Diagnostic and Statistical Manual of Mental Disorders (Diagnostisches und Statistisches Handbuch Psychischer Störungen)
ESTD	European Society of Trauma and Dissociation
FSA	**F**okussierte-**S**zenen-**A**rbeit. Gestalt- und handlungsorientiertes SPIM 30-Setting, welches sowohl diagnostisch zur emotional angereicherten, andeutenden symbolischen Nachstellung von Konflikt- und Traumaszenen verwendet wird als auch lösungsorientiert zur beseelten therapeutischen Szenendarstellung. FSA dient somit einer besseren Einfühlung in ein problematisches Geschehen bis hin zur Psychotraumaexpositions-Bearbeitung als auch zur probeweisen Bewältigung von angezielten Vorhaben, weil dissoziativen KlientInnen oft der Gefühlszugang fehlt oder andererseits die Affektregulation trainiert werden muss. (In früheren Veröffentlichungen taucht hier in ähnlicher, aber nicht identischer Definition der Begriff KSHP – Konzentriert-Strukturierte-Handlungsinszenierung zur Psychotraumaexposition – auf.)

ICD-10	10. Version Internationale statistische Klassifikation der Krankheiten und verwandter Gesundheitsprobleme (International Statistical Classification of Diseases and Related Health Problems)
ISSTD	International Society for the Study of Trauma and Dissociation
KIP	Katathym-Imaginative Psychotherapie nach Hanscarl Leuner (1993)
KPM-Gruppe	**K**ontakt-**P**sychoedukations- und **M**odifikations-Gruppe
LAGP	Leipziger Akademie für Ganzheitliche Psychotherapie
LMDR	**L**eg-**M**ovement-**D**esensitization-**R**eprocessing Das ist der Name einer Traumaexpositionsmethode, welche von Vogt ca. 2010 als assoziative Traumaszenenerforschung und -durcharbeitung entwickelt wurde. KlientInnen gehen hier mit offenen Augen während eines Erinnerungs- bzw. Suchprozesses langsam im Kreis und teilen ihre Assoziationen mit (vgl. Vogt, 2013).
NVM-Gruppe	**N**etzwerk-**V**erhaltens-**M**odifikations-Gruppe
PTBS/PTSD	Posttraumatische Belastungsstörung (Posttraumatic Stress Disorder)
cPTBS	komplexe Posttraumatische Belastungsstörung
PTZ	Psychotraumazentrum Leipzig e.V. – Vereinigung für psychologische Traumafachberatung sowie für Fortbildungen und Öffentlichkeitsarbeit im Bereich Psychotrauma
PVT	Polyvagaltheorie nach Porges (2009)
RZ	Regulationszustand im Schweregradmodell SPIM 30. Das gesamte Modell unterscheidet 7 Stufen/Qualitäten der Erlebens- und Verhaltensregulation (RZ I bis RZ VII)
SPIM-20-KT	**S**omatisch-**P**sychologisch-**I**nteraktives **M**odell zur psychotherapeutischen Behandlung von Komplextraumatisierten in der Standardversion **20** (Vorläufer des Behandlungsmodells SPIM 30 von 2000 bis 2010 – vgl. Vogt, 2004, 2007 u. a.)

SPIM 30	**S**omatisch-**P**sychologisch-**I**nteraktives-**M**odell zur Behandlung von komplextraumatisierten/dissoziativen Psychotraumastörungen in der Standardversion **30** nach Vogt/Vogt (vgl. 2013 und später)
TI	Täterintrojektanteil bei dissoziativen Psychotraumafolgestörungen als Oberbegriff für dissoziative Introjekt-, Implantats- und Programmanteile bei o. g. Störungen
TIL	Trauma-Institut-Leipzig
TO	Traumaopferanteil bei dissoziativen Psychotraumanachfolgestörungen als Oberbegriff für phobische/panische Traumaspeicheranteile bei o. g. Störungen
TP	Täterprogrammanteil, sh. TI-Oberbegriff
TÜ	Täterübertragungsanteil, sh. TI-Oberbegriff

7.4 Autorenverzeichnis

M.Sc.-Psych. Winja Buss

Winja Buss ist Psychologin und Traumatherapeutin, staatlich anerkannte Erzieherin, Diplom Bildende Künstlerin. Sie arbeitet in privater psychotherapeutischer Praxis und ist Co-Leiterin des ITT Leipzig (Institut für Traumapädagogik und Therapie Leipzig).

Frau Buss hat viele Jahre als Erzieherin in der stationären Jugendhilfe, als wissenschaftliche Mitarbeiterin am Trauma-Institut-Leipzig, als Stationspsychologin sowie als Dolmetscherin im traumatherapeutischen Fachbereich gearbeitet. Sie hat zahlreiche Fachbücher auf traumatherapeutischem Gebiet ins Deutsche übersetzt und 2013 den Student Award der ISSTD für ihre herausragenden Leistungen im Fachbereich erhalten. Frau Buss ist im Editorial Board der ESTD.

Dr. Olaf Dieball

Dr. med. Olaf Dieball, Facharzt für Orthopädie und Unfallchirurgie. Zusatzqualifikationen bzw. Zertifikate Manuelle Therapie, fachgebundene Radiologie, Sonographie, Rettungsmedizin, psychosomatische Grundversorgung.

Ausbildung im Herzzentrum Leipzig, BG Klinik Bergmannstrost in Halle und Collm Klinik Oschatz. Gesellschafter einer Orthopädischen Praxisgemeinschaft in Bitterfeld, Sachsen Anhalt, sowie zertifizierter Hauptoperateur und Oberarzt am Endoprothetikzentrum des Gesundheitszentrums Bitterfeld-Wolfen. Interesse und Weiterbildungen in Schmerztherapie, fachgebundener Psychotherapie und Fortbildung zum Traumafachberater für die Betreuung von Menschen mit komplexen/dissoziativen Psychotraumafolgestörungen mit dem Verfahren SPIM 30 am Traumainstitut Leipzig.

PhD Valerie Sinason

Valerie Sinason ist analytische Kinderpsychotherapeutin und Psychoanalytikerin für Erwachsene in London (GB). Sie ist eine international gefragte Spezialistin für schwere (programmierte) dissoziative Störungen. Als Gründerin und Schirmherrin der Klinik für dissoziative Studien in London leitete sie diese bis zu ihrer Pensionierung. Frau Sinason ist außerdem beratende Psychotherapeutin der Kapstädter Kinderberatungsklinik, Vorstandsmitglied der ISSTD sowie vielfache Fachbuchautorin und belletristische Schriftstellerin und Poetin.

DS Hubertus Teschner

Hubertus Teschner ist Zahnarzt in Schkeuditz. Approbation 2005, bis 2009 Assistenzzahnarzt in der chirurgischen Prothetik und Epithetik der Poliklinik für Zahnärztliche Prothetik und Werkstoffkunde Leipzig. 2010 Niederlassung in eigener Praxis in Schkeuditz bei Leipzig, zertifizierter Berater der Positiven Psychologie, Trainer für medizinische und therapeutische Kommunikation, Prävention und Resilienzförderung (SHB). Er arbeitet seit 2012 verstärkt mit PatientInnen mit Zahnarztphobie.

Dipl.-Psych. Irina Vogt

Psychotraumatologin und Tiefenpsychologin in freier Praxis in Leipzig. Körperpsychotherapeutin und kreative Mal- und Spieltherapeutin seit über 20 Jahren mit komplextraumatisierten/dissoziativen PatientInnen. Seit 2000 Zusammenarbeit mit ihrem Ehemann am Behandlungsprogramm SPIM 30 für dissoziative Störungen. Beide haben 2002 das Trauma-Institut-Leipzig als Fortbildungs- und Forschungsstätte gegründet. Traumafachdozentin für andere nationale und internationale Institute. 2011 Fellow-Award der ISSTD.

Dr. rer. nat., Dipl.-Psych. Ralf Vogt

Psychotraumatologe und Psychoanalytiker in freier Praxis in Leipzig. Analytischer Körperpsychotherapeut, Familientherapeut sowie Behandler für Imaginative Psychotherapie. Im Bereich von komplextraumatisierten PatientInnen seit über 20 Jahren. Ab 2000 Entwicklung des eigenen Behandlungsprogramms SPIM 30 für dissoziative Störungen zusammen mit seiner Ehefrau. 2002 Gründung des Trauma-Institut-Leipzig als Fortbildungs- und Forschungsstätte. Past-Board Member des internationalen Vorstands der ISSTD, 2011 Fellow-Award sowie 2017 Cornelia B. Wilbur Award der ISSTD. Autor zahlreicher Fachbücher zur körperorientierten, analytischen Psychotraumatologie.

DCSW Frances S. Waters

Frances S. Waters ist international anerkannte Trainerin, Beraterin und Klinikerin auf dem Gebiet Kindheitstraumata, körperlicher und seelischer Missbrauch und Dissoziation und hat zahlreiche Trainingsprogramme in Europa, Afrika, Südamerika, Nordamerika, Ozeanien und Australien vorgestellt. Seit 40 Jahren ist sie auf dem Gebiet des Kindesmissbrauchs spezialisiert und arbeitet in eigener Praxis in Marquette, MI (USA). Frau Waters ist ehemalige Präsidentin der ISSTD und war dort in vielen Ausschüssen tätig. Darüber hinaus ist sie im Editorial Board des Journal of Child & Adolescent Trauma tätig. Frau Waters ist vielfache Fachbuchautorin, gefragte Gutachterin und Supervisorin. Sie erhielt für ihre professionelle Tätigkeit zahlreiche Ehrungen, wie den Cornelia B. Wilbur Award der ISSTD 2019 und den Presidential Award 2012.

Liz Wieskerstrauch

Liz Wieskerstrauch, Schriftstellerin und Dokumentarfilmautorin, setzt sich in ihren Veröffentlichungen seit 20 Jahren mit Traumata, Ritueller Gewalt, Dissoziativen Persönlichkeitsstörungen sowie auch mit Täterintrojekten auseinander, insbesondere in den weithin bekannten ARD-Dokumentationen „Höllenleben“ und in ihrem neuen Roman „Lucys Diamonds“.

7.5 Literaturliste

- Altmeyer, M.; Thomä, H. (Hrsg.) (2006). Die vernetzte Seele. Stuttgart: Klett-Cotta.
- Aßmann, A. (2018). Gudrun Ensslin. Die Geschichte einer Radikalisierung. Paderborn: Ferdinand Schöningh.
- Austermann, A; Austermann, B. (2013). Das Drama im Mutterleib – Der verlorene Zwilling. Berlin: Königsweg.
- Balint, M. (1937). Frühe Entwicklungsstadien des Ichs. Primäre Objektliebe. In: Balint, M. (1965). Primary love and psychoanalytic technique (1966): Die Urformen der Liebe und die Technik der Psychoanalyse. Stuttgart: Klett.
- Balint, M. (1970). Therapeutische Aspekte der Regression. Stuttgart: Klett.
- Balint, M. (2010). Der Arzt, sein Patient und die Krankheit. Stuttgart: Klett-Cotta, 11. Aufl.
- Bandini, D.; Bandini, G. (2006). Kleines Lexikon des Aberglaubens. München: Area. (1. Aufl. 1998).
- Barnes, D. L. (2022). Towards a new understanding of pregnancy denial: the misunderstood dissociative disorder. Archives of Women's Mental Health, 25, S. 51-99.
- Bateman, A.; Fonagy, P. (2009). Psychotherapy for borderline personality disorder: Mentalization-based treatment. Oxford: Oxford University Press.
- Bergmann, Christian; Barth, Florian. „Terror der einsamen Wölfe". Doku ARD, vom 03.08.2020.
- Berne, E. (1967). Spiele der Erwachsenen. Reinbek bei Hamburg: Rowohlt.
- Böhm, Petra. „Sexualisierte Gewalt gegen Kinder in Corona-Zeiten". Doku mdr, Artour, vom 24.06.2021.
- Bowlby, J. (1951). Maternal Care and mental health. WHO Monograph Series. Genf. (1973). Mütterliche Zuwendung und geistige Gesundheit. München: Kindler.
- Bowlby, J. (1980). Attachment and loss. Vol 3: Loss. London, Hogart Press and the Institute of Psycho-Analysis. (1983): Verlust und Depression. München: Kindler.
- Bracken, R. von (2008, 7. Mai). Hinterlegung und Sicherung von Daten bei Berufsgeheimnisträgern. `http://www.anwaelte-spadenteich.de/berufsgeheimnistraeger.pdf`
- Brechtken, M. (2020). Der Wert der Geschichte. München: Siedler.
- Breitenbach, G. (2010). Innenansichten dissoziierter Welten extremer Gewalt. Kröning: Asanger.
- Breitenbach, G.; Requardt, H. (2013). Komplex-systemische Traumatherapie und Traumapädagogik. Kröning: Asanger.
- Brunton, R.; Dryer, R. (2020). Child sexual abuse and pregnancy: A systematic review of the literature. Child Abuse ; Neglect, 111(1), 104802.
- Bundesamt für Justiz. (o. D.). §218a StGB Einzelnorm. Gesetze-im-Internet.de. Abgerufen am 12. Oktober 2021 von `https://www.gesetze-im-internet.de/stgb/__218a.html`
- Burges, Bruce (2020). Rätselhafte Geschichte – Der Satanskult. Doku ZDF, vom 23.10.2020.
- Casey, J. F. (1992). Ich bin viele. Reinbek bei Hamburg: Rowohlt.
- Clarkin, J. F.; Yeomahs, F. E.; Kernberg, O. F. (2018). Übertragungsfokussierte Psychotherapie für Borderline-Patienten. Das TFP-Praxismaterial. Stuttgart: Schattauer.
- Dalenberg, C. J.; Brand, B. L.; Gleaves, D. H.; Dorahy, M. J.; Loewenstein, R. J.; Cardeña, E.; Spiegel, D. (2012). Evaluation of the evidence for the trauma and fantasy models ofdissociation. Psychological Bulletin, 138, S. 550–588. doi:10.1037/a0027447.
- Dalenberg, C. J.; Brand, B. L.; Loewenstein, R. J.; Gleaves, D. H.; Dorahy, M. J.; Cardeña, E.; Frewen, P. A.; Carlson, E. B.; Spiegel, D. (2014). Reality versus fantasy: Reply to Lynn et al. (2014). Psychological Bulletin, 140(3), S. 911–920. `https://doi.org/10.1037/a0036685`
- Damasio, A. (2003). Der Spinoza Effekt. Wie Gefühle unser Leben bestimmen. München: List.
- Damasio, A. (2005). Ich fühle, also bin ich: Die Entschlüsselung des Bewustseins. München: List.
- Demeniok, Artem. „Dr. Jekyll and Hyde". Doku Arte, vom 19.11.2018.
- Döll-Hentschker, S.; Gaertner, B. (Hrsg.). „Psychoanalytische Sozialarbeit", Z. Psyche. 75. J., H 9/10 2021.
- Domschke, Katharina. „Unsere Angst – Erforschung eines Urgefühls". Doku 3sat, Scobel, WissenHoch 2 vom 01.10.2020.
- Dörner, K.; Plog, U. (1984). Irren ist menschlich. Lehrbuch der Psychiatrie/Psychotherapie. Rehburg-Loccum: Psychiatrie Verlag.
- Dutton, K. (2014). Psychopathen – Was man von Heiligen, Anwälten und Serienmördern lernen kann. München: dtv.
- Düttmann, Dennis. „Entschädigung für ein Leben in der Kolonie des Teufels". Leipziger Volkszeitung, 18./19.04.2020, S. 28.
- Eliacheff, C. (2017). Das Kind, das eine Katze sein wollte. München: dtv. 13. Aufl.
- Engelen, Henning. „Im Bann einer dunklen Kraft", GEO-Kompakt, 32/2012, S. 6-23.
- Erll, A. (2017). Kollektives Gedächtnis und Erinnerungskulturen. Eine Einführung. Stuttgart: J.B. Metzler Verlag. 3. Aufl.
- Fallend, K.; Nitzschke, B. (Hrsg., 2002). Der Fall Wilhelm Reich. Gießen: Psychosozial.
- Faass, Almut. „Impfungen: Wundermittel oder Teufelszeug", Doku ZDF, 07.03.2021.

- Felitti, V. J.; Anda, R. F.; Nordenberg, D.; Williamson, D. F.; Spitz, A. M. (1998). Relationship of Childhood Abuse and Household Dysfunction to Many of the Leading Causes of Death in Adults. In: American Journal of Preventive Medicine. Band 14, Nr. 4, Mai 1998, S. 245–258.
- Fliß, C.; Igney, C. (Hrsg., 2008). Handbuch Trauma und Dissoziation. Lengerich: Pabst.
- Fliß, C.; Ignay, C. (2010). Handbuch Rituelle Gewalt: Erkennen – Hilfe für Betroffene – Interdisziplinäre Kooperation. Lengerich: Pabst.
- Fonagy, P.; Gergely, G.; Jurist, E. L.; Target, M. (2004). Affektregulierung, Mentalisierung und die Entwicklung des Selbst. Stuttgart: Klett-Cotta.
- Freud, A. (1936). Das ICH und die Abwehrmechanismen. Wien: Internationaler Psychoanalytischer Verlag.
- Freud, S. (1920). Jenseits des Lustprinzips. Gesammelte Werke. Bd. 13, Leipzig, Wien und Zürich : Internationaler Psychoanalytischer Verlag.
- Freud, S. (1927). Die Zukunft einer Illusion. Leipzig, Wien und Zürich: Internationaler Psychoanalytischer Verlag (Erstdruck).
- Freud, S. (1939). Der Mann Moses und die monotheistische Religion. Amsterdam: De Lange.
- Freud, S. (1956). Gesammelte Werke. Bd. I bis XVIII. Frankfurt/Main: Fischer.
- Frevert, U. (2020). Mächtige Gefühle. Von A wie Angst bis Z wie Zuneigung – Deutsche Geschichte seit 1900. Frankfurt am Main: S. Fischer.
- Fromm, R. (2003). Satanismus in Deutschland. München: Olzog.
- Geißler, P. (1994). Psychoanalyse und bioenergetische Analyse im Spannungsfeld zwischen Abgrenzung und Integration. Berlin: Peter Lang.
- Geuter, U. (2015). Körperpsychotherapie. Berlin: Springer.
- Goethe, J.-W. von (1986). Faust. Der Tragödie Erster Teil. Ditzingen: Reclam. (Erstdruck im Jahr 1808 unter dem Titel: Faust. Eine Tragödie.).
- Goetz, John; Hopkins, Ben. „Slahi und seine Folterer", Doku Arte, 07.09.2021, 60°.
- Grandt, G.; Grandt, M. (1995). Schwarzbuch Satanismus. München: Pattloch.
- Gresch, H.U. (2010). Hypnose Bewusstseinskontrolle Manipulation. Düsseldorf: Elitär.
- Greschik, Stefan. (2019). Edward Jenner: Der Mann, der das Impfen erfand. Z. GEOlino extra Nr. 78/2019.
- Gutberlet, B. I. (2007). Die 50 größten Lügen und Legenden der Weltgeschichte. Köln: Bastei Lübbe.
- Gysi, J. (2021). Diagnostik von Traumafolgestörungen. Bern: Hogrefe. 1. Aufl.
- Gert Scobel. „Macht und Manipulation", Scobel, 3 Sat, 30.09.2021.
- Hart, O. van der; Faure, H.; Van Gerven, M.; Goodwin, J. M. (1991). Unawareness and denial of pregnancy in patients with MPD. Dissociation: Progress in the Dissociative Disorders.
- Hart, O. van der, Nijenhuis, E. ; Steele, K. (2006). The haunted self: Structural dissociation and the treatment of chronic traumatization. New York, NY: W.W. Norton.
- Hart, O. van der; Nijenhuis, E.R.S.; Steele, K. (2008). Das verfolgte Selbst. Paderborn: Junfermann.
- Hebeis, M. (2012). Schwarzbuch Kirche. Und führe uns nicht in Versuchung. Köln: Bastei Lübbe. 1. Aufl.
- Heigl-Evers, A; Heigl, F. (1987). Die psychoanalytisch-interaktionelle Therapie. Eine Methode zur Behandlung präödipaler Störungen. In: Rudolf, G.; Rüger, U.; Studt, H.H. (Hrsg.): Psychoanalyse der Gegenwart. Göttingen: Vandenhoeck Ruprecht. S. 181-197.
- Heiliger, A. (2000). Täterstrategien und Prävention. München: Frauenoffensive.
- Heinemann, G. (Hrsg., 2020). Facetten der Gewalt. Gießen: Psychosozial.
- Heinrich-Clauer, V. (2017). Körperspannung als Schutzmechanismus – eine bioenergetische Perspektive der Emotionsregulation. In Psychotherapie-Wissenschaft 7 (2) S. 29–23, 2017 CC BY-NC-ND.
- Heisterkamp, G. (2002). Basales Verstehen. Handlungsdialoge in Psychotherapie und Psychoanalyse. Stuttgart: Pfeiffer bei Klett-Cotta.
- Hennig, H.; Fikentscher, E.; Bahrke, U.; Rosendahl, W. (Hrsg.) (1996). Kurzzeit-Psychotherapie in Theorie und Praxis. Lengerich: Pabst.
- Herman, J. (2003). Die Narben der Gewalt. Paderborn: Junfermann.
- Heyde, Anette. „Geklaute Geschichte – Querdenker und unsere Vergangenheit", Doku, Phoenix, 06.02.2021.
- Hinckeldey, S. von; Fischer, G. (2002). Psychotraumatologie der Gedächtnisleistung. München: Reinhardt.
- Hochauf, R. (2007). Frühes Trauma und Strukturdefizit. Kröning: Asanger.
- Homann, Lew; Bornkessel, A.; Bönnen, U.; Enders, G. „Preußen – Chronik eines deutschen Staates". 6 DVDs, Studio: Edel Germany GmbH, 2011.
- Horn, H.; Rudolf, G. (2002). Strukturelle Störungen und strukturbezogene Psychotherapie bei Kindern und Jugendlichen. In: Rudolf, G.; Grande, T., Henningsen, P. (Hrsg.): Die Struktur der Persönlichkeit. Vom theoretischen Verständnis zur therapeutischen Anwendung des psychodynamischen Strukturkonzepts. Stuttgart: Schattauer. S. 272–289.
- Hörisch, J. (2021). Hände. Eine Kulturgeschichte. München: Hanser. 2. Aufl.
- Huber, M. (1994). Multiple Persönlichkeiten. Frankfurt/M.: Fischer.
- Huber, M. (2003). Trauma und die Folgen. Bd. I,; Wege der Traumabehandlung. Bd. II, Paderborn: Junfermann.
- Huber, M. (2004). Multiple Persönlichkeiten, Überlebende extremer Gewalt. Frankfurt am Main: Fischer TB.
- Huber, M. (2013). Der Feind im Inneren, Psychotherapie mit Täterintrojekten. Paderborn: Junfermann.

- Jäckel, K. (2003). Isis, die Fürstin der Nacht. Bergisch Gladbach: Bastei Lübbe.
- Jatzko, A. (2018). Gibt es multiple Persönlichkeiten hirnphysiologisch? – Was verändert sich bei Dissoziation im Gehirn? Kann man eine innere Welt messen? Audio-CD, Müllheim-Baden: Auditorium-Verlag.
- Jung, C.G. (1967). Die Dynamik des Unbewussten (5. Aufl. 1987). Ges. Werke. Bd. 8. Zürich: Rascher.
- Jung, C.G. (2009). Das Rote Buch. Düsseldorf: Patmos.
- Kernberg, O.F. (1978). Borderline-Störungen und pathologischer Narzißmus. Frankfurt: Suhrkamp.
- Kollbrunner, J. (2001). Der kranke Freud. Stuttgart: Klett-Cotta.
- Köllner, V. et al (2012). Psychosomatische Aspekte in der Orthopädie. In: „Der Orthopäde" 2012, 41, S. 136–146.
- Kriz, J. (2001). Grundkonzepte der Psychotherapie. Weinheim: Beltz. 5. Aufl.
- Kunze, T. (2018). „Der Geheimcode des Bösen". In Hörzu Wissen. Ausgabe vom 05.11.2018. S. 14–23.
- Lachauer, R. (1992). Der Focus in der Psychotherapie. München: Pfeiffer bei Klett-Cotta.
- Leonie (2010). Ausstieg aus der Hölle. Gelnhausen: Wagner.
- Leuner, H. (1962). Die experimentelle Psychose. Berlin: Springer.
- Leuner, H. (2012). Katathym Imaginative Psychotherapie. Göttingen: Hogrefe.
- Leuner, H.; Hennig, H.; Fikentscher, E. (1993). Psychoanalyse – Neurobiologie – Trauma. Stuttgart: Schattauer.
- Levine, P.A. (2016). Trauma und Gedächtnis – die Spuren unserer Erinnerungen in Körper und Gehirn, München: Kösel, 2. Aufl.
- Lichtenberg, J. D. (1981). Implications for psychoanalytic theory of research on the neonate. Int Rev Psychoanal 8; S. 35–52.
- Lukas (1995). Vier Jahre Hölle und zurück. Bergisch Gladbach: Bastei Lübbe.
- Lüderitz, S. (2005). Wenn die Seele im Grenzbereich von Überleben und Vernichtung zersplittert. Paderborn: Junfermann.
- Maaz, H.-J. (1997). Psychodynamische Einzeltherapie. Lengerich: Pabst.
- Maaz, H.-J.; Hennig, H. ; Fikentscher, E. (Hrsg.). (1997). Analytische Psychotherapie im multimodalen Ansatz. Lengerich: Papst.
- Maaz, H.-J.; Krüger, A. H. (Hrsg.) (2001). Integration des Körpers in die analytische Psychotherapie. Lengerich: Pabst.
- May, A.; Remus, N. (2001). Rituelle Gewalt. In: Schriftenreihe gegen sexualisierte Gewalt, B. 3, Berlin: Verlag die Jonglerie.
- Mental Health & Me: Pregnancy & DID. (2019, 1. November). youtube. `https://www.youtube.com/watch?v=5F8QJWrqanY`
- Milch, W.; Hartmann, H.-P. (2001). Die Deutung im therapeutischen Prozess. Gießen: Psychosozial.
- Miller, A. (2012). Healing the Unimaginable. London: Karnac.
- Miller, A. (2014). Jenseits des Vorstellbaren. Kröning: Asanger.
- Miller, A. (2016). Werde, wer Du wirklich bist. Mind-Control und Rituelle Gewalt überwinden. Kröning: Asanger.
- Mitscherlich, A. ; Mitscherlich, M.. Die Unfähigkeit zu trauern. Grundlagen kollektiven Verhaltens. München: Piper TB.
- Mitscherlich, M. (2010). Die Radikalität des Alters – Einsichten einer Psychoanalytikerin. Frankfurt/Main: Fischer.
- Montgomery, E.; Seng, J. S.; Chang, Y. S. (2021). Co-production of an e-resource to help Women who have experienced childhood sexual abuse prepare for pregnancy, birth, and parenthood. BMC Pregnancy and Childbirth, 21(1), S. 1–12.
- Moser, T. (1994). Ödipus in Panik und Triumph: Eine Körperpsychotherapie. Frankfurt/Main: Suhrkamp.
- Moser, T. (2001). Berührung auf der Couch: Formen der analytischen Körperpsychotherapie. Frankfurt/Main: Suhrkamp.
- Moser, T. (2015). Klinisches Notizbuch. Psychotherapeutische Fallgeschichten. Gießen: Psychosozial.
- Mullinar, Rod. „Hitler Inside", 4-teilige Doku, n-tv, 21.06.2021 (mit Beiträgen von Norman Ohler, Robert Kaplan, Ross Wilson, Walter Langer).
- Gless, F. (2018). National Geographic Special. „Geheimbünde. Templer, Mafia, Ku-Klux-Klan. Wie sie funktionieren". Heft 2/2018.
- Netzwerk Psychiatrie München e.V. (o. D.). Psychiatrische Patientenverfügung des Netzwerks Psychiatrie München e.V. Abgerufen am 12. Oktober 2021 von `https://wegweiser-betreuung.de/patientenverfuegung-pdf-download-web-version-2020-02-24`
- Nietzsche, F. (1886). Jenseits von Gut und Böse. Vorspiel einer Philosophie der Zukunft: Leipzig: Druck und Verlag C.G. Naumann.
- Nocun, K; Lamberty, P. (2020). Fake Facts. Wie Verschwörungstheorien unser Denken bestimmen. Köln: Quadriga.
- Nold, H.; Wenninger, G. (Hrsg.) (2015). Rückengesundheit und psychische Gesundheit. Kröning: Asanger.
- Ohler, N. (2020). Der totale Rausch. Drogen im Dritten Reich. Köln: Kiepenheuer ; Witsch. 10. Aufl.
- Paetzsch, Martin. „Die verborgene Macht in uns". GEO-Kompakt, 32/2012, S. 86–123.
- Peichl, J. (2007). Die inneren Trauma-Landschaften. Stuttgart: Schattauer.

- Peichl, J. (2018). Innere Kritiker, Verfolger und Zerstörer – Ein Praxishandbuch für die Arbeit mit Täterintrojekten. Stuttgart: Klett-Cotta.
- Pfankuch, O. (2014). Schmerzkarrieren und Schmerzidentitäden – Die Formierung von Schmerzpatienten zu chronischen orthopädischen Schmerzpatienten. Kassel: University Press.
- Pfeiffer, H. (1998). Zwei Schritte in den Tod. Leipzig: Militzke.
- Picht, J.; Döll-Hentschker, S.; King, V.; Sedlacek, S.; Warsitz, R.-P.; Will, H. (Hrsg.). „Vertraulichkeit und Veröffentlichung". Psyche. 74. J., Heft 7, Juli 2020, S. 513–535. Stuttgart: Klett-Cotta.
- Porges, S.W. (1998). Emotion: An evolutionary by-product of the neural regulation of the autonomic nervous system. In: C. S. Carter, B. Kirkpatrick, ; I. I. Lederhendler (Hrsg.), The Integrative Neurobiology of Affiliation, Annals of the New York Academy of Sciences, 807, S. 62–77.
- Porges, S. (2011). The polyvagal theory: Neurophysiological foundations of emotions, attachment, communication and self-regulation. New York: W.W. Norton. Pregnancy and DID. (2021, 25. Januar). youtube. `https://www.youtube.com/watch?v=RXqQAi-L4no`
- Rasch, Birgit. „Colonia Dignidad", 4-teilige Doku, ARD, 16. und 23.03.2020.
- Reddemann, L. (2001). Imagination als heilsame Kraft. Zur Behandlung von Traumafolgen mit ressourcenorientierten Verfahren. Stuttgart: Klett-Cotta.
- Reddemann, L. (2004). Was ist gute Therapie für komplex traumatisierte Patientinnen und Patienten? In: Firus et al. (2012). Traumatherapie in der Gruppe. Grundlagen, Gruppenarbeitsbuch und Therapie bei Komplextrauma. Stuttgart: J.G. Cotta, S. 161–186.
- Reddemann, O. et al (2014). Zur Bedeutung von Traumafolgestörungen in der hausärztlichen Praxis – Regarding the Relevance of Posttraumatic Stress Disordersin Family Practice". Deutscher Ärzte-Verlag | ZFA | Z Allg Med | 2014; S. 90 (3).
- Reich, W. (1933). Charakteranalyse. Technik und Grundlagen für Studierende und praktizierende Analytiker. Wien: Selbstverlag.
- Reski, P. (2008). Mafia. Von Paten, Pizzerien und falschen Priestern. München: Droemer.
- Rosenthal, G.; Fischer-Rosenthal, W. (1992). Opfer und Täter nach dem „Dritten Reich". Biographische Verläufe über drei Generationen. In: Psychosozial. 15. J., H. III. Weinheim Psychologie Verlags Union.
- Roth, G. (2007). Persönlichkeit, Entscheidung, Verhalten – Warum es so schwierig ist, sich und andere zu verändern. Stuttgart: Klett-Cotta.
- Roudinesco, E.; Plon, M. (2004). Wörterbuch der Psychoanalyse. Wien: Springer.
- Roth, G. (2007). Persönlichkeit, Entscheidung und Verhalten. Stuttgart: Klett-Cotta.
- Rudolf, G. (2004). Strukturbezogene Psychotherapie. Stuttgart: Schattauer, 1. Aufl.
- Rudolf, G. (2005). Strukturbezogene Psychotherapie. Stuttgart: Schattauer, 2. Aufl.
- Rudolf, G. (2019). Psychodynamisch denken – tiefenpsychologisch handeln. Praxis der tiefenpsychologisch fundierten Psychotherapie. Stuttgart: Schattauer. 2. Aufl.
- Rudolf, G. (2020). Psychodynamisch denken – tiefenpsychologisch handeln. Stuttgart: Schattauer. 3. Aufl.
- Salomon, Elias von. „Mitschriften des amerikanischen Gerichtspsychologen Gustav Gilbert", Doku ZDF, 18.09.2021.
- Şar, V.; Aydın, N.; van der Hart, O.; Steven Frankel, A.; Şar, M.; Omay, O. (2017). Acute dissociative reaction to spontaneous delivery in a case of total denial of pregnancy: Diagnostic and forensic aspects. Journal of Trauma; Dissociation, 18(5), S. 710–719.
- Schellenbaum, P. (2001). Die Spur des verborgenen Kindes. München: Deutscher Taschenbuch Verlag, 3. Aufl.
- Schreiber, F.R. (1996). Sybil. Persönlichkeitsspaltung einer Frau. Frankfurt/M.: Fischer.
- Schreiber, H. (2006). Handbuch des Okkultismus. München: Area.
- Scobel, Gert. „Macht und Manipulation", Scobel, 3 Sat, 30.09.2021.
- Shaw, J. (2020). Böse. Die Psychologie unserer Abgründe. München: Wilhelm Heyne Verlag.
- Semmoudi, Junes. „Ich rede gegen eine Wand" (Interview), Leipziger Volkszeitung. 14.05.2021, S. 8.
- Siegel, D. J. (1999). The developing mind: How relationships and the brain interact to shape who we are. New York, NY: Guilford Press.
- Silberg, J. L. (Hrsg) (2021). The Child Survivor: Healing Developmental Trauma and Dissociation. New York: Routledge. 2. Aufl.
- Simkin, P., ; Klaus, P. (2015). Wenn missbrauchte Frauen Mutter werden: Die Folgen früher sexueller Gewalt und therapeutische Hilfen. Klett-Cotta.
- Sinason, V. (Hrsg.) (1994). Treating Survivors of Satanist Abuse. London: Routledge.
- Sinason, V. (Hrsg.) (1998). Memory in Dispute. London: Karnac.
- Sinason, V. (Hrsg.) (2010). Attachment, Trauma and Multiplicity (2nd edition). London: Routledge.
- Sinason, V. (Hrsg.) (2012). Trauma, Identity and Dissociation: Working with Identity and Selves. London: Routledge.
- Sperlich, M.; Seng, J. (2018). Survivor mom's companion: a population-level program for pregnant women who are survivors of childhood maltreatment: the need for a public health approach to addressing unresolved maternal trauma. In: Motherhood in the Face of Trauma (S. 197-211). Springer, Cham.

- Sperlich, M.; Seng, J. S. (2008). Survivor moms: Women's stories of birthing, mothering and healing after sexual abuse. Motherbaby Press.
- Spitz, R. (1969). Vom Säugling zum Kleinkind. Stuttgart: Klett.
- Steindl, Klaus. „Die Kirche bin ich – Wie der Papst unfehlbar wurde", Doku ARD, 01.02.2021.
- Stern, A. (2001). Hannah und die Anderen. Hamburg: Argument.
- Stern, D.N. (1996). Tagebuch eines Babys. München: Piper.
- Stern, D.N. (1979). Mutter und Kind. Die erste Beziehung. Stuttgart: Klett.
- Stratford, L. (1994). In Satans Griff. Erzhausen: Leuchter. 1. Aufl.
- Streeck, U. (2018). Psychoanalytisch-interaktionelle Therapie struktureller Störungen. Göttingen: Vandenhoeck ; Ruprecht.
- Taubner, S.; Fonagy, P.; Bateman, A. W. (2019). Mentalisierungsbasierte Therapie. Göttingen: Hogrefe.
- Tempelmann, I. (2020). Geistlicher Missbrauch. Auswege aus frommer Gewalt. Holzgerlingen: SCM R.Brockhaus. 6. Aufl.
- Thielen, M. (Hrsg., 2009). Körper – Gefühl – Denken. Körperpsychotherapie und Selbstregulation. Gießen: Psychosozial-Verlag.
- Thielen, M. (Hrsg., 2013). Der „Neubeginn" Michael Balints (1932) aus heutiger Sicht. In: Psyche, 38. Jg., H. 6, S. 516–543.
- Thomä, H.; Kächele, H. (1984). Lehrbuch der psychoanalytischen Therapie. Bd. 1 u. 2, Berlin: Springer, 2. Aufl.
- Thönissen, Matthias. „Schlafschafe" Deutschland, neoriginal-Serie, 6-teilig, ZDF, 2021.
- Topcu, Amrei; Jöns-Anders, Gerrit. „Wenn Angst krank macht". Doku Arte, vom 26.09.2020
- Trautmann-Voigt, S.; Moll, M. (2011). Bindung in Bewegung. Gießen: Psychosozial.
- Trautmann-Voigt, S.; Voigt, B. (Hrsg.) (1996). Bewegte Augenblicke im Leben eines Säuglings – und welche therapeutischen Konsequenzen?. Köln: Richter.
- Trautmann-Voigt S.; Voigt, B. (Hrsg.) (1997). Freud lernt laufen (1. Aufl.). Frankfurt/Main: Brandes; Aspel.
- Trautmann-Voigt, S.; Voigt, B. (Hrsg.) (2017). Psychodynamische Psychotherapie und Verhaltenstherapie. Stuttgart: Schattauer.
- Trautmann-Voigt, S.; Voigt, B. (Hrsg.) (2020). Grammatik der Körpersprache. Ein integratives Lehr- und Arbeitsbuch zum Embodiment. Stuttgart: Schattauer. 3. Aufl.
- Trautmann-Voigt, S.; Voigt, B. (Hrsg.) (2021). Die Täter-Opfer-Wippe. Gießen: Psychosozial.
- Vachss, A. (1994) Born Bad Stories. Frankfurt a. M.: Eichborn.
- Veelen, S. (2012). Hochstapler. Wie sie uns täuschen. Eine soziologische Analyse. Marburg: Tectum.
- Vogt, R. (2004). Beseelbare Therapieobjekte. Strukturelle Handlungsinszenierungen in einer körper-und traumaorientierten Psychotherapie. Gießen: Psychosozial-Verlag.
- Vogt, R. (2007) Psychotrauma, State, Setting. Psychoanalytisch-handlungsaktives Modell zur Behandlung von Komplex-Traumatisierten u. a. Störungen (SPIM-20-KT). Gießen: Psychosozial-Verlag.
- Vogt, R. (Hrsg.)(2008). Körperpotenziale in der traumaorientierten Psychotherapie. Aktuelle Trends in körperorientierter Psychotraumatologie, Hirnforschung und Bewegungswissenschaften. Gießen: Psychosozial Verlag.
- Vogt, R. (Hrsg.)(2010). Ekel als Folge traumatischer Erfahrungen. Psychodynamische Grundlagen und Studien, psychotherapeutische Settings, Fallbeispiele. Gießen: Psychosozial Verlag.
- Vogt, R. (Hrsg.)(2012). Täterintrojekte. Diagnostik und Behandlungsmodelle dissoziativer Strukturen. Kröning: Asanger Verlag.
- Vogt, R. (2013). SPIM 30. Behandlungsmodell für dissoziative Störungen. Kröning: Asanger.
- Vogt, R. (Hrsg.) (2014). Verleumdung und Verrat. Dissoziative Störungen bei schwer Traumatisierten als Folge von Vertrauensbrüchen. Kröning: Asanger.
- Vogt, R. (Hrsg.) (2016). Täterbindung. Gruppentherapie und Soziale Neurobiologie. Kröning: Asanger.
- Vogt, R. (Hrsg.) (2018). Das traumatisierte Gedächtnis – Schutz und Widerstand. Wie sich Traumatische Belastungen in Körper, Seele und Verhalten verschlüsseln und wieder auffinden lassen. Berlin: Lehmanns Media.
- Vogt, R. (2020). Scham und Schuld bei traumatisierten Menschen. Beschämen und Beschuldigen als Machtmittel zwischenmenschlicher Gewalt. Berlin: Lehmanns Media.
- Vogt, R. (2021). Täterübertragungen, Täterintrojekte und Täterbindungen in der neuen Begrifflichkeit des SPIM-30-Behandlungsmodells. In: Trautmann-Voigt, S.; Voigt, B. (Hrsg.): Die Täter-Opfer-Wippe. Gießen: Psychosozial-Verlag.
- Waters, F. S. (2016). Healing the fractured child: Diagnosis and treatment of youth with dissociation. New York: Springer Publishing Company, LCC.
- Waters, F. S. (2020). CIT-DY, Checklist of Indicators of Trauma ; Dissociation in Youth. `www.waterscounselingandtraining.com`
- Wech, Michael. „Hallo Diktator – Orbán, die EU und die Rechtsstaatlichkeit", Doku Arte, 02.02.2021.
- Wehrstedt, Norbert. „Erstmals die ganze Geschichte der Colonia Dignidad". Leipziger Volkszeitung, 10.03.2020, S. 28.
- Weiß, H.; Frank, C. (Hrsg.) (2002). Pathologische Persönlichkeitsorganisationen als Abwehr psychischer Veränderung. Perspektiven Kleinianischer Psychoanalyse. Tübingen: Edition Diskord.

- Wieland, S. (Hrsg.) (2010). Dissociation in Children and Adolescents: Theory and Clinical Interventions. Routledge Psychosocial Stress Series.
- Wieland, S. (Hrsg.) (2011). Dissociation in Traumatized Children ; Adolescents: theory and clinical interventions. Routledge: New York.
- Wieskerstrauch, L. (2000). „Die Seele brennt – Annäherung an eine multiple Persönlichkeit", WDR.
- Wieskerstrauch, L. (2001). „Höllenleben". Teil 1: Eine multiple Persönlichkeit auf Spurensuche, ARD.
- Wieskerstrauch, L. (2003). „Höllenleben". Teil 2: Der Kampf der Opfer – Ritueller Missbrauch in Deutschland, ARD.
- Wieskerstrauch, L. (2020). Lucys Diamonds. Bremen: Genius.
- Willert, H.-G.; Willert, G. (Hrsg.) (1991). Psychosomatik in der Orthopädie. Stuttgart: Verlag Hans Huber.
- Winnicott, D. (1953). Transitional objects and transitional phenomena. In: International Journal of Psychoanalysis. 34, S. 89–97.
- Winnicott, D. (1994). Vom Spiel zur Kreativität. Stuttgart: Klett-Cotta, 10. Aufl.
- Wright, M. O. D.; Fopma-Loy, J.; Oberle, K. (2012). In their own words: The experience of mothering as a survivor of childhood sexual abuse. Development and psychopathology, 24(2), S. 537–552.
- Wurmser, L. (1999). Magische Verwandlung und tragische Verwandlung. Göttingen: Vandenhoeck ; Ruprecht.
- Zimmermann, D. (2016). Traumapädagogik in der Schule. Buchreiche: Psychoanalytische Pädagogik. Bd. 45. Gießen: Psychosozial.
- Zipfel, Julia. „Selbstverliebt, machthungrig, kaltherzig", Doku 3Sat, 30.09.2021 (als Doku vor der 3Sat Scobel-Diskussion am 30.09.2021).
- Zwettler-Otte, S.; Busch, K.; Sutterlüty, F. Vertraulichkeit und Veröffentlichung (Debatte), Z. Psyche: Vertraulichkeit und Veröffentlichung. 74. J., Heft. 7, Juli 2020, S. 513-535. Stuttgart: Klett-Cotta.

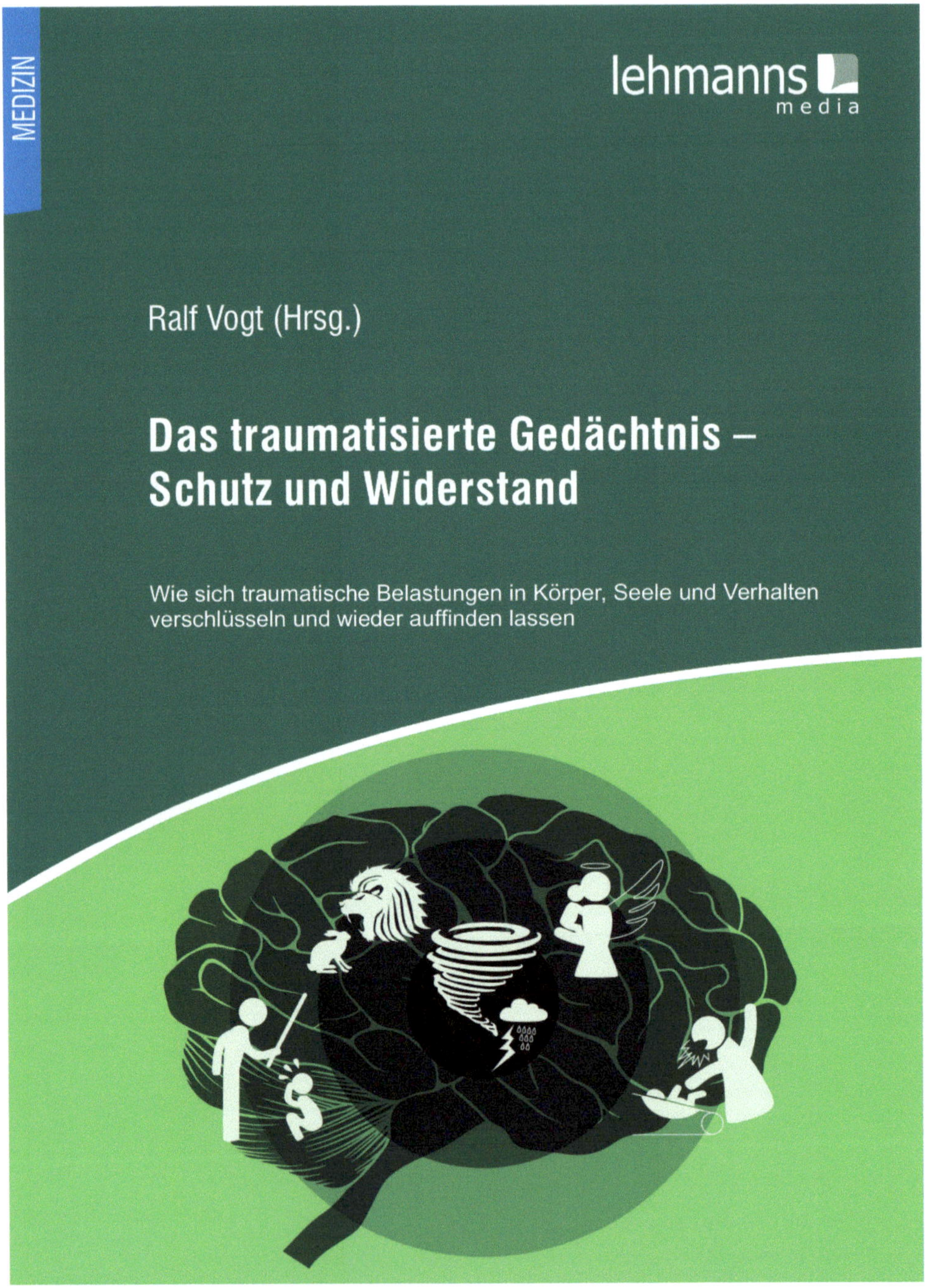

2018. 242 Seiten ISBN 978-3-86541-964-4 · Auch als E-Book vefügbar

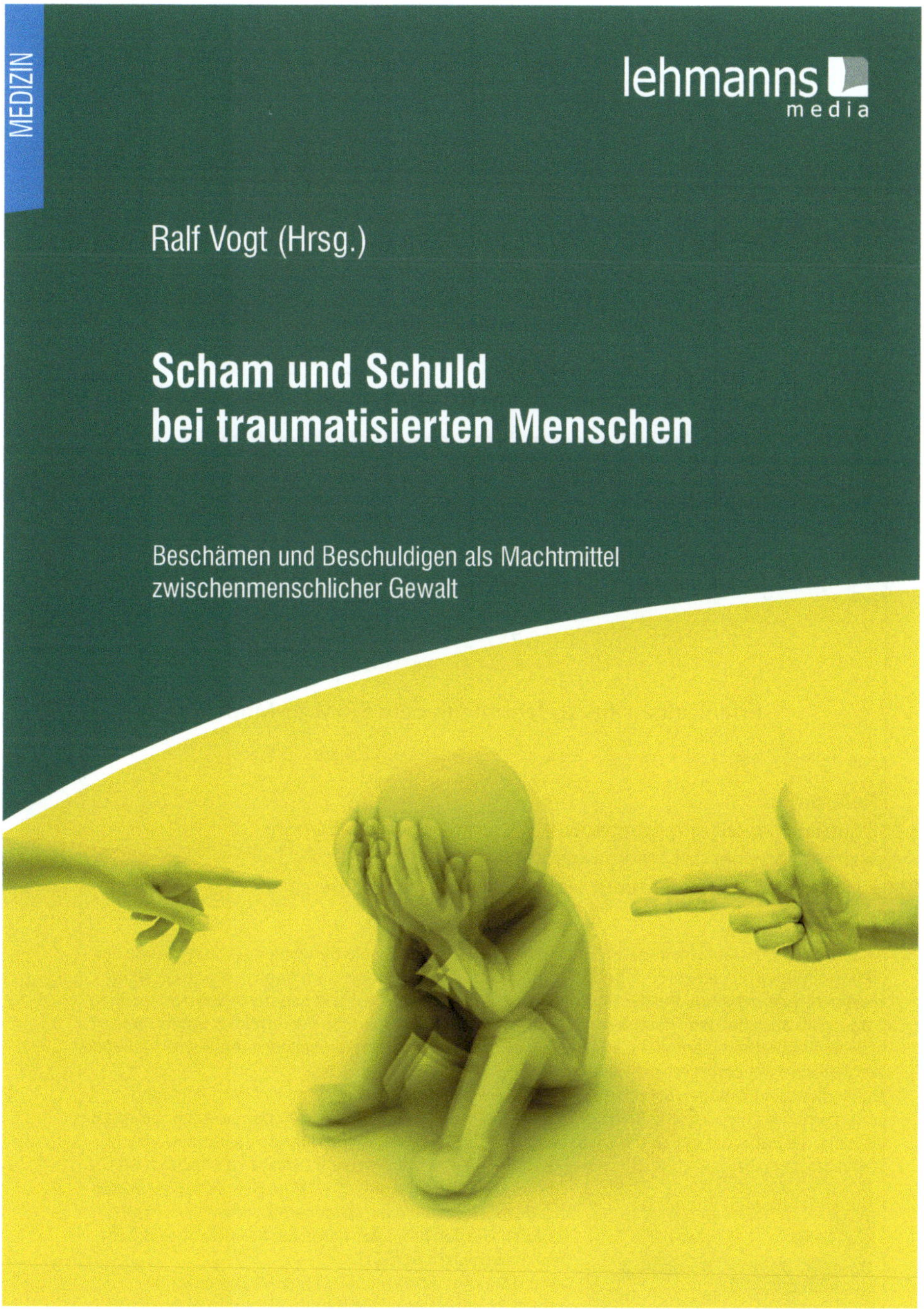
MEDIZIN
lehmanns media
Ralf Vogt (Hrsg.)
Scham und Schuld bei traumatisierten Menschen
Beschämen und Beschuldigen als Machtmittel zwischenmenschlicher Gewalt